全国医药卫生类院校精品教材

U0883194

产科学

CHANKEXUE

主　编　王丙娟　张云涵

副主编　孙　会　任　乐

　　　　胡殿鹏　吕文艳

编　者　刘　丹　张　晋

　　　　刘　倩

中南大学出版社

www.csupress.com.cn

图书在版编目（CIP）数据

产科学 / 王丙娟，张云涵主编. —长沙：中南大学出版社，2018.5

ISBN 978-7-5487-3252-5

Ⅰ.①产… Ⅱ.①王… ②张… Ⅲ.①产科学 Ⅳ.①R714

中国版本图书馆 CIP 数据核字（2018）第 098801 号

产科学

王丙娟　张云涵　主编

□责任编辑　郑　伟　苏昌盛
□责任印制　易红卫
□出版发行　中南大学出版社
社址：长沙市麓山南路　邮编：410083
发行科电话：0731-88876770　传真：0731-88710482
□印　　装　定州市新华印刷有限公司

□开　　本　787×1092　1/16　□印张 18　□字数 364 千字
□版　　次　2018 年 5 月第 1 版　□印次 2018 年 5 月第 1 次印刷
□书　　号　ISBN 978-7-5487-3252-5
□定　　价　52.00 元

前言

随着社会科技的进步，医学科学的发展十分迅猛，产科领域的理论与技术取得一系列突破性进展，产科临床诊疗水平得到了明显的提高。中国是一个人口大国，妇幼工作任务繁重，独立性强、风险大，因此，加强助产人员及妇幼保健人员的理论学习及提高临床业务水平已势在必行。

本教材编写时依据《国家中长期教育改革和发展规划纲要（2010—2020年）》与《国务院关于深化医药卫生体制改革的意见》，深入贯彻落实教育部、原国家卫生和计划生育委员会联合召开的第二次全国医学教育改革工作会议精神，继续体现三基（基本理论、基本知识、基本技能），坚持五性（思想性、科学性、先进性、启发性、适用性）和三特定（特定对象为专科助产专业学生、特定要求为贯彻预防为主的卫生工作方针及加强预防战略、特定限制为教材总字数应与教学时数相适应），力求做到整体结构优化、深度与广度适当、详略适度、方便教学。

全书分为15章，内容编排根据产前、产时、产后三个时段顺序排列，在各时段内又按照先生理后病理的顺序排列，较系统地介绍了女性生殖系统解剖、生理妊娠、分娩及产褥、病理妊娠、异常分娩、妊娠合并症、新生儿常见疾病及处理、异常产褥等内容；结合产科临床工作的需要，还介绍了计划生育的理论及手术操作等内容。编写时力求在理论上深入浅出，每章的前面有学习目标与预习案例及思考，文中穿插重点提示、知识拓展；为了强化理论与实践相结合，每章的后面有学习检测，以培养学生解决问题的能力。

教材的编写过程中，保证教材的高标准、高质量，全体参编人员历经了几个月的辛勤劳动，各参编单位给予了大力支持，各级领导也给予了悉心指导，在此一并表示感谢。另外，本教材在编写过程中，从相关网站和文献上引用借鉴了部分研究成果，在此向原作者表示最诚挚的感谢。

由于时间紧迫，本书难免有疏漏之处，诚恳希望使用本书的读者提出宝贵意见。

编　者

目录

第一章 绪论

学习目标

1. 掌握产科学的研究范畴。
2. 熟悉产科学的起源与发展、产科工作的特点、产科学的学习要点。

产科学是一门研究女性在妊娠期、分娩期及产褥期全过程中孕产妇、胚胎及胎儿所发生的生理和病理变化，并对病理变化进行预防、诊断和处理的临床医学学科，是一门协助新生命诞生的医学学科。

【重点提示】…

产科学的研究范畴。

一、产科学的研究范畴

产科学通常包括产科学基础（女性生殖系统解剖及生理等）、生理产科学（产科检查法、生理产科及处理、正常分娩、正常产褥等）、病理产科学（病理妊娠、妊娠合并内科疾病、高危妊娠、异常分娩、分娩期并发症、异常产褥等）、新生儿与新生儿疾病（新生儿护理、新生儿常见症状、新生儿常见疾病等）及计划生育（产科与计划生育手术等）五大部分。随着医学科学日新月异的发展，如今作为现代产科学重要组成部分的围生医学已成为一门新型交叉学科，专门研究围生期孕妇、胎儿及早期新生儿的监护及其病理改变的预防、诊断及处理。

二、产科学的起源与发展

出现于古埃及的“纸草书”是现存最早的医学文档，其中写于公元前 1825 年的《Kahun 妇科纸草书》就专门论述了女性健康及疾病的处理方法，被认为是第一部妇产科学专著。约公元前 500 年，古希腊人开始认识到疾病源于自然原因并出现了各种医学学派，其中最著名的是 Hippocrates（公元前 460～公元前 337 年）。希氏学派创立了“体液论”，认为人的疾病是体内血液、黏液、胆汁和水四种体液平衡失调的结果。《希氏文集》涉及解剖、生理及内、外、妇、儿科等诸多内容。以 Galen（公元 129～210 年）为代表的古罗马医学家对医学发展做出了重要贡献，其中 Soranus（公元 98～138 年）撰写的《论妇女病》对月经、避孕、分娩、婴儿护理等做了详细论述，被誉为妇产科学的创始人。虽然中世纪（约 5～15 世纪）期间欧洲医学发展缓慢，但出现了专职助产士。

文艺复兴时期（14 世纪末～17 世纪）的解剖学获得了巨大发展，1543 年著名的《人体构造》问世。意大利解剖学家 Fallopio 首次发现了输卵管并完整描述了女性内生殖器官，输卵管因此命名并沿用至今。解剖学的发展推动了产科技术的进步，16 世纪法国外科医师 Pare 发明了转胎位术。1609 年法国助产士 Bourgeois 出版了最早的助产术专著。大约于 17 世纪英国 Chamberlen 家族发明了产钳，但由于对其严格保密，直至 18 世纪才被普遍使用，产钳的使用极大地降低了孕产妇和新生儿的病死率。英国产科医师 Smwllie 在 1752～1764 年间发表了《论助产学理论与实践》，对分娩各过程进行了充分地解说。1774 年英国产科医师 Hunter 出版了《图解人体妊娠子宫解剖》，描述了胎儿发育的各个阶段的情况。至此，一门独立的产科学已基本形成。

20 世纪的医学发展突飞猛进，1978 年英国医师 Edwards 等采用体外授精和胚胎移植的方法诞生了第一例“试管婴儿”，人类辅助生殖技术因此发生了革命性的变化，并推动了生殖医学的进步。

19 世纪初，西方医学开始传入我国。与此同时，西医教学也在我国各地相继出现，1866 年第一家西医学校“华南医学堂”在广州开办。1929 年，杨崇瑞在北京创办了“北京国立第一助产学校和附属产院”，开了中国人自己创办西医妇产科教学和医院的先河。西医院的开设，推动了我国妇产科学的发展。1877 年和 1892 年在中国分别完成了第一例子宫肿瘤手术和剖宫产手术。但长期以来，我国的妇产科学和妇女保健事业一直处于落后状态，直至中华人民共和国成立后才开始迈入快速发展的新时期。20 世纪 50 年代的大规模子宫颈癌普查普治和“两病”（子宫脱垂和尿瘘）防治，极大地提高了我国妇女的健康水平。在以林巧稚为代表的广大妇产科工作者的长期努力下，我国妇产科学发展迅猛。在产科方面，通过对妊娠高血压等多种妊娠并发症和合并症的不断深入研究，催产、引产及剖宫产技术的不断改进，产前、产时各种胎儿监测技术应用普及，以及围产保健制度的建立，大大提高了产科质量，使我国孕产妇病死率和围产儿病死率达到世界中等发达国家水平。1988 年大陆首例“试管婴儿”诞生，我国辅助生育技术从此进入了世界先进行列。在计划生育方面，1963 年第一批国产口服避孕药研制成功，距世界上第一个口服避孕药上市仅差 3 年。多项大规模前瞻性多中心临床试验推动了各种新型国产避孕药和宫内节育器的研发及应用，使我国在这一领域长期居于世界先进水平。

【重点提示】…

产科工作的特点。

三、产科工作的特点

产科危急患者多，夜间来诊多，产妇、胎儿、新生儿病情变化快，具有“急”和“快”的特点，医疗工作能否及时、正确，关系到母婴生命安全及家庭幸福。因此，要求产科工作人员反应敏捷、判断准确、技能熟练，能采取有效方案，确保母婴安全。另外，产科工作还包括大量的预防保健工作，指导人们建立良好的生活方式，预防疾病、促进健康等保健指导工作也十分重要。如孕期保健可预防及早期发现异常，产褥期保健可预防产褥期并发症的发生等。

【重点提示】…

产科学的学习要点。

四、产科学的学习要点

产科学课程分为系统学习和毕业实习两个阶段。系统学习产科学课程应该按照教学大纲的要求，讲授产科学教材和临床见习。毕业实习是在上级医师具体指导下参加医学诊疗实践，培养实际工作能力，二者不可偏废，缺一不可。在学习产科学课程的过程中，最重要的问题仍然是为妇女健康服务的问题。学生必须深刻地认识到，将来作为一名医生，必须具备高尚的医德和良好的医风，发扬革命的人道主义精神，才能充分发挥自己的医术水平。要想真正做到这一点，在学习期间必须扎扎实实地掌握产科学的基本理论、基本知识和基本技能。再历经一段时间的医疗实践，才会成为一名合格的医生。医生不仅为患者诊治疾病，更要重视患者的心理状态，要时时刻刻以高度的责任心、同情心和实事求是的工作作风，满腔热情地医治每一位孕产妇。在工作中必须贯彻我国“预防为主，依靠科学进步，动员全社会参与，中西医并重，为人民健康服务”的卫生工作方针，善于在为患者服务中学习，在服务过程中学好本领，再用学好的本领服务于患者，切不可粗心大意，需知若是医疗思想不够端正，工作不够认真负责，判断稍微考虑不周就会误诊，处理稍有疏忽就会给孕产妇带来不应有的痛苦。可见，学习时必须坚持为孕产妇服务的大方向，必须努力学好产科学理论知识，必须自觉地贯彻理论与实践相结合的原则，认真在毕业实习期间进行医疗实践，做一名合格的医生。

学习检测

简答题

1. 简述产科工作的特点。
2. 简述产科学的学习要点。

第二章
女性生殖系统解剖及生理

学习目标

1. 掌握女性内、外生殖器官的组成、解剖特点及功能；卵巢的周期性变化及内分泌功能；子宫内膜的周期性变化。

2. 熟悉骨盆、骨盆底的解剖特点和临床意义；月经周期的临床表现及调节机制。

3. 了解妇女一生各阶段的生理特点。

预习案例

某女，14岁，半年前第一次月经来潮后，月经周期紊乱，经量多少不定，前来医院咨询。

思考

（1）该女性目前是否进入青春期？

（2）请向该女性介绍月经的基础知识并进行有关健康教育。

女性生殖系统包括外生殖器、内生殖器及其相关组织，其主要功能是生育，并参与月经调节。骨盆为生殖器官所在地，且与分娩密切相关。

第一节　女性生殖系统解剖

一、外生殖器

女性外生殖器又称外阴，是女性生殖器官的外露部分，系指耻骨联合至会阴及两股内侧之间的组织，包括阴阜、大阴唇、小阴唇、阴蒂和阴道前庭（图 2–1）。

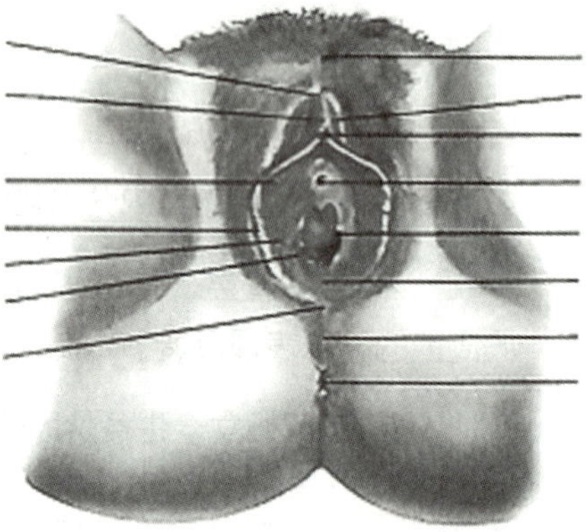

图 2–1　女性外生殖器

（一）阴阜

阴阜（mons pubis）为耻骨联合前面隆起的脂肪垫。女性发育至青春期开始生长阴毛，为女性第二性征之一。阴毛的疏密和色泽存在种族和个体差异。

（二）大阴唇

大阴唇（labium majus）为两股内侧一对隆起的皮肤皱襞，起自阴阜，止于会阴。外侧面为皮肤，有色素沉着，上有阴毛，内含汗腺、皮脂腺；内侧面皮肤湿润似黏膜。大阴唇皮下富含脂肪、弹力纤维及静脉丛，损伤后易形成大阴唇血肿。未婚妇女两侧大阴唇自然合拢，遮盖阴道口及尿道口；经产妇大阴唇受分娩影响向两侧分开；绝经后妇女的大阴唇呈萎缩状，阴毛稀少。

（三）小阴唇

小阴唇（labium minus）为位于大阴唇内侧的一对薄皮肤皱襞，表面湿润、色褐、无毛，富含神经末梢，极为敏感。两侧小阴唇前端融合，并分为前后两叶，前叶形成阴蒂包皮，后叶形成阴蒂系带。大、小阴唇后端会合，在正中线形成阴唇系带。

（四）阴蒂

阴蒂（clitoris）位于小阴唇顶端的联合处，类似于男性的阴茎海绵体组织，有勃起性。富含神经末梢，为性反应器官。阴蒂分为3部分，前为阴蒂头，暴露于外阴，富含神经末梢，对性刺激敏感；中为阴蒂体；后为阴蒂脚，附着于两侧耻骨之上。

（五）阴道前庭

阴道前庭（vaginal vestibule）为两侧小阴唇之间的菱形区，前为阴蒂，后为阴唇系带，两侧为小阴唇。阴道口与阴唇系带之间有一浅窝，称为舟状窝（又称为阴道前庭窝），经产妇受分娩影响，此窝消失。在阴道前庭内，有以下结构：

1. 前庭球（vestibular bulb）：又称球海绵体，位于前庭两侧，由具有勃起性的静脉丛构成。前与阴蒂相接，后与前庭大腺相邻，表面被球海绵体覆盖。

2. 尿道外口（external orifice of urethra）：位于阴蒂头的后下方及前庭的前部，阴道口上方，圆形，边缘折叠而合拢。其后壁上有一对并列的腺体称为尿道旁腺，具有分泌黏液润滑尿道口的作用，由于尿道旁腺开口小，容易有细菌潜伏。

3. 阴道口（vaginal orifice）与处女膜（hymen）：阴道口位于尿道口后方的前庭后部。阴道口覆盖有一层薄膜称为处女膜，内含结缔组织、血管及神经末梢。处女膜中间有一小孔，圆形或新月形，少数呈筛状或伞状，月经血由此流出。

4. 前庭大腺（major vestibular gland）：又称巴氏腺，位于大阴唇后部球海绵体肌下方，左右各一，如黄豆大小。腺管细长（1～2 cm），性兴奋时分泌黏液润滑阴道口。

二、内生殖器

女性内生殖器位于真骨盆内，包括阴道、子宫、输卵管及卵巢，后二者合称为子宫附件（图2-2、图2-3）。

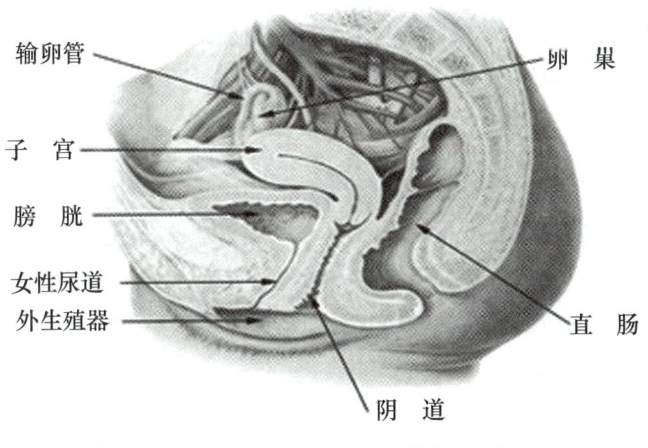

图2-2 女性内生殖器矢状断面观

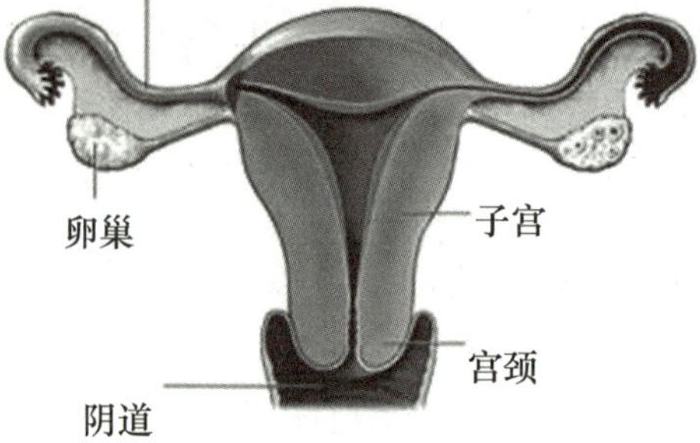

图 2-3　女性内生殖器后面观

(一)阴道

1. 功能

阴道(vagina)为性交器官，也是月经血排出和胎儿娩出的通道。

2. 位置和形态

阴道位于真骨盆下部中央，膀胱、尿道和直肠之间，呈上宽下窄的管道，前壁长7～9 cm，与膀胱和尿道相邻；后壁长10～12 cm，与直肠贴近。其下端开口于阴道前庭，上端环绕子宫颈形成前、后、左、右穹隆，后穹隆较深，其顶端为子宫直肠陷凹，为盆腔的最低部位，若有盆腔积液或积血时，可经阴道后穹隆穿刺或引流，是诊断某些疾病或实施手术的途径。

3. 组织结构

阴道壁自内向外由黏膜、肌层和纤维组织膜构成。阴道黏膜层无腺体，呈淡红色，由非角化复层鳞状上皮覆盖，有很多横行皱襞，故有很大的伸展性。阴道黏膜受性激素影响有周期性变化。肌层由内环和外纵两层平滑肌构成，纤维组织膜与肌层紧密粘贴。阴道壁富含静脉丛，损伤后易出血或形成血肿。

【知识拓展】

阴道本身有一种自净作用，这是因为阴道上皮细胞内含有丰富的糖原，这种糖原由寄生在阴道内的阴道杆菌分解而生成乳酸。乳酸使阴道内成酸性环境，它可防止许多致病菌的繁殖。

（二）子宫

【重点提示】…

子宫的解剖结构特点和子宫韧带的作用。

1. 功能

青春期后，受卵巢激素的影响，子宫内膜发生周期性的改变并产生月经；性交后，子宫（uterus）为精子到达输卵管的通道；受孕后成为孕育胎儿的场所；分娩时，子宫收缩促使胎儿及其附属物经阴道娩出。

2. 位置和形态

子宫是有腔壁厚的肌性器官，位于盆腔中央，前与膀胱、后与直肠相邻，下端接阴道，两侧有输卵管和卵巢。当膀胱空虚时，成人子宫呈前倾前屈位，似倒置的梨形。成人非孕时子宫长 7～8 cm，宽 4～5 cm，厚 2～3 cm，重 50～70 g，宫腔容积约 5 mL。子宫上部较宽称为子宫体，其上端隆突部分称子宫底。子宫底两侧为子宫角，与输卵管相连。子宫的下部呈圆柱状，较窄，称为子宫颈。子宫体与子宫颈的比例因年龄和卵巢功能而异，青春期前为 1∶2，育龄期妇女为 2∶1，绝经后为 1∶1。子宫体与子宫颈之间最狭窄部分为子宫峡部，非孕时长约 1 cm，妊娠后逐渐伸长形成子宫下段。子宫峡部的上端因解剖上狭窄，称为解剖学内口；下端因在此处子宫内膜转变为子宫颈黏膜，称为组织学内口。子宫颈内腔呈梭形，称为子宫颈管，成年妇女长 2.5～3 cm，其下端称为子宫颈外口，开口于阴道。子宫颈以阴道为界，分为上下两部分，上端占子宫颈的 2/3，两侧与子宫主韧带相连，称为子宫颈阴道上部；下端占子宫颈的 1/3，伸入阴道内，称为子宫颈阴道部。未产妇宫颈外口呈圆形，经产妇受分娩影响宫颈外口为横裂形，并将子宫颈外口分为前唇和后唇（图 2-4）。

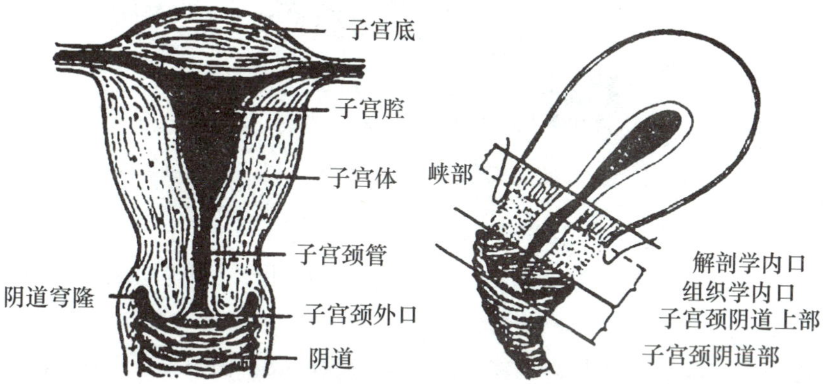

图 2-4　子宫各部及子宫冠状断面

3. 组织结构

（1）子宫体：子宫体壁由三层组织构成，外层为浆膜层，中层为肌层，内层为黏膜层（子宫内膜）。

1）子宫内膜：衬于宫腔表面，无内膜下层组织。子宫内膜分为3层，分别是致密层、海绵层和基底层。内膜表面2/3为致密层和海绵层，统称为功能层，从青春期开始受卵巢性激素影响发生周期性变化而脱落出血形成月经。其余1/3靠近子宫肌层的内膜为基底层，不受卵巢性激素影响，无周期性变化。

2）子宫肌层：是子宫壁最厚的一层，由大量平滑肌组织、少量弹力纤维与胶原纤维组成，分为3层，内层肌纤维环形排列，痉挛性收缩可形成子宫收缩环；中层肌纤维交叉排列，围绕血管，收缩可压迫血管，有效地制止子宫出血；外层肌纤维纵行排列，极薄，是子宫收缩的起始点。

3）子宫浆膜层：为覆盖宫底部及前后面的脏腹膜，与肌层紧贴。在子宫前面近子宫峡部处，腹膜向前返折覆盖膀胱，形成膀胱子宫陷凹。在子宫的后面，腹膜沿子宫壁向下，至子宫颈后方及阴道后穹隆再折向直肠，形成直肠子宫陷凹，也称道格拉斯陷凹。

（2）子宫颈：主要由结缔组织构成，含少量平滑肌、弹力纤维和血管。子宫颈管黏膜上皮细胞呈单层高柱状，黏膜层有许多腺体，能分泌碱性黏液形成黏液栓，堵塞宫颈管，起到重要的防御作用。黏液栓成分及性状受性激素影响，发生周期性变化。子宫颈阴道部由复层鳞状上皮覆盖，表面光滑，子宫颈外口柱状上皮与鳞状上皮交界处，是子宫颈癌的好发部位。

4. 子宫韧带

子宫借助于4对韧带及骨盆底肌肉和筋膜共同维持子宫的正常位置（图2–5）。

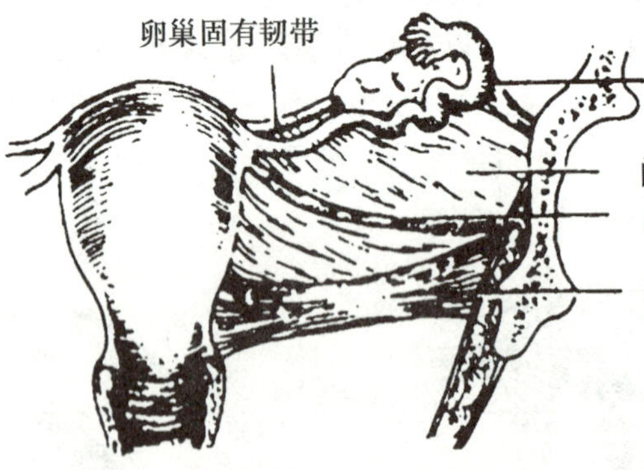

图2–5　子宫各韧带（前面观）

（1）圆韧带：呈圆索状，由平滑肌和结缔组织构成，全长10～12 cm。起自两侧子宫角前面，向前下行，达到骨盆侧壁后，经腹股沟管终止于大阴唇上端。其作用是维持子宫前倾位置。

（2）阔韧带：位于子宫两侧呈翼状的双层腹膜皱襞，由覆盖子宫前后壁的腹膜自子宫侧缘向两侧延伸达盆壁而成，能够限制子宫向两侧倾斜，其作用是维持子宫在盆腔的正中位置。在子宫体两侧的阔韧带内含有丰富的血管、淋巴管和神经及疏松结缔组织，称为宫旁组织。子宫动脉和输尿管均从阔韧带的基底部穿过。

（3）主韧带：又称宫颈横韧带。在阔韧带的下部，横行于子宫颈两侧和骨盆侧壁之间，为一对坚韧的平滑肌和结缔组织纤维束。它起固定子宫颈位置，防止子宫下垂的作用。

（4）子宫骶骨韧带：起自子宫颈侧后方，绕过直肠达Ⅱ、Ⅲ骶椎前面，将宫颈向后向上牵引，间接维持子宫前倾位置。

（三）输卵管

输卵管（fallopian tube）为一对细长而弯曲的管道，长 8～14 cm，是精子和卵子结合的场所及运送受精卵的通道。内侧与子宫角相连，外侧端游离，开口于腹腔并与卵巢接近。输卵管由内向外可分成间质部、峡部、壶腹部、伞部 4 部分，伞部又称漏斗部，具有“拾卵”作用（图 2-6）。输卵管管壁由外向内分为浆膜层、肌层、黏膜层。浆膜层为腹膜的一部分；肌层由平滑肌组成，该层肌肉的收缩有协助拾卵、运送受精卵及阻止经血逆流和宫腔感染向腹腔扩散的作用；黏膜层由单层柱状上皮所覆盖。输卵管肌肉由远端向近端的节律性蠕动和纤毛向子宫腔方向的摆动有输送孕卵到达子宫腔的功能。

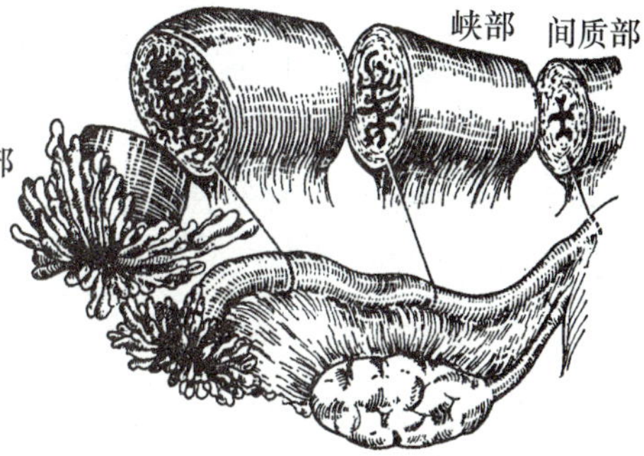

图 2-6　输卵管各部及其横断面

（四）卵巢

卵巢（ovary）为一对扁椭圆形的性腺器官，产生并排出卵子，分泌性激素，具有生殖和内分泌功能。青春期前卵巢表面光滑，青春期开始排卵后表面逐渐变得凹凸不平，育龄期妇女卵巢约为 4 cm×3 cm×1 cm，重 5～6 g，灰白色，绝经后卵巢逐渐变小变硬，盆腔检查时不易触到。卵巢表面无腹膜，由单层立方上皮覆盖，称为生发上皮。再向内为卵巢实质，分皮质和髓质两部分。皮质在外层是卵巢的主体，内含有数以万计的始基卵泡、发育不同阶段的卵泡、黄体和它们退化形成的残余结构及间质组织；髓质为卵巢的中心部分，内含丰富的血管、淋巴管、神经和疏松的结缔组织（图 2-7）。

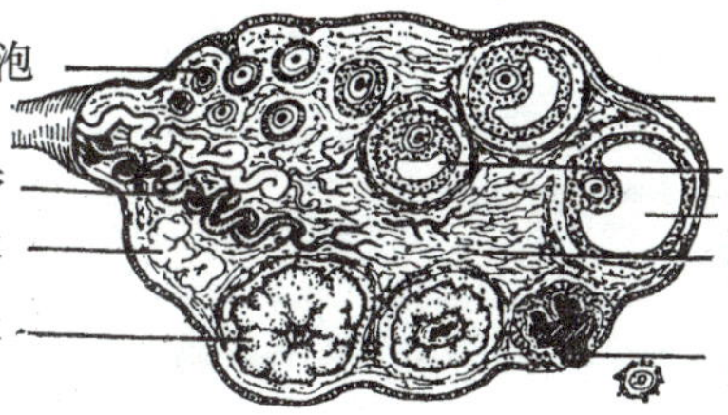

图 2-7　卵巢的结构（切面）

三、血管、淋巴及神经

（一）血管

女性生殖器官的血液供应，主要来自卵巢动脉、子宫动脉、阴道动脉及阴部内动脉。除卵巢动脉来自腹主动脉分支外（左侧卵巢动脉可来自左肾动脉），其他均来自髂内动脉。各部位静脉均与同名动脉伴行，数量较多，在相应器官及周围形成静脉丛且互相吻合，所以盆腔感染易于蔓延。

（二）淋巴

女性生殖器官具有丰富的淋巴管和淋巴结，均伴随相应的血管而行，成群或成串分布。主要分为外生殖器淋巴与盆腔淋巴两大组。淋巴液首先汇集进入沿髂动脉排列的各淋巴结，然后转入腹主动脉周围的腰淋巴结，最后汇入第 2 腰椎前方的乳糜池。当生殖器官发生感染或肿瘤时，往往沿各部回流的淋巴管传播，导致相应淋巴结肿大。

（三）神经

女性内、外生殖器官由躯体神经和自主神经共同支配。支配外生殖器的神经主要为阴部神经，系体干神经，由第Ⅱ、Ⅲ、Ⅳ骶神经的分支所构成，在坐骨结节内下方分成痔下神经、会阴神经和阴蒂背神经，分布于会阴、阴蒂、阴唇和肛门周围，含有感觉和运动神经纤维，与阴部内动脉并行。临床上行阴部手术时，常做阴部神经阻滞麻醉，达到止痛目的。内生殖器主要由交感和副交感神经所支配。

四、内生殖器的邻近器官

女性生殖器官与尿道、膀胱、输尿管、直肠和阑尾相邻。当女性生殖器官出现病变时，常会累及邻近器官，增加诊断与治疗上的难度，反之亦然。

（一）尿道

位于阴道前面、耻骨联合后面，为一肌性器官，始于膀胱三角尖端，穿过泌尿生殖膈，终于阴道前庭部的尿道外口。尿道长 4～5 cm，短而直，开口于阴道前庭。因邻近阴道与肛门，故容易发生泌尿系统感染。

（二）膀胱

位于子宫与耻骨联合之间，为一囊状肌性器官。排空的膀胱位于盆腔内，充盈时可越过耻骨联合凸向腹腔，影响子宫的位置和产程中胎先露的下降，做妇科检查、手术和分娩前应排空膀胱。

（三）输尿管

为一对肌性圆索状管道，管壁厚 1 mm，由黏膜层、肌层和外膜层构成，全长约 30 cm，粗细不一。在腹膜后从肾盂开始沿腰大肌向下，在髂外动脉的前方进入盆腔，下行经阔韧带底部向前、向内，在距离子宫颈约 2 cm 处，从子宫动脉后方穿过，与之交叉后经阴道侧穹隆顶端，绕行前方进入膀胱。妇产科手术时应高度警惕避免损伤输尿管。

（四）直肠

位于盆腔后部，前方为子宫及阴道，后为骶骨，上与乙状结肠相接，下与肛管相连，全长 15～20 cm，直肠前壁与阴道后壁相贴，因此阴道后壁损伤可累及直肠，易发生直肠阴道瘘。肛门距阴道外口很近易引起上行感染。肛管长 2～3 cm，周围有肛门内、外括约肌，妇科手术及分娩处理时均应避免损伤。

（五）阑尾

位于右髂窝内，长 7～9 cm，右侧附件与其相邻，因此妇女患阑尾炎时可能累及输卵管和卵巢，两者的感染可相互影响。

五、骨盆

女性骨盆是躯干和下肢之间的骨性连接，是支持躯干和保护盆腔脏器的重要器官。骨盆为生殖器官所在，也是胎儿娩出时必经的通道，其大小、形状对分娩有直接影响。通常女性骨盆较男性骨盆宽而浅，有利于胎儿娩出。

【重点提示】…

骨盆的组成与分界。

（一）骨盆的组成与分界

1. 骨盆的组成

(1) 骨盆的骨骼：骨盆由骶骨、尾骨、左右两块髋骨组成。每块髋骨又由髂骨、坐骨及耻骨融合而成；骶骨由 5～6 块骶椎融合而成，呈楔（三角）形，其上缘明显向前突出，称为骶岬；尾骨由 4～5 块尾椎组成（图 2-8）。

(2) 骨盆的关节：骨盆的关节包括骶髂关节、骶尾关节和耻骨联合。在骨盆前方两耻骨之间由纤维软骨连接，称为耻骨联合，妊娠期受性激素影响变松动，分娩过程中可出现轻度分离，有利于胎儿娩出。在骨盆后方，两髂骨与骶骨相接，形成骶髂关节。骶尾关节有一定的活动度，分娩时尾骨后翘，可加大出口前后径。

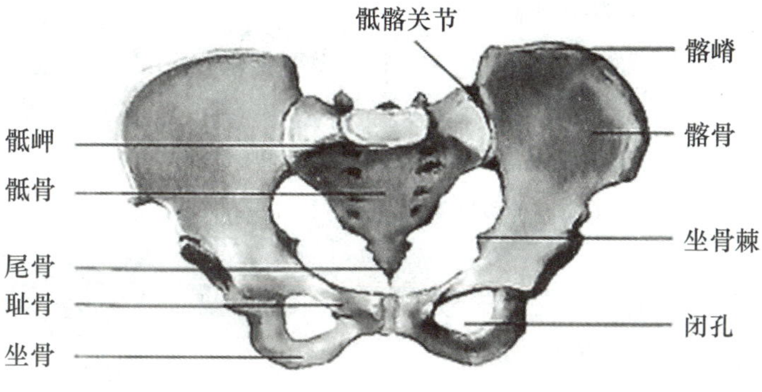

图 2-8　正常女性骨盆（前上观）

(3) 骨盆的韧带：骨盆的韧带包括骶结节韧带、骶棘韧带（图 2-9）。骶结节韧带为骶骨、尾骨与坐骨结节之间的韧带；骶棘韧带为骶骨、尾骨与坐骨棘之间的韧带。骶棘韧带宽度即为坐骨切迹宽度，是判断骨盆是否狭窄的重要指标。妊娠期受性激素影响，韧带松弛，有利于分娩。

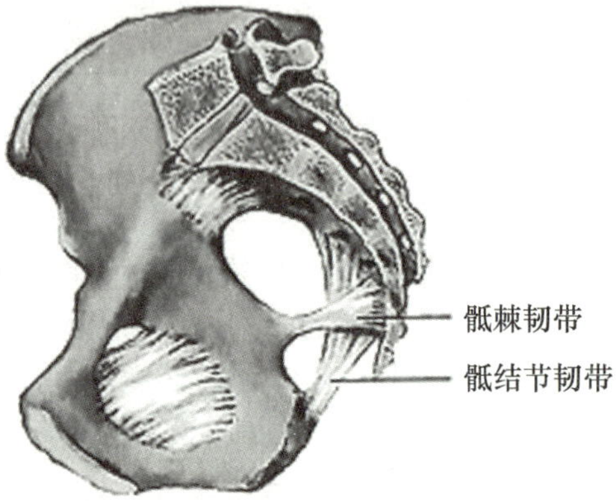

图 2-9　骨盆的韧带

2. 骨盆的分界

以耻骨联合上缘、两侧髂耻线及骶骨岬上缘连线为界，将骨盆分为上、下两部分。分界线以上为假骨盆（大骨盆），分界线以下为真骨盆（小骨盆）。

(1) 假骨盆：即大骨盆，位于骨盆分界线之上，为腹腔的一部分，其前为腹壁下部，两侧为髂骨翼，其后为第 5 腰椎。假骨盆的大小、形态与产道无直接关系，但其某些径线的长短关系到真骨盆的大小，测量假骨盆的某些径线可间接了解真骨盆的大小和形态。

(2) 真骨盆：即小骨盆，位于骨盆分界线之下，又称骨产道，是胎儿经阴道娩出的通道。真骨盆有上、下两口，即骨盆入口与骨盆出口。两口之间为骨盆腔，前浅后深。骨盆腔的后壁是骶骨与尾骨，两侧为坐骨、坐骨棘、骶棘韧带，前壁为耻骨联合。坐骨棘位于真骨盆中部，经肛诊或阴道检查能触到，在分娩过程中是判断胎先露下降程度的重要标志。骶骨前面凹陷形成骶窝，第 1 腰椎的椎体向前突出形成骶骨岬，为测量对角径的重要据点。耻骨两升支的前部相连构成耻骨弓。女性骨盆的骨性标志有坐骨结节、坐骨棘、骶岬、耻骨弓、髂前上棘、髂嵴，是骨盆测量的重要标志。骨盆腔的中轴称为骨盆轴，分娩时胎儿沿此轴娩出。

3. 骨盆的类型

根据骨盆的形状，通常分为女型、男型、类人猿型、扁平型骨盆 4 种类型（图 2-10）。

临床上多为混合型骨盆。骨盆的形态、大小有种族差异，另外还受遗传、营养及性激素的影响。

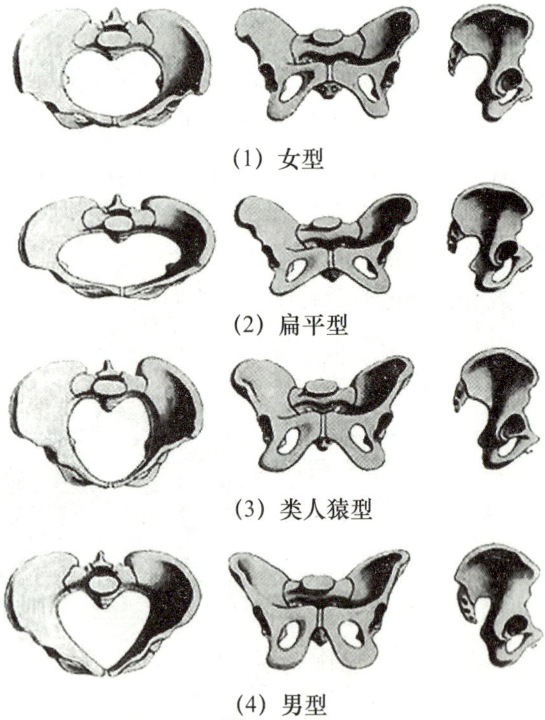

图 2-10　骨盆的类型

（二）骨盆底组织

骨盆底由多层肌肉和筋膜组成，具有封闭骨盆出口、承托盆腔器官使之保持正常位置的作用。若骨盆底结构和功能发生异常，可影响盆腔脏器位置与功能，甚至引起分娩障碍；而分娩处理不当，亦可损伤骨盆底。骨盆底前方为耻骨联合下缘和耻骨弓，后方为尾骨尖，两侧为耻骨降支、坐骨升支及坐骨结节。两侧坐骨结节前缘的连线将骨盆底分为前、后两个三角区：前三角区为尿生殖区，向后下倾斜，有尿道和阴道通过；后三角区为肛门三角区，向前向下倾斜，有肛管通过。骨盆底由外向内分为3层（图2-11）。

1. 外层　位于外生殖器、会阴皮肤及皮下组织的下面，由会阴浅筋膜及球海绵体肌、坐骨海绵体肌、会阴浅横肌和肛门外括约肌组成，此层肌肉的肌腱汇合于阴道外口与肛门之间，形成中心腱。

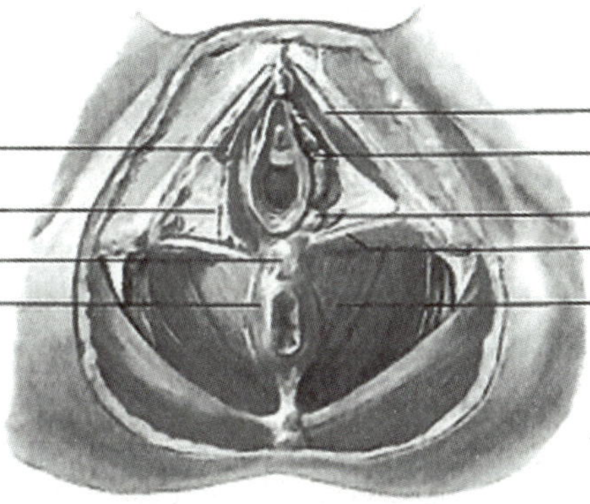

图2-11　骨盆底的结构

2. 中层　即泌尿生殖膈。位于骨盆出口前三角，由上下两层坚韧的筋膜及尿道括约肌、会阴深横肌组成，覆盖于由耻骨弓与坐骨结节所形成的骨盆出口前部三角形平面上，又称三角韧带，其中有尿道与阴道穿过。

3. 内层　即盆膈，为骨盆底最里面最坚韧的一层，由肛提肌及其筋膜组成，能强有力承托盆腔内脏器。自前向后依次有尿道、阴道及直肠通过。

4. 会阴　有广义和狭义之分。广义的会阴是指封闭骨盆出口的所有软组织，前为耻骨联合下缘，后为尾骨尖，两侧为耻骨降支、坐骨升支、坐骨结节及骶结节韧带。狭义的会阴是指阴道口与肛门之间的软组织，也是骨盆底的一部分。会阴体由外向内逐渐变窄呈楔形，厚3～4 cm，表面为皮肤、筋膜，内层为会阴中心腱。会阴中心腱由部分肛提肌及其筋膜和会阴浅横肌、会阴深横肌、球海绵体肌及肛门外括约肌的肌腱共同交织而成。会阴有很大的伸展性，妊娠后期会阴组织变软，分娩时要注意保护此区，以免发生会阴撕裂伤。

第二节　女性生殖系统生理变化

女性自出生后，各系统在不同时期具有不同的特点，其中以生殖系统的生理变化最明显。女性生殖系统的生理变化与其他系统的功能息息相关，且相互影响。

一、妇女一生各阶段的生理特点

女性从胎儿形成到衰老是渐进的生理过程，也是下丘脑-垂体-卵巢轴（hypothalamic-pituitary-ovarian axis，HPO）功能发育、成熟和衰退的过程。妇女一生根据其生理特点可按年龄划分为几个阶段，但并无截然界限，可因遗传、环境、营养等条件影响而有个体差异。

（一）胎儿期

受精卵是由父系和母系来源的 23 对染色体组成的新个体，其中性染色体 X 与 Y 决定着胎儿的性别，即 XX 合子发育为女性，XY 合子发育为男性。胚胎在 6 周后开始原始性腺分化。卵巢形成后，中肾管退化，两条副中肾管发育成女性生殖道。

（二）新生儿期

指出生后 4 周内的新生儿。胎儿在母体内受到胎盘及母体卵巢产生的女性激素影响，子宫内膜和乳房均有一定程度的发育。出生后脱离母体环境，血中女性激素水平迅速下降，可出现阴道少量血性分泌物排出（即假月经）；乳房可稍肿大甚至有少量乳汁分泌，以上均属生理现象，短期内可自行消失。

（三）儿童期

出生 4 周至 12 岁左右。8 岁以前体格生长发育很快，但生殖器仍为幼稚型。8 岁以前下丘脑-垂体-卵巢轴的功能处于抑制状态，这与下丘脑、垂体对低水平雌激素的负反馈及中枢性抑制因素高度敏感有关。此期阴道狭长，上皮薄，无皱襞，上皮细胞内缺乏糖原，阴道酸度低，抗感染力弱；子宫小，肌层薄，宫颈较长，约占子宫全长的 2/3；输卵管弯曲而细；卵巢内的原始卵泡虽能大量生长，但仅为低度发育即萎缩退化。8 岁以后，卵巢内的原始卵泡受脑垂体促性腺激素影响有一定程度的发育，但不成熟，不能排卵，能分泌低量雌激素。皮下脂肪在胸、髋、肩部及耻骨前面堆积，乳房和内外生殖器开始发育，女性特征开始出现。

（四）青春期

从月经初潮至生殖器官逐渐发育成熟的时期。世界卫生组织规定青春期为 10～19 岁。其生理特点有：①体格发育迅速，体型逐渐达到成人女型。②下丘脑与脑垂体促性腺激素分泌量增加、作用加强，卵巢内卵泡发育并分泌性激素，促使生殖器官迅速发育。阴阜隆起，大阴唇肥厚，小阴唇变大且有色素沉着，阴道变长、增宽，黏膜变肥厚并出现皱襞；子宫增大，宫体占子宫全长的 2/3；输卵管变粗，弯曲度减小；卵巢增大，皮质内有不同发育阶段的卵泡。③第二性征形成。包括音调变高，乳房丰满隆起；阴毛、腋毛出现；骨盆横径发育大于前后径；胸、肩部皮下脂肪增多，呈现女性特征。④月经来潮是青春期开始的重要标志。月经来潮提示卵巢产生的雌激素足以使子宫内膜增殖，雌激素达到一定水平且有明显波动时，引起子宫内膜脱落即出现月经。由于卵巢功能尚不健全，初潮后数年月经周期多为无排卵型，周期多不规律。青春期女孩发生较大心理变化，出现性意识，情绪和智力发生明显变化，容易激动，想象力和判断力明显增强。

（五）性成熟期

一般从 18 岁开始，历时 30 年左右。卵巢功能成熟，有周期性排卵并分泌性激素，形成规律月经，具有旺盛的生殖能力。生殖器官各部及乳房在卵巢分泌的性激素的作用下发生周期性的变化。

（六）绝经过渡期

绝经过渡期是女性由性成熟期进入老年期的一个过渡阶段。此期因人而异，时间长短不一，可始于 40 岁，历时短至 1～2 年，长至 10～20 年不等。此期卵巢功能开始衰退，卵泡数目明显减少且易发生卵泡发育不全，因而月经不规律，常为无排卵性月经。最终由于卵巢内卵泡自然耗竭或剩余卵泡对垂体促性腺激素丧失反应能力，导致逐渐失去周期性排卵的能力，直至绝经。卵巢内分泌功能逐渐减退，生殖器官也逐步萎缩。在此期由于雌激素水平降低，可出现血管舒缩障碍和神经精神症状，表现为潮热、乳房胀痛、情绪不稳定、不安、抑郁、焦虑、睡眠障碍、胸闷、心悸、乏力等症状，称为绝经综合征。

（七）绝经后期

指绝经后的生命周期，一般 60 岁以后的妇女女性机体逐渐老化，进入老年期。此阶段卵巢功能已衰竭，雌激素水平低落，生殖器官萎缩，容易出现感染，患老年性阴道炎；骨代谢异常，出现骨质疏松，易发生骨折；心血管及其他器官也易发生疾病。

二、卵巢周期性变化及其功能

【重点提示】…

卵巢周期性变化及内分泌功能。

（一）卵巢的周期性变化

性成熟期的女性除妊娠期和哺乳期外，卵巢在功能和形态上发生周期性的变化称为卵巢周期。

1. 卵泡发育和成熟

女性卵巢中的卵泡形成始于胚胎时期，新生儿出生时卵巢内的卵泡约有 200 万个，儿童期多数卵泡退化，至青春期约有 30 万个。青春期卵泡在促性腺激素的作用下由自主发育到发育成熟。生育期卵巢每月发育 3～11 个卵泡，经过选择其中只有 1 个卵泡可达成熟，并排出卵子，其余不同发育阶段的卵泡逐渐自行退化形成闭锁卵泡。闭锁卵泡的卵母细胞退化坏死，被吞噬细胞清除，颗粒细胞层分解，细胞脂肪变性，卵泡塌陷最后纤维化。女性一生中仅有 400～500 个卵泡发育成熟并排出，仅占总数的 1% 左右。

2. 排卵

随着卵泡的发育成熟逐渐移向卵巢表面，成熟的卵泡内含有蛋白溶解酶使卵泡壁隆起尖端部分的胶原消化形成小孔，称为排卵孔。排卵前卵泡液中前列腺素显著增加，排卵时达到高峰。卵泡膜发生溶解、破裂后卵细胞及其周围的颗粒细胞、透明带、放射冠及卵泡液排出卵巢，称为排卵（图 2-12）。排卵多发生在下次月经来潮前的 14 日左右，卵子可由两侧卵巢轮流排出，也可由一侧卵巢连续排出。卵子排出后，经输卵管伞部捡拾、输卵管壁蠕动以及输卵管黏膜纤毛活动等协同作用运至输卵管壶腹部，之后等待与精子相遇结合。

【知识拓展】

大多数学者认为在体温最低日即为排卵日。通过基础体温的测定可指导不孕夫妇同房时间，何时行人工授精，并可用来避孕，以及了解药物诱发排卵的效果。

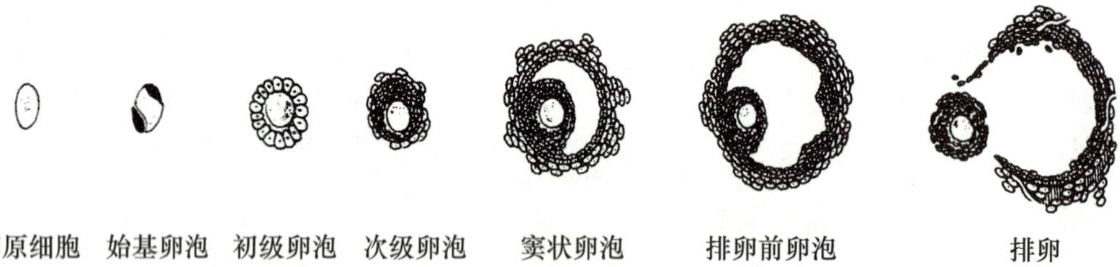

图 2-12　不同发育阶段的卵泡及排卵

3. 黄体形成及退化

排卵后卵泡液流出，卵泡壁塌陷，形成许多皱襞，卵泡壁的卵泡颗粒细胞和卵泡内膜细胞向内侵入，周围由结缔组织的卵泡外膜包围，卵泡膜血管破裂出血流入腔内形成血体。在垂体分泌的黄体生成素作用下，残留在卵泡腔的颗粒细胞和卵泡膜细胞体积迅速增大，胞浆中出现黄色颗粒，使之外观呈黄色，称为黄体。在排卵后 7～8 日黄体发育达最高峰，直径 1～2 cm，为成熟黄体。黄素化的颗粒细胞和卵泡膜细胞，统称为黄体细胞，可分泌孕激素和雌激素。若排出的卵子未受精，黄体在排卵后 9～10 日开始退化（平均寿命 14 日左右）。

（二）卵巢分泌的激素及功能

卵巢合成及分泌的性激素主要为雌激素、孕激素和少量的雄激素。

1. 雌激素

卵巢主要合成雌二醇（E_2）及雌酮（E_1）。体内尚有雌三醇（E_3），系雌二醇和雌酮的降解产物。雌二醇是女性体内生物活性最强的雌激素。雌激素主要由发育中的颗粒细胞、卵泡膜细胞和排卵后的黄体细胞产生。卵泡开始发育时，雌激素分泌量很少，至月经第 7 日卵泡分泌雌激素量迅速增加，于排卵前达第 1 次高峰；排卵后由于卵泡液中雌激素释放至腹腔使循环中雌激素暂时下降，排卵后 1～2 日，黄体开始分泌雌激素使循环中雌激素又逐渐上升，在排卵后 7～8 日黄体成熟时形成第 2 次高峰，但其峰值低于第 1 次高峰。随着黄体的萎缩，雌激素水平急剧下降，在月经期达最低水平。

雌激素的主要生理功能：①促使子宫发育；使肌细胞增生和肥大；增强子宫收缩力；增加子宫平滑肌对缩宫素的敏感性；使子宫内膜增生；使宫颈口松弛；宫颈黏液分泌增加，质变稀薄，拉丝变长，涂片见羊齿植物叶状结晶。②促使卵泡发育；有助于卵巢积储胆固醇。③促进输卵管发育，上皮细胞分泌及纤毛生长；加强输卵管节律性收缩的振幅，有利于精子、卵子和受精卵运行。④使阴道上皮细胞增生、角化、成熟，增强阴道局部的抵抗力；使阴道黏膜变厚，细胞内糖原增加，保持阴道酸性环境；使阴唇发育、丰满。⑤使乳腺腺管增生，乳头、乳晕着色；促进其他第二性征的发育。⑥对下丘脑产生正负反馈调节，控制脑垂体促性腺激素的分泌量。⑦促进钠与水的潴留，使钙盐及磷盐在骨质中沉积，维持正常骨质。⑧可降低总胆固醇；降低胆固醇与磷脂的比例，有利于防止冠状动脉硬化。

2. 孕激素

黄体酮是卵巢分泌的具有生物活性的主要孕激素。在排卵前，黄体酮主要来自肾上腺；排卵后，主要由卵巢内黄体分泌。孕二醇是黄体酮的主要降解产物，从尿中排出，因此测定尿中孕二醇的含量可了解黄体酮的产生情况。在卵泡期卵巢不分泌黄体酮，排卵前成熟卵泡的颗粒细胞在黄体生成素的作用下黄素化，开始分泌少量黄体酮，排卵后黄体分泌黄体酮逐渐增加，至排卵后 7～8 日黄体发育成熟时，分泌量达到最高峰，之后随着黄体的萎缩其量逐渐下降，在月经来潮时恢复到卵泡期水平。

孕激素的主要生理功能：①使子宫肌肉松弛，降低妊娠期子宫平滑肌对缩宫素的敏感性，利于胚胎及胎儿在宫腔内生长发育；在雌激素作用的基础上使子宫内膜由增生期变为分泌期，为受精卵着床做准备；使宫颈腺体分泌黏液减少、变稠，拉丝度减少，涂片呈椭圆体，并形成黏液栓堵塞宫颈口，防止病原菌上行感染。②抑制输卵管肌节律性收缩的振幅。③使阴道上皮细胞脱落加快。④在已有雌激素影响的基础上，促进乳腺腺泡发育成熟。⑤对下丘脑有负反馈作用，影响脑垂体促性腺激素分泌水平。⑥兴奋下丘脑体温调节中枢，使排卵后基础体温升高 0.3～0.5 ℃。⑦促进肾小管对水与钠的排泄。

3. 雄激素

女性雄激素主要来源于肾上腺。卵巢也能分泌部分雄激素，包括睾酮、雄烯二酮和脱氢表雄酮。雄激素是合成雌激素的前体，亦为雄激素的拮抗物，是维持女性正常生殖功能的重要激素，促使阴蒂、阴唇、阴阜的发育和阴毛、腋毛的生长；促进蛋白质合成，使基础代谢率增加，并刺激骨髓中红细胞的增生；在性成熟期前，促使长骨骨质生长和钙的保留，性成熟后可使骨骺关闭，停止生长。

4. 卵巢多肽激素

卵巢除分泌甾体激素外，还能分泌一定量的多肽激素（抑制素、激活素、卵泡抑制素）、细胞因子和生长因子等。

三、子宫内膜及生殖器官其他部位的周期性变化

卵巢的周期性变化促使女性生殖器也发生一系列相应的周期性变化，尤以子宫内膜的周期性变化最为显著。

子宫内膜的周期性变化

随着卵巢的周期性变化，子宫内膜在性激素的影响下，有规律地发生周期性变化。子宫内膜由功能层和基底层组成。子宫内膜功能层是胚胎植入的位置，受卵巢激素变化的调节，具有周期性增殖、分泌和脱落性变化；基底层在月经后再生并修复子宫内膜创面，重新形成子宫内膜功能层。以 28 天月经周期为例，根据其组织学变化将月经周期分为增生期、分泌期和月经期 3 个阶段（图 2-13）。

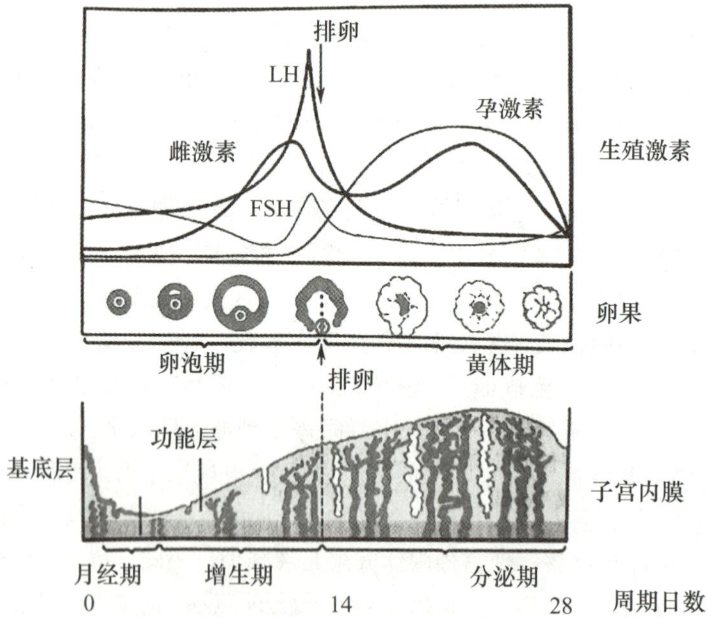

图 2-13　子宫内膜周期性变化与卵巢周期性变化的关系

【重点提示】

子宫内膜的周期性变化与卵巢周期性变化的关系。

1. 增生期（proliferative phase）　月经周期的第 5～14 日。月经时子宫内膜功能层剥脱随经血排出后，受卵巢中卵泡发育及成熟过程中产生的雌激素影响，子宫内膜基底层增生修复，内膜逐渐变厚，腺体增多，血管增生并弯曲，间质致密。

2. 分泌期（secretory phase）　月经周期的第 15～28 日。增生期的子宫内膜受卵巢黄体分泌孕激素和雌激素的影响，出现分泌现象。子宫内膜继续增厚，腺体增大，腺腔内含有大量糖原，血管进一步增生弯曲呈螺旋状，间质疏松水肿，内膜厚且松软，含有丰富的营养物质，有利于孕卵着床发育。

3. 月经期（menstrual period）　月经周期的第 1～4 日。由于黄体退化、萎缩，雌、孕激素水平下降，螺旋小动脉痉挛性收缩，导致子宫内膜缺血性坏死，坏死的内膜剥脱出血，表现为月经来潮。

四、月经

1. 月经　子宫内膜随卵巢的周期性变化而发生周期性脱落及出血的现象，称为月经（menstruation）。

2. 初潮　第一次月经来潮称初潮（menarche）。初潮年龄为 13～14 岁，但可能早至 11 岁或迟至 15 岁。15 岁以后月经尚未来潮者应引起临床重视。月经初潮迟早受遗传、营养、气候、环境等因素影响。

3. 月经周期　两次月经第 1 日的间隔时间为 1 个月经周期（menstrual cycle），一般为 21～35 日，平均 28 天。

4. 经期及经量　经期一般为 2～8 日，平均 4～6 日。经量为一次月经的总失血量，正常月经量为 20～60 mL，若每月失血量超过 80 mL 为月经过多。

5. 月经血的特征　月经血呈弱碱性，色暗红，无臭味，黏稠而不凝固，除血液成分外，还含有子宫内膜的碎片、宫颈黏液及阴道脱落上皮细胞。

6. 月经期症状　一般无特殊症状，但由于盆腔充血，可引起腰骶部酸胀不适。极少数还可伴有头痛、疲倦、精神不振、乳房胀痛、腹泻或便秘，以及鼻黏膜出血、皮肤痤疮等，但一般不严重，不影响正常工作和学习。

7. 月经期健康教育　①首先认识月经是一种生理现象，解除不必要的思想顾虑。②保持外阴清洁，勤换卫生垫及内裤。③避免淋雨、冷水浴，以及游泳、性生活。禁止盆浴、坐浴、阴道冲洗。④注意劳逸结合，忌食辛辣刺激性食物，加强营养，保持大小便通畅。⑤经期可照常工作，但不宜参加剧烈运动和重体力劳动。

五、性周期的调节

女性生殖系统的周期性变化称性周期。性周期的调节是在中枢神经系统的控制下，通过下丘脑－垂体－卵巢轴三者间相互作用（图 2-14），以控制女性发育、正常月经和性功能，还可参与机体内环境和物质代谢的调节。

（一）下丘脑对垂体的调节作用

下丘脑的某些神经细胞兴奋时，能分泌促性腺激素释放激素（gonadotropin releasing

hormone，GnRH），包括促卵泡素释放激素（FSH-RH）与黄体生成素释放激素（LH-RH），二者通过下丘脑与脑垂体之间的门脉系统进入脑垂体前叶，促使其合成和释放促性腺激素。

（二）脑垂体前叶对卵巢的调节作用

卵巢激素在下丘脑分泌的 GnRH 的作用下，分泌促卵泡激素（follicle-stimulating hormone，FSH）和黄体生成素（luteinizing hormone，LH），这两种激素能控制卵巢中的卵泡发育、成熟和排卵过程，并促使排卵后残留的卵泡腔形成黄体，产生孕激素与雌激素。

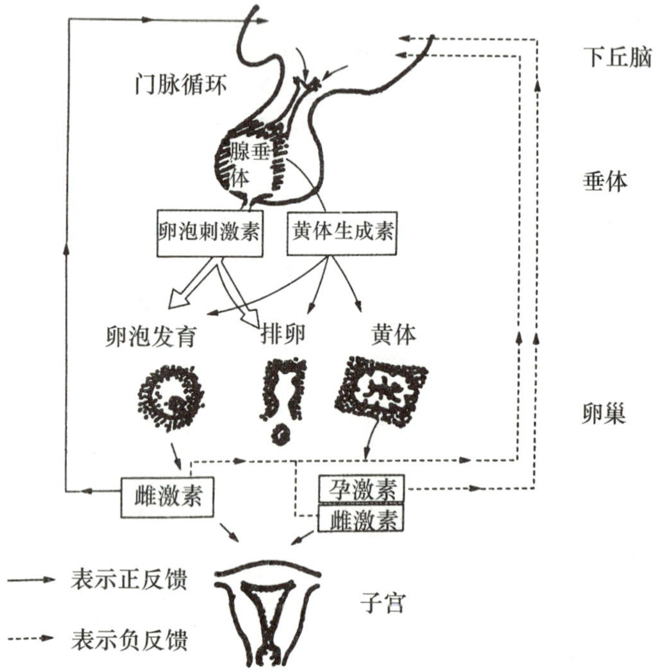

图 2-14　下丘脑-垂体-卵巢轴之间的相互关系

（三）卵巢激素对下丘脑和脑垂体的反馈性调节作用

卵巢激素对下丘脑和脑垂体分泌活动的调节称为反馈性调节。下丘脑不同部位对卵巢激素的作用反应不同，能使其兴奋性增强，分泌性激素量增加者，称为正反馈；反之为负反馈。大量的雌激素能抑制下丘脑分泌 FSH-RH（负反馈），同时又兴奋下丘脑分泌 LH-RH（正反馈）；大量孕激素和雌激素有协同作用，对下丘脑分泌的 LH-RH 均有抑制作用（负反馈）。

（四）月经周期的调节作用

青春期开始，下丘脑神经细胞分泌 FSH-RH 与 LH-RH 通过垂体门脉系统进入腺垂体，促进腺垂体合成和释放 FSH 和 LH。FSH、LH 作用于卵巢，促使卵泡发育并分泌雌激素，使子宫内膜发生增生期变化。当卵泡发育成熟分泌的雌激素水平达高峰时，对下丘脑和腺垂体产生正反馈，使 FSH、LH 大量释放并形成排卵前高峰，使成熟卵泡排卵。排卵后在 LH 和少量 FSH 的作用下，黄体形成并分泌孕激素和雌激素，孕激素和雌激素使子宫内膜由增生期变为分泌期。黄体发育成熟，雌、孕激素分泌达高峰，对下丘脑和腺垂体产生负反馈，使 FSH 和 LH 分泌减少，黄体萎缩，卵巢分泌的雌、孕激素相应减少。一方面子宫内膜失去雌、孕激素支持，发生坏死、脱落、出血，月经来潮；另一方面雌、孕激素减少也解除了对下丘脑的抑制，促性腺激素释放激素又开始分泌，下一个月经周期就开始了（图 2-15）。

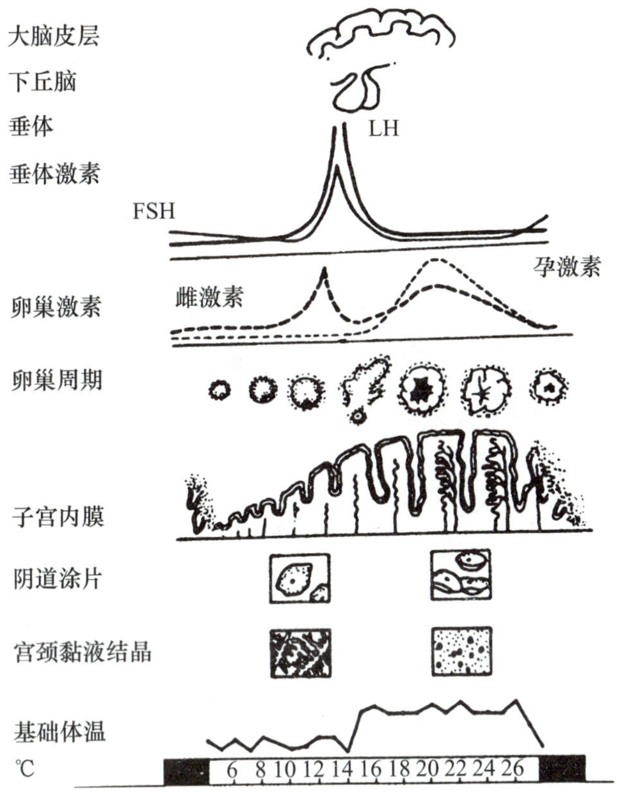

图 2-15　月经周期中激素、卵巢、子宫内膜、阴道涂片、宫颈黏液及基础体温的周期性变化

学习检测

一、简答题

1. 女性内、外生殖器官包括哪些结构?

2. 简述维持子宫正常位置的韧带及其作用。

3. 简述骨盆的组成及分界。

二、选择题

1. 属于女性外生殖器的是（　　）。

A. 卵巢　　B. 宫颈　　C. 子宫

D. 输卵管　　E. 阴道前庭

2. 女性生殖器的邻近器官，下列（　　）应除外。

A. 膀胱　　B. 输尿管　　C. 阑尾

D. 乙状结肠　　E. 直肠

3. 保持子宫前倾位置的主要韧带是（　　）。

A. 圆韧带　B. 阔韧带　C. 卵巢固有韧带

D. 主韧带　E. 骨盆漏斗韧带

4. 女性进入青春期的标志是（　　）。

A. 体格生长迅速　B. 乳房丰满　C. 生殖器官发育

D. 月经初潮　E. 生殖器官呈成人型

5. 关于经期保健指导错误的是（　　）。

A. 保持外阴清洁　B. 避免盆浴、游泳及性生活

C. 不宜参加剧烈运动和重体力劳动　D. 注意劳逸结合

E. 适宜进行妇科检查

6. 排卵时间一般发生在（　　）。

A. 本次月经来潮后 14 日左右　B. 本次月经干净后 14 日左右

C. 下次月经来潮前 14 日左右　D. 两次月经周期中间

E. 下次月经来潮前 16 日左右

7. 雌激素的生理作用正确的一项是（　　）。

A. 降低妊娠子宫对催产素的敏感性　B. 使子宫内膜增生

C. 使宫颈黏液减少变稠，拉丝度减少　D. 使阴道上皮细胞脱落加快

E. 使乳腺泡发育

8. 孕激素的生理作用正确的一项是（　　）。

A. 促使子宫发育和肌层增厚　B. 使子宫内膜增生

C. 有助于乳腺管发育　D. 使阴道上皮细胞脱落加快

E. 使宫颈分泌增多

9. 某女，32 岁，月经周期为 34 天，预测排卵期大约在月经周期的（　　）。

A. 第 14 天　B. 第 16 天　C. 第 18 天

D. 第 20 天　E. 第 22 天

10. 小红，女，17 岁。自诉经前常出现轻微下腹坠胀、乳房胀痛，月经来潮后缓解。护士指导其经期卫生保健措施中，错误的是（　　）。

A. 应保持外阴清洁　B. 每日阴道冲洗 1 次

C. 经期可照常工作　D. 避免寒冷刺激

E. 使用消毒卫生巾

第三章
产科检查法

学习目标

1. 掌握产前检查的时间和内容。
2. 熟悉骨盆内测量。
3. 了解一般检查和全身检查的内容。
4. 熟练掌握腹部四步触诊法及骨盆外测量。

预习案例

吴某，28岁，婚后一年怀孕，欣喜之余，不免有许多困惑。孕期自己需要做哪些检查？需要检查多少次？自己骨盆是否正常？能否顺产？带着许多疑问吴某来到医院检查和咨询。

思考

（1）为吴某计算预产期。

（2）向吴某介绍孕期检查的时间和内容，解除其顾虑。

第一节　病史及体检

产前检查应详细询问病史，进行系统的全身检查、产科检查和必要的辅助检查。后续检查可根据孕妇具体情况有针对性地进行选择和安排。

一、病史采集

1. 年龄　年龄＜18周岁或＞35周岁的孕妇容易发生难产；35岁以上的初孕妇容易并发妊娠高血压疾病、产力和产道异常等，应做好妊娠期监护。

2. 职业　如从事接触有毒物质相关职业的孕妇，在孕期及哺乳期应暂时离开岗位，并检测血常规和肝功能。

3. 月经史　询问月经初潮的年龄、月经周期、经期和经量、有无痛经等，详细询问末次月经的时间，以便推算预产期。

4. 生育史　询问孕次、产次，了解有无流产、早产、难产、死胎、产后出血、妊娠并发症等，经产妇需询问其既往分娩方式。

5. 既往史和手术史　询问妊娠前有无高血压、心脏病、糖尿病、血液病、肝肾疾病、结缔组织疾病等，了解有无手术及外伤史。

6. 不良生活习惯　了解有无吸烟、酗酒、使用违法药物等不良生活习惯。

7. 本次妊娠早期情况　有无病毒感染、发热、出血及用药史。

8. 家族史　询问家族中有无精神病史、遗传病史、双胎妊娠及妊娠并发症等。若有遗传病家族史，应及时进行相关遗传病筛查，以确定是否继续妊娠。

9. 丈夫身体状况　了解丈夫健康状况，有无吸烟、酗酒等不良嗜好，家族有无遗传性疾病等。

【重点提示】…

预产期推算。

二、预产期推算

怎样推算预产期

平时月经规律的女性预产期推算（the expected date of confinement，EDC）按末次月经（the last menstrual period，LMP）第1天算起，月份减3或加9，日数加7。若记不清末次月经时间、月经周期不规则或哺乳期尚无月经而受孕者，可根据早孕反应出现的时间、胎动开始的时间、宫底高度和B超显示的双顶径等值来推算预产期。实际分娩日期与推算的预产期可能相差1～2周。

三、一般检查及全身检查

（一）一般检查

1. 体重测量　孕妇每周应测量体重 1 次，并计算体重指数（BMI）。

2. 胎心音听诊　妊娠 12 周开始，每次产前检查均应监测胎心。胎心过快或过慢提示胎儿宫内窘迫的可能。听诊胎心也利于准父母心态的角色转换。

3. 宫高及腹围　妊娠 20 周后，每次检查都需测量宫高及腹围，若宫高与腹围及孕周不符，常提示胎儿发育异常或羊水量异常。

4. 妊娠期高血压疾病筛查　孕 20 周后，产前检查测量血压及尿常规，有利于及早诊断妊娠期高血压疾病。

5. 胎动计数　自妊娠 30 周起，孕妇应开始自行计数胎动，胎动计数能及时反映胎儿宫内缺氧情况，若胎动过多或减少，应及时去医院就诊。

（二）全身检查

观察孕妇的发育、营养及精神状态；注意步态及身高，身材矮小（<145 cm）者常伴有骨盆狭窄；检查心脏、肺、肝、肾等重要器官有无功能异常；注意脊柱及下肢有无畸形；检查乳房发育情况，有无乳头过小及乳头凹陷的情况；测量血压，孕妇正常血压应≤140/90 mmHg；观察有无水肿现象，妊娠后期仅踝部或小腿下部水肿属正常情况，经过休息后能消退；监测体重变化，体重每周增加不应超过 500 g，否则多有水肿或隐性水肿发生。

【知识拓展】

妊娠期体重增长规律

孕妇妊娠早期增长 1～2 kg，妊娠中晚期每周增长 0.3～0.5 kg，妊娠期总共增长 10～12 kg 为宜。若妊娠中晚期每周体重增加< 0.3 kg 或> 0.55 kg，若除外病理因素则应适当调整其营养摄入，以维持每周体重增长在 0.5 kg 左右。

（三）辅助检查

常规检查 RBC 计数、Hb 值、WBC 总数及分类、血小板数、血型及尿蛋白、尿糖、尿沉渣镜检；必要时进行梅毒螺旋体、HIV 筛查；B 型超声检查早孕可排除异位妊娠，妊娠中期可了解胎心、胎儿发育情况，妊娠晚期可确定胎儿大小、胎位、胎盘及羊水等情况；出现妊娠期并发症，按需求进行肝功能、血液生化、电解质测定以及胸片、心电图、乙型肝炎抗原抗体等检查；对于死胎死产史、胎儿畸形史和患遗传性疾病的孕妇，应检测血 AFP、羊水细胞培养（染色体核型分析）。

【重点提示】 …

产前检查时间。

（四）产前检查时间安排

产前检查的时间应从确诊早孕开始，一般第 1 次产前检查时间在妊娠 6～8 周；妊娠 20～36 周每 4 周检查 1 次；从妊娠 37 周起每周检查 1 次。正常情况下产前检查的次数为 9～11 次。若出现异常情况，应遵医嘱酌情增加检查的次数和项目。

第二节　腹部检查

腹部检查的目的主要是为了解胎儿大小、胎产式、胎先露及胎方位，判断胎儿生长发育情况与孕周是否相符，观察妊娠的特殊征象，发现妊娠的异常情况等。进行腹部检查前，嘱孕妇排空膀胱，仰卧于检查床上，头部稍垫高，暴露出腹部，双腿屈曲分开，放松腹肌，双手放于身体两侧。检查者站在孕妇的右侧，检查过程中主动与孕妇交流以缓解孕妇紧张情绪。

腹部检查分为视诊、四步触诊和听诊三部分。

一、视诊

视诊应注意观察腹部的形状及大小，腹部有无手术瘢痕、妊娠纹及水肿等。腹部过大、宫底过高者，可能为双胎妊娠、羊水过多或巨大胎儿等；腹部过小、宫底过低者，可能为胎儿宫内发育迟缓、孕周推算错误等；腹部向两侧膨出伴宫底位置较低者，胎儿肩先露的可能性较大；腹部向前突出，即尖腹（初产妇多见），或腹部向下悬垂，即悬垂腹（经产妇多见），孕妇可能伴有骨盆狭窄。

二、四步触诊

检查前，检查者应先洗净双手，摩擦手掌使双手温暖，避免因为手部过凉引起孕妇子宫收缩，用指腹在孕妇腹部轻柔滑动进行检查。

【重点提示】 …

腹围及宫底高度的测量及四步触诊法。

（一）腹围及宫底高度

先用软尺测量子宫高度及腹围。子宫高度是从宫底到耻骨联合上缘的距离，腹围是平脐绕腹一周的数值。妊娠后期，孕妇腹围每周平均增长 0.8 cm。

【知识拓展】

胎儿体重估算

胎儿体重（g）= 宫底高度（cm）× 腹围（cm）± 200（g）

（二）四步触诊法

通过四步触诊法（图 3-1）可判断子宫大小、胎产式、胎先露、胎方位、胎先露部是否衔接和羊水情况，估计胎儿的体重。在行前三步手法检查时，检查者面向孕妇面部；行第四步手法检查时，检查者面向孕妇足端。

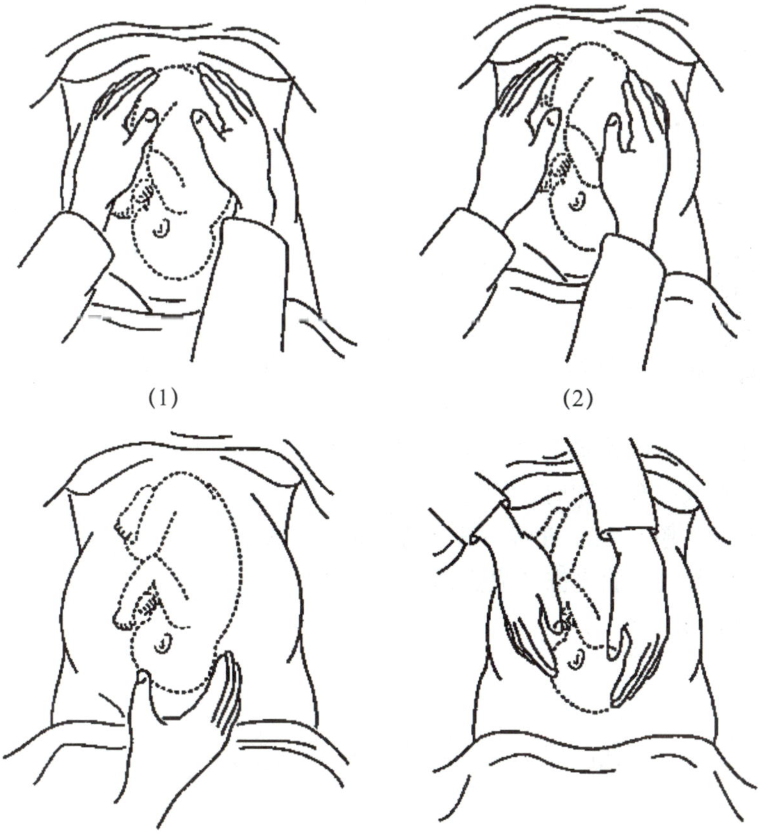

(1)　(2)　(3)　(4)

图 3-1　四步触诊法

第一步：检查者双手置于孕妇子宫底部，手测宫底高度，估计胎儿大小是否与妊娠周数相符。然后以双手指腹相对交替轻推，判断宫底部的胎儿部分，若为胎头则硬且有浮球感；若为胎臀则宽而柔软且形状不规则；若宫底部感觉空虚，则可能为横产式。

第二步：检查者两手分别置于孕妇腹部左右两侧，一手固定，另一手轻轻深按检查，两手交替进行触诊。如触及平坦饱满的部分则为胎背，可确定胎儿背部朝前；触到凹凸不平的部分为胎儿肢体。

第三步：检查者右手拇指与其余四指分开，置于孕妇耻骨联合上方握住胎先露部，进一步判断是胎头或是胎臀，并左右推动以确定胎先露是否衔接。若胎先露部浮动，表示尚未衔接；若已衔接，则不能推动胎先露部。

第四步：检查者双手分别置于耻骨联合上方胎先露的两侧，向骨盆入口方向向下深按，进一步确定胎先露部及胎先露入盆的程度。若先露部能活动，或手能陷入胎先露与耻骨联合之间称先露部浮动；若先露部不能活动，称先露部固定。

【重点提示】…

胎心听诊的部位。

三、听诊

正确寻找胎心音方法

听诊胎心音是腹部检查的重要内容。妊娠 18～20 周时，在孕妇腹壁脐下正中线附近可听到胎心音，之后随胎儿的增长及胎位的不同，胎心听诊的部位也发生改变。一般在胎儿背部靠头一侧胎心音听诊最清楚。枕先露时，胎心在脐左、右下方听取；臀先露时，胎心在脐左、右上方听取；肩先露时，胎心在靠近脐部偏下方最清楚（图 3-2）。听诊部位取决于胎先露和先露部下降程度。正常胎心率为 120～160 次 / 分。

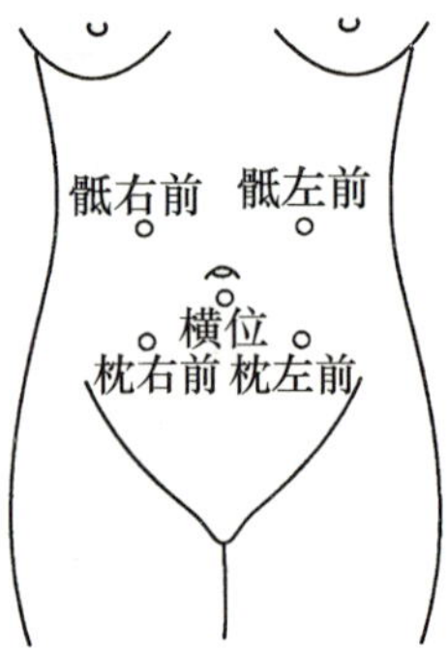

图 3-2　不同胎位胎心音听诊部位

第三节　骨盆测量及肛查

骨盆测量可以了解骨产道情况，评估骨盆的大小、形状，判断分娩时胎儿是否能顺利通过产道。骨盆测量分为骨盆外测量和骨盆内测量。

【重点提示】

骨盆外测量及各径线的正常值。

一、骨盆外测量及其正常值

骨盆外测量的数值可间接判断骨盆的大小和形状，操作简便。临床上主要测量的径线有髂棘间径（IS）、髂嵴间径（IC）、骶耻外径（EC）、坐骨结节间径（IT）、出口后矢状径、耻骨弓角度。

1. 髂棘间径　孕妇取仰卧位，双腿伸直。测量两侧髂前上棘外缘间的距离（图3-3），正常值为23～26 cm。

2. 髂嵴间径　孕妇取仰卧位，双腿伸直。测量两侧髂嵴外缘间最宽的距离（图3-4），正常值为25～28 cm。

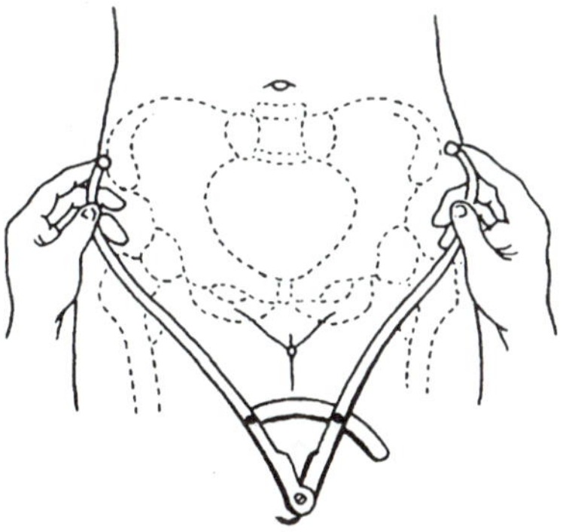

图3-3　测量髂棘间径

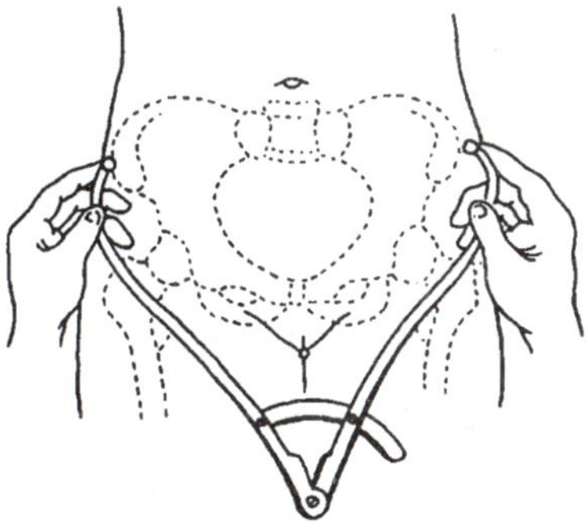

图3-4　测量髂嵴间径

以上两径线间接反映骨盆入口横径的长度。

3. 骶耻外径　孕妇取左侧卧位，左腿屈曲，右腿伸直。测量耻骨联合上缘中点至第5腰椎棘突下的距离（图3-5），正常值为18～20 cm。第5腰椎棘突下，相当于米氏菱形窝的上角。此径线间接反映骨盆入口前后径长度，是骨盆外测量中最重要的径线。

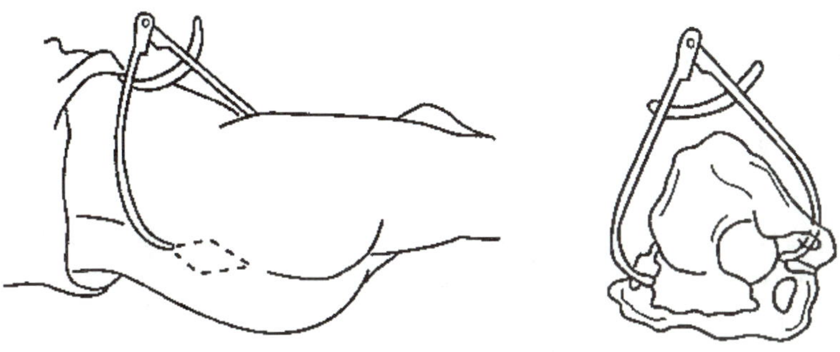

图3-5　测量骶耻外径

【知识拓展】

判定骨盆入口的大小

骶耻外径测量值受孕妇骨质厚薄影响。临床上以骶耻外径数值减去1/2尺桡周径（围绕右侧尺骨茎突测得的前臂下端周径）为骨盆入口前后径值，初步判定骨盆入口的大小。

4. 坐骨结节间径　又称出口横径（TO）。孕妇取仰卧位，两腿屈曲，两手抱双膝，使髋关节和膝关节屈曲外展。测量两坐骨结节内侧缘间的距离（图3-6），正常值为8.5～9.5 cm。

也可用检查者的手拳粗略测量，若能容纳成人的横置手拳即为正常。若此径线值小于8 cm，应加测出口后矢状径。

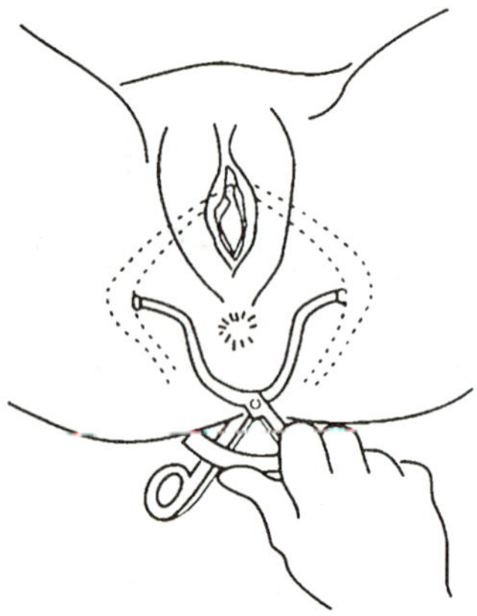

图3-6　测量坐骨结节间径

5. 出口后矢状径　测量坐骨结节间径中点至骶骨尖端的长度，正常值为8～9 cm。检查者需戴手套，将右手示指伸入孕妇肛门骶骨方向，拇指置于孕妇体外骶尾部，两指共同找到骶骨尖端，用骨盆测量器的一端放于坐骨结节间径的中点，另一端放于骶骨尖端处，即可测得后矢状径值。出口后矢状径与坐骨结节间径之和＞15 cm时，表明骨盆出口狭窄不明显。

6. 耻骨弓角度　检查者用左右两手拇指指尖斜着对拢，放置在耻骨联合下缘，两手拇指平放在耻骨降支上，测量两拇指间的角度即耻骨弓角度（图3-7），正常值为90º，＜80°为异常。此角度能反映骨盆出口横径的宽度。

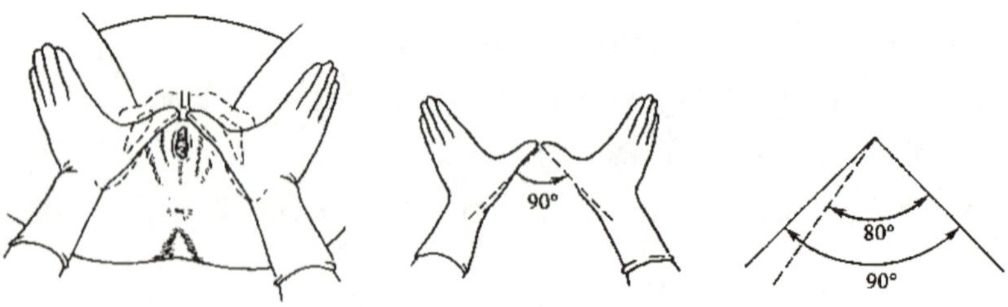

图3-7　测量耻骨弓角度

二、骨盆内测量及其正常值

骨盆内测量对骨盆外测量有狭窄者或既往有难产史者尤为重要。妊娠24～36周阴道比较松软时进行测量为宜。测量时，孕妇取膀胱截石位，严格消毒外阴部。检查者需戴消毒手套并涂以润滑油。主要测量以下径线：

1. 对角径（DC）　又称骶耻内径，为耻骨联合下缘至骶岬上缘中点的距离，正常值为 12.5～13 cm。对角径值减去 1.5～2 cm 即为骨盆入口前后径的长度，又称真结合径，正常值为 11 cm。测量方法是检查者将一手的示指和中指伸入阴道，用中指尖触到骶岬上缘中点，示指上缘紧贴耻骨联合下缘，另一手示指标记此接触点，抽出阴道内的手指，测量中指尖至此接触点间的距离，此值即对角径（图 3-8）。一般情况下，若测量时阴道内的中指尖触不到骶骨岬表示对角径＞12.5 cm。

2. 坐骨棘间径　是两侧坐骨棘间的距离。方法是检查者一手的示、中指进入阴道内，分别触及两侧坐骨棘，估计其间距离，正常值约为 10 cm（图 3-9）。

3. 坐骨切迹宽度　是坐骨棘与骶骨下部之间的距离，即骶棘韧带的宽度。检查者将阴道内的示指置于骶棘韧带上移动（图 3-10），估计宽度，若能容纳 3 横指（5.5～6 cm）为正常，否则属中骨盆狭窄。

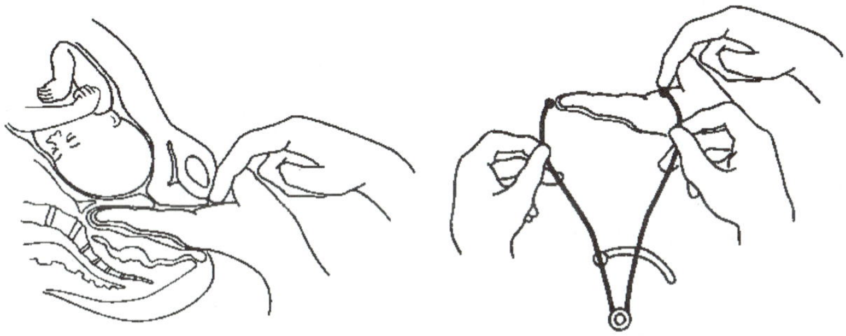

图 3-8　测量对角径

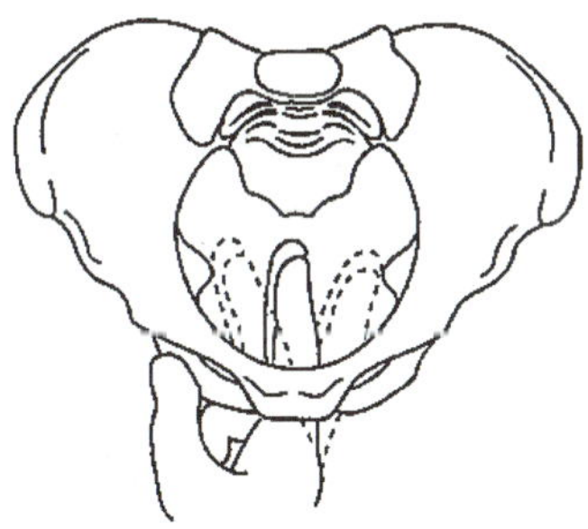

图 3-9　测量坐骨棘间径

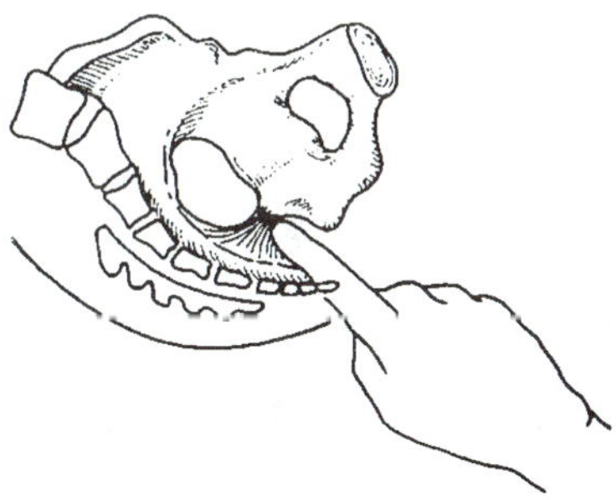

图 3-10　测量坐骨切迹宽度

骨盆内测量除了测量以上径线外，还需了解骶骨的弯曲度及骶尾关节的活动度。

三、阴道检查

可在妊娠 24 周左右进行双合诊检查，操作需严格消毒。妊娠最后一个月避免做不必要的阴道检查，以防感染。

四、肛门检查

通过肛门指检可了解胎儿先露部、骶骨前面弯曲度、坐骨棘、坐骨切迹宽度及骶尾关节活动度。

学习检测

一、简答题

1. 简述四步触诊法的操作步骤。

2. 骨盆外测量主要测哪几条径线及正常值各是多少？

3. 骨盆内测量主要测哪几条径线及正常值各是多少？

二、选择题

1. 产前检查开始的时间是（　　）。

A. 确诊早孕时

B. 妊娠 12 周

C. 妊娠 20 周

D. 妊娠 28 周

E. 妊娠 36 周

2. 骨盆外测量的数值不正确的是（　　）。

A. 髂棘间径 21～23 cm

B. 髂嵴间径 25～28 cm

C. 骶耻外径 18～20 cm

D. 坐骨结节间径 8.5～9.5 cm

E. 耻骨弓角度 90°

3. 产前检查时间正确的是（　　）。

A. 妊娠 12 周内不做检查

B. 妊娠 24 周起做产前系列检查

C. 妊娠 28～36 周期间每 4 周检查 1 次

D. 妊娠 36 周起每周检查 1 次

E. 妊娠 38 周起每 3 天检查 1 次

4. 孕妇自觉胎动的时间是（　　）。

A. 妊娠 12～14 周

B. 妊娠 15～17 周

C. 妊娠 18～20 周

D. 妊娠 21～24 周

E. 妊娠 24～26 周

5. 有关胎心的描述不正确的是（　　）。

A. 胎心的正常频率为 120～160 次 / 分

B. 胎心呈双音，似钟表的滴嗒声

C. 妊娠 16 周用木制听筒在孕妇腹壁上可以听到胎心音

D. 枕先露时，胎心音在脐下方左侧或右侧听得最清楚

E. 脐带杂音与胎心音速率一致

6. 诊断早孕首选的辅助检查方法是（ ）。

A. 阴道脱落细胞学检查 B. 基础体温测定

C. 尿妊娠试验 D. 黄体酮试验

E. 宫颈黏液涂片干燥后镜检

7. 腹部四步触诊检查不正确的是（ ）。

A. 检查者立于孕妇左侧，面向孕妇头部

B. 第一步了解胎儿大小及子宫底的胎儿部分

C. 第二步分辨胎儿胎背及四肢的位置

D. 第三步判断胎先露及是否衔接

E. 第四步确定胎先露及入盆程度

8. 正常孕妇妊娠晚期每周体重增加不应超过（ ）。

A. 0.3 kg B. 0.5 kg C. 0.75 kg

D. 1.0 kg E. 1.25 kg

9. 产科四步触诊不能了解的是（ ）。

A. 胎儿大小 B. 胎产式 C. 胎先露

D. 胎心率 E. 胎方位

10. 产科检查内容不包括（ ）。

A. 阴道检查 B. 腹部检查

C. 乳房检查 D. 骨盆检查

E. 肛门检查

11. 属于产前检查常规内容的是（ ）。

A. 全身检查 B. 腹部检查

C. 推算预产期 D. 询问病史

E. 了解上一次检查结果

12. 有关孕期检查的四步触诊法，下列错误的是（ ）。

A. 可以了解子宫的大小、胎先露、胎方位等情况

B. 第一步是双手置于宫底部了解宫底高度，并判断是胎头还是胎臀

C. 第二步是双手分别置于腹部两侧，辨别胎背及胎肢的方向

D. 第三步是双手置于耻骨联合上方，判断先露部为头还是臀

E. 第四步是双手向骨盆入口方向插入，进一步检查先露部，并确定入盆程度

13. 初孕妇，24 岁，宫内孕 24 周，进行定期产前检查，护士应在孕妇腹部（　　）处听胎心音。

A. 右上腹　　B. 左下腹

C. 脐下正中线处　　D. 右下腹

E. 左上腹

14. 初孕妇，27 岁，宫内孕 32 周，因劳累出现不规律性的下腹疼痛，休息后可消失，阴道有少量出血 2 小时后来就诊。入院后进行骨盆外测量：坐骨结节间径为 7.5 cm。孕妇询问能否经阴道分娩，需进一步测量的径线是（　　）。

A. 出口前矢状径　　B. 坐骨棘间径

C. 耻骨弓角度　　D. 骶耻内径

E. 出口后矢状径

15. 初孕妇，28 岁，第一胎宫内孕 34 周。入院检查：子宫底部触及胎儿部分圆而硬有浮球感，耻骨联合上方触之较软而宽不规则，母体腹部右前方触及胎儿部分较平坦。该孕妇的胎方位是（　　）。

A. 骶左前　　B. 骶右前　　C. 骶左后

D. 骶右后　　E. 骶左横

16. 孕妇 4 周前开始感到胎动，现用胎心听筒可听到胎心，请推断现在妊娠周数大约是（　　）。

A. 12 周　　B. 16 周　　C. 20 周

D. 24 周　　E. 28 周

第四章
生理产科及处理

学习目标

1. 掌握妊娠、受精、着床、蜕膜、早孕反应、黑加征、胎产式、胎先露、胎方位的概念；胎儿附属物的组成及功能；妊娠的分期；早、中晚期妊娠的诊断依据。

2. 熟悉妊娠期母体的变化。

3. 了解妊娠生理过程。

预习案例

刘某，30岁，G2P0，13岁初潮，月经周期28~30天，经期6天，LMP为2013年3月4日，现已孕15周，身高164 cm，体重73 kg，平时喜食点心和水果。无家族性遗传病史，无传染病及其接触史。孕妇早期有轻度恶心，自怀孕后体重变化不大，现已便秘2周，孕前大便1次/天，现1次/3天，大便干硬，便后出血。其每日进食茶水500 mL，水果和蔬菜较少。孕妇十分担心毒素不能及时排出，影响胎儿健康。

思考

（1）列出至少2个需要处理的症状。

（2）为该孕妇制定切实可行的处理方案。

第一节 妊娠生理

妊娠是胚胎和胎儿在母体内发育成长的过程。成熟卵子受精是妊娠的开始，胎儿及其附属物自母体全部排出为妊娠的终止。妊娠是非常复杂、变化极为协调的生理过程。临床上常以末次月经的第 1 天作为妊娠的开始，妊娠的全过程约 10 个妊娠月，共 280 天。

【重点提示】…

受精及受精卵的发育与输送过程。

一、受精与着床

卵细胞的构造

精子的构造

（一）受精

精液射入阴道内，精子离开精液经宫颈管进入宫腔，与子宫内膜接触后，子宫内膜白细胞产生 α- 淀粉酶、β- 淀粉酶解除精子顶体酶上的“去获能因子”。此时的精子具有受精能力，称为精子获能。获能的主要部位是子宫和输卵管。卵子从卵巢排出经输卵管伞部进入输卵管内，停留在壶腹部与峡部连接处等待受精。精子和卵子在输卵管的壶腹部相遇结合形成受精卵的过程称为受精。当精子与卵子相遇，精子顶体外膜破裂释放出顶体酶，溶解卵子外围的放射冠和透明带，称顶体反应。借助酶的作用，精子穿过放射冠和透明带。精子头部与卵子表面接触之时，开始受精过程，其他精子不再能进入。受精多发生在排卵后 12 小时内，整个受精过程约为 24 小时。受精后的卵子称为受精卵。受精卵一旦形成，就标志着新生命的诞生。

（二）着床

受精后 30 小时，受精卵借助输卵管蠕动和输卵管上皮纤毛摆动，向宫腔方向移动的同时进行有丝分裂，约在受精后第 3 日，发育成由 16 个细胞组成的实心细胞团，称桑葚胚，也称早期囊胚。约在受精后第 4 日，早期囊胚进入宫腔。受精后 5～6 天，早期囊胚的透明带消失，在子宫腔内继续分裂发育成晚期囊胚。受精后第 6～7 日晚期囊胚开始侵入子宫内膜，第 11～12 日被子宫内膜完全覆盖，这个过程称为受精卵植入，也称着床（图 4-1）。着床需要经过定位、黏附、侵入三个阶段。着床的部位多在子宫体部后壁的上部。

受精卵完成着床必须具备的条件：①透明带消失；②囊胚滋养细胞分出合体滋养细胞；③囊胚和子宫内膜同步发育并相互配合；④孕妇体内有足够数量的黄体酮，使子宫有一个极短的敏感期允许受精卵着床。

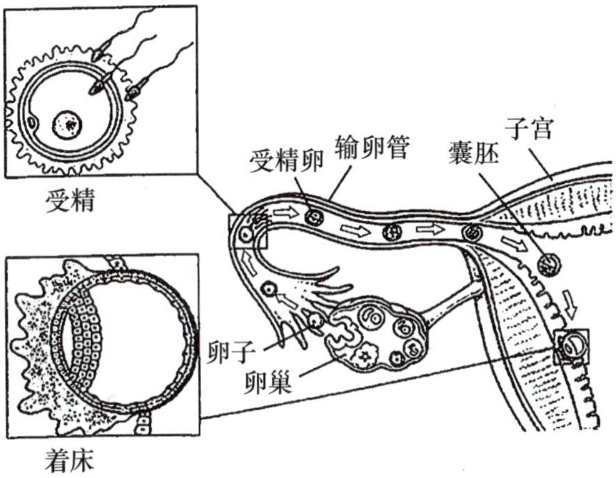

图 4-1　受精及受精卵发育、输送与着床

（三）蜕膜

受精卵着床后，妊娠的子宫内膜进一步增厚，腺体分泌进一步增加，子宫内膜迅速发生蜕膜样变化，称为蜕膜。根据蜕膜与囊胚的关系，将蜕膜分为 3 部分（图 4-2）：

1. 底蜕膜　与囊胚内细胞团端滋养层接触的蜕膜，以后发育成胎盘的母体部分，分娩时胎盘由此剥离。

2. 包蜕膜　覆盖在囊胚表面的蜕膜，随着囊胚发育逐渐凸向宫腔，在妊娠 14～16 周包蜕膜与壁蜕膜逐渐融合，子宫腔消失，分娩时这两层已无法分开。

3. 壁蜕膜（真蜕膜）　除底蜕膜及包蜕膜以外覆盖子宫腔其他部分的蜕膜。

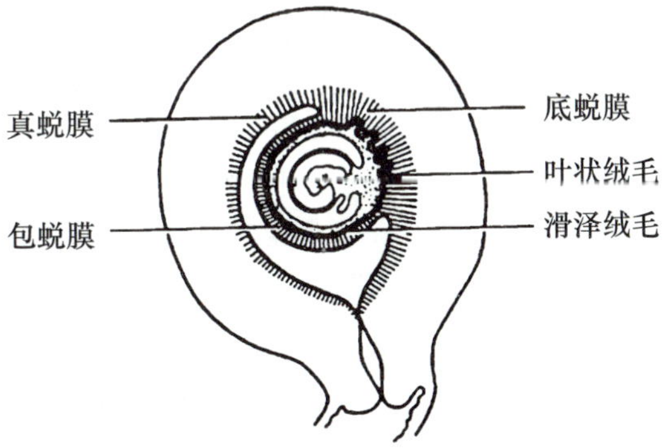

图 4-2　早期妊娠子宫蜕膜与绒毛的关系

（四）叶状绒毛膜

构成胎盘的胎儿部分，占妊娠足月胎盘的主要部分。晚期囊胚着床后，滋养层迅速分裂增生。内层为细胞滋养细胞，是分裂生长的细胞；外层为合体滋养细胞，是执行功能的细胞，由细胞滋养细胞分化而来。在滋养层内面有一层细胞称胚外中胚层，与滋养层共同组成绒毛膜。胚胎发育至 13～21 日时，为绒毛膜发育分化最旺盛的时期，此时胎盘的主要结构——绒毛逐渐形成。

与底蜕膜相接触的绒毛，因营养丰富发育良好，称为叶状绒毛膜。从绒毛膜板伸出的绒毛干，逐渐分支形成初级绒毛干、次级绒毛干和三级绒毛干，向绒毛间隙伸展，形成终末绒毛网。绒毛末端悬浮于充满母血的绒毛间隙中的称为游离绒毛，长入底蜕膜中的称为固定绒毛。一个初级绒毛干及其分支形成一个胎儿叶，一个次级绒毛干及其分支形成一个胎儿小叶。一个胎儿叶包括几个胎儿小叶。每个胎盘有 60～80 个胎儿叶、200 个胎儿小叶。由蜕膜板长出的胎盘膈，将胎儿叶不完全地分隔为母体叶，每个母体叶包含数个胎儿叶，每个母体叶有其独自的螺旋动脉供应血液。每个绒毛干中均有脐动脉和脐静脉，随着绒毛干一再分支，脐血管越来越细，最终成为毛细血管进入绒毛末端，胎儿血液以每分钟约 500 mL 流量流经胎盘。

（五）羊膜

构成胎盘的胎儿部分，是胎盘的最内层。羊膜是附着在绒毛膜板表面的半透明薄膜。羊膜光滑，无血管、神经及淋巴，具有一定的弹性。正常羊膜 0.02～0.05 mm，电镜见上皮细胞表面有微绒毛，使羊水与羊膜间进行交换。

二、胎儿附属物的形成与功能

胎儿附属物是指胎儿以外的其他组织，包括胎盘、胎膜、脐带和羊水。它们对宫腔内胎儿的生长发育起着重要作用。

【重点提示】…

胎儿附属物的组成及功能。

胎盘的结构

（一）胎盘

1. 胎盘的形成　胎盘由底蜕膜、叶状绒毛膜和羊膜构成，是维持宫腔内胎儿生长发育的重要器官。

2. 妊娠足月胎盘的大体结构　妊娠足月时，胎盘呈圆形或椭圆形盘状，重 450～650 g，约为新生儿出生时体重的 1/6，直径 16～20 cm，厚约 2.5 cm，中间厚，边缘薄。分为胎儿面和母体面，胎儿面被覆羊膜，光滑，呈灰白色，脐带血管从附着处分支向四周呈放射状分布；母体面由 18～20 个胎盘小叶组成，粗糙，呈暗红色。

3. 胎盘的功能

胎盘介于胎儿与母体之间，是维持胎儿宫内生长发育的重要器官。具有物质交换、防御、合成以及免疫等功能。

(1) 气体交换：氧气是维持胎儿生命必不可少的物质。母儿间氧气和二氧化碳在胎盘中以简单扩散的方式进行交换，替代胎儿呼吸系统的功能。

(2) 供给营养：胎儿生长发育所需要的葡萄糖、氨基酸、脂肪酸、维生素及电解质等均由母体经胎盘输送给胎儿，替代胎儿消化系统的功能。

(3) 排出胎儿代谢产物：胎儿的代谢产物如尿酸、尿素、肌酸、肌酐等，经胎盘转输入母血，经母体排出体外，替代胎儿泌尿系统的功能。

(4) 防御功能：胎盘能阻止母体血液中某些大分子有害物质进入胎儿血液中，但其屏障功能极其有限，如大部分药物及各种病毒（如风疹病毒、巨细胞病毒等）均可通过胎盘对胎儿造成不利影响。细菌、弓形虫、衣原体、螺旋体不能通过胎盘，但可在胎盘部位形成病灶从而影响胎儿。母体血液中的免疫物质 IgG 可以通过胎盘，使胎儿在出生后短时间内具有一定的免疫力。

(5) 合成功能：合成多种激素、酶、前列腺素、神经递质和细胞因子与生长因子。如人绒毛膜促性腺激素（HCG）、人胎盘生乳素（HPL）、雌激素、孕激素、缩宫素酶和耐热性碱性磷酸酶等。

1）人绒毛膜促性腺激素（HCG）：胚泡一经着床，合体滋养细胞即开始分泌 HCG，于受精后 10 日左右即可用放射免疫法自母体血清中测出，成为诊断早孕的敏感方法之一。至妊娠 8～10 周时分泌达高峰，持续 1～2 周后迅速下降，维持低水平于妊娠结束。在正常情况下，分娩后 2 周内消失。HCG 的功能尚未完全明了。

2）人胎盘生乳素（HPL）：由合体滋养细胞分泌。于妊娠的 5～6 周开始分泌，至妊娠 34～36 周达高峰，直至分娩。产后迅速下降，约产后 7 小时即测不出。HPL 的主要功能：①与胰岛素、肾上腺皮质激素协同作用于乳腺腺泡，促进乳腺腺泡发育，刺激乳腺上皮细胞合成乳白蛋白、乳酪蛋白、乳珠蛋白，为产后泌乳做好准备；②有促胰岛素生成作用，使母血胰岛素值增高，增加蛋白质合成；③通过脂解作用提高游离脂肪酸、甘油浓度，以游离脂肪酸作为能源，抑制对葡萄糖的摄取，使多余的葡萄糖运送给胎儿，成为胎儿的主要能源，也成为蛋白合成的能量来源；④抑制母体对胎儿的排斥作用。HPL 是通过母体促进胎儿发育的重要“代谢调节因子”。

3）雌激素和孕激素：为甾体激素。妊娠早期由卵巢黄体产生，自妊娠第 8～10 周起，由胎盘合成。雌、孕激素的主要生理作用为共同参与妊娠期母体各系统的生理变化。

4）酶：胎盘能合成多种酶，包括缩宫素酶和耐热性碱性磷酸酶，但生物学意义尚不清楚。缩宫素酶能灭活缩宫素分子，起到维持妊娠的作用。耐热性碱性磷酸酶随着妊娠的进展逐渐增加，胎盘娩出后 3～6 天内消失。通过动态监测此酶的值，可作为胎盘功能检查的一项指标。

（二）胎膜

胎膜由平滑绒毛膜和羊膜组成，可参与羊水平衡的维持和血管张力的调节，在分娩发动上有一定作用。胎膜的重要作用是维持羊膜腔的完整性，对胎儿起到保护作用。

（三）脐带

脐带是连接胎儿和胎盘的条索状组织，妊娠足月的脐带长 30～100 cm，平均约 55 cm，直径 0.8～2.0 cm。表面由羊膜覆盖呈灰白色，内由一条管腔大而管壁薄的脐静脉和两条管腔小而管壁厚的脐动脉组成，脐血管周围为含水量丰富来自胚外中胚层的胶样组织，称为华通胶，有保护脐血管的作用。脐带是母儿循环的重要通道。脐带过长、过短、缠绕、打结或受压时均可威胁胎儿，甚至危及生命。

（四）羊水

1. 羊水的来源及性状 羊水为充满于羊膜腔内的液体。妊娠早期的羊水是由母体血清经胎膜进入羊膜腔的透析液，妊娠中期的羊水主要来源于胎儿尿液，妊娠晚期胎儿肺参与羊水的生成。足月时羊水为略显混浊的不透明液体，比重为 1.007～1.025，pH 值约为 7.20。羊水量随着妊娠月份的增大逐渐增加，妊娠 38 周约 1 000 mL，此后羊水量逐渐减少，妊娠 40 周时羊水量约 800 mL。过期妊娠羊水量明显减少，可减少到 300 mL 以下。

2. 羊水的吸收 羊水的吸收约 50% 由胎膜完成。胎膜在羊水的产生和吸收方面起重要作用，尤其是与子宫蜕膜接近的部分，其吸收功能远超过覆盖胎盘的羊膜。妊娠足月胎儿每日吞咽羊水约 500 mL，经消化道进入胎儿血循环，形成尿液再排至羊膜腔中，故消化道也是吸收羊水的重要途径。此外，脐带每小时可吸收羊水 40～50 mL。胎儿角化前皮肤也有吸收羊水功能，但量很少。

3. 母体、胎儿、羊水三者间的液体平衡 羊水在羊膜腔内并非静止不动，而是不断进行液体变换，以保持羊水量的相对恒定。母儿间的液体交换，主要通过胎盘，每小时约 3 600 mL。母体与羊水的交换，主要通过胎膜，每小时约 400 mL。羊水与胎儿主要通过胎儿消化管、呼吸道、泌尿道以及角化前皮肤等进行交换。

4. 羊水的功能

（1）保护胎儿：羊水保持羊膜腔内恒温和恒压，避免胎儿受挤压，防止胎肢粘连，临产宫缩时，羊水能使宫缩压力均匀分布以避免胎儿局部受压。胎儿通过吞咽和吸入羊水可促进胎儿消化道和肺部的发育。

（2）保护母体：羊水能减少母体因胎动所致的不适感；临产后前羊水囊可扩张宫口；破膜后羊水可以润滑和冲洗产道，减少感染机会。

三、胎儿发育的特征

胎儿发育过程

妊娠期最初 8 周是胎体的主要器官分化发育的主要时期，称为胚胎。从妊娠第 9 周起称为胎儿，是其各器官进一步发育渐趋成熟的时期。临床上以 4 周（一个妊娠月）为一孕龄单位，妊娠各期胚胎和胎儿发育的特征如下。

4 周末：可辨认出胚盘与体蒂。

8 周末：胚胎初具人形，胎头的大小约占整个胎体的一半，能分辨出眼、耳、口、鼻、手指及足趾，B 型超声可见早期心脏形成且有搏动。

12 周末：胎儿身长约 9 cm，顶臀长 6～7 cm，四肢可活动，外生殖器已发育，部分可辨出性别。

16 周末：胎儿身长约 16 cm，顶臀长 12 cm，体重约 110 g。从外生殖器可确定胎儿性别。皮肤菲薄呈深红色，头皮已长出毛发，胎儿已开始出现呼吸运动，部分孕妇可自觉胎动。

20 周末：胎儿身长约 25 cm，顶臀长 16 cm，体重约 320 g。全身皮肤暗红、覆有毳毛，可见少许头发，出现胎脂，开始有吞咽、排尿动作。临床上从腹壁可听到胎心音。

24 周末：胎儿身长约 30 cm，顶臀长 21 cm，体重约 630 g。各脏器均已发育，皮下脂肪开始沉积，但量不多，皮肤仍呈皱缩状。出生后有呼吸，但生存力极差。

28 周末：胎儿身长约 35 cm，顶臀长 25 cm，体重约 1 000 g。皮肤粉红，覆有胎脂，四肢活动好，有呼吸运动。但此时出生易患特发性呼吸窘迫综合征，若加强护理可以存活。

32 周末：胎儿身长约 40 cm，顶臀长 28 cm，体重约 1 700 g。皮肤深红，仍成皱缩状。生存力尚可，若此时出生，注意护理可以存活。

36 周末：胎儿身长约 45 cm，顶臀长 32 cm，体重约 2 500 g。皮下脂肪发育良好，指（趾）甲已达到指（趾）端。出生后能啼哭及吮吸，生存力良好，此时出生基本可以存活。

40 周末：胎儿身长约 50 cm，顶臀长 36 cm，体重达 3 400 g。胎儿已发育成熟，外观体形丰满。女性大小阴唇发育良好，男性睾丸已降至阴囊内。出生后哭声响亮，吸吮力强，能很好存活。

【知识拓展】

胎儿身长、体重计算公式

妊娠 20 周前：胎儿身长（cm）= 妊娠月数的平方

妊娠 20 周后：胎儿身长（cm）= 妊娠月数 ×5

临床上常根据胎儿身长估算孕龄大小。

第二节　妊娠期母体的变化

妊娠期间，在胎盘产生激素和神经内分泌的影响下，孕妇体内各系统发生了一系列适应性的变化，以满足胎儿生长发育和分娩的需要，同时为产后泌乳做准备。

【重点提示】

妊娠期子宫和乳房的变化。

一、生理变化

（一）生殖系统

1. 子宫　妊娠期子宫的重要功能是孕育胚胎、胎儿，同时在分娩过程中起重要作用。是妊娠期及分娩后变化最大的器官。

（1）子宫体：随着妊娠进展，子宫体逐渐增大变软，妊娠 12 周时，增大的子宫超出盆腔，在耻骨联合上方可扪及。宫腔容积至妊娠足月时约 5 000 mL，子宫大小至妊娠足月时为 35 cm×25 cm×22 cm，重量约 1 100 g。妊娠早期子宫略呈球形且不对称，妊娠晚期子宫多呈不同程度的右旋。早期子宫的增大受内分泌激素（主要为雌激素）的影响，以后的子宫增大系因宫腔内压力增加所致。子宫各部增长速度不同，宫底部于妊娠后期增长最快，宫体含肌纤维最多，子宫下段次之，宫颈最少，以适应临产后子宫收缩力由宫底向下递减，利于胎儿的娩出。自妊娠 12～14 周起，子宫可出现不规律无痛性收缩，随妊娠进展逐渐增加，这种宫缩稀发、不规律、不对称，不伴宫颈的扩张，称为 Braxton Hicks 收缩。

（2）子宫峡部：妊娠后子宫峡部变软，逐渐伸展拉长变薄，扩展成宫腔的一部分，临产后伸展至 7～10 cm，成为软产道的一部分，称为子宫下段，是产科手术学的重要解剖结构。

（3）子宫颈：妊娠早期在激素的作用下，宫颈充血、水肿、变软呈紫蓝色，宫颈管内腺体增生，宫颈外观肥大，宫颈黏液分泌增多，形成黏液栓，富含免疫球蛋白及细胞因子，有保护宫腔免受外来感染侵袭的作用。

2. 卵巢　妊娠期卵泡不再发育，卵巢停止排卵。排卵侧卵巢可见妊娠黄体，分泌雌激素及孕激素以维持妊娠，妊娠 10 周后黄体开始萎缩，由胎盘取代其功能。

3. 输卵管　妊娠期输卵管伸长，肌层无明显肥厚，黏膜可呈蜕膜样变化。

4. 外阴、阴道　外阴部充血、皮肤增厚、大小阴唇色素沉着，阴道黏膜充血、水肿呈紫蓝色、皱襞增多、伸展性增加，有利于分娩时胎儿顺利通过。阴道上皮细胞糖原含量增高，乳酸含量增多，使阴道 pH 值降低，不利于致病菌生长，有利于防止感染。

（二）乳房

妊娠期，孕妇体内处于高雌激素、高孕激素水平，雌激素可以促进乳腺腺管的发育，孕激素可以促进乳腺腺泡的发育。另外，胎盘生乳素、垂体泌乳素、胰岛素、皮质醇等都参与乳房的生长发育。妊娠早期乳房开始增大，充血明显，乳头、乳晕着色，乳晕处皮脂腺肥大隆起，称为蒙氏结节。妊娠末期，尤其是接近分娩期挤压乳房时，可有少量淡黄色稀薄液体溢出，称为初乳。妊娠期间乳腺充分发育，为泌乳做好准备，但并无乳汁分泌，可能与大量雌、孕激素抑制乳汁生成有关。产后胎盘娩出，雌、孕激素水平迅速下降，新生儿吸吮乳头，乳房正式分泌乳汁。

（三）血液循环系统

1. 心脏　随着子宫的增大，膈肌升高，心脏向左、上、前方移位，大血管轻度扭曲，加之血流量增加及血流速度加快，多数孕妇心尖区及肺动脉瓣区可听到Ⅰ～Ⅱ级柔和吹风样收缩期杂音、第一心音分裂及第三心音，产后逐渐消失。心搏出量增加是孕期循环系统最重要的变化，心搏出量自妊娠10周开始增加，至妊娠32～34周达到高峰。心率于妊娠晚期休息时每分钟可增加10～15次。

2. 血容量及血液变化　血容量自妊娠6～8周开始增加，至妊娠32～34周时达高峰，维持此水平直至分娩。妊娠期平均增加1 450 mL，其中血浆平均增加1 000 mL，血细胞平均增加450 mL，血液稀释，呈现生理性贫血。妊娠期因纤维蛋白原和球蛋白含量增高，使血液黏稠度增加，处于高凝状态，为分娩后胎盘剥离面迅速止血提供保障。

3. 血压　妊娠期收缩压变化不明显，舒张压因外周血管扩张而降低，脉压差稍增大。孕妇体位直接影响血压，如孕妇长时间仰卧位，可引起回心血量减少，心搏出量降低，血压下降，形成仰卧位低血压综合征。侧卧位能解除子宫压迫，可改善血液回流。因此，妊娠中、晚期鼓励孕妇采取侧卧位休息。

（四）泌尿系统

妊娠期肾脏略增大。肾血流量及肾小球滤过率于妊娠早期均增加，维持高水平直至分娩。虽然妊娠期肾小球滤过率增加，但肾小管对葡萄糖的再吸收能力不能相应增加，部分孕妇餐后可出现生理性糖尿。妊娠中晚期肾盂及输尿管轻度扩张，输尿管蠕动减弱，尿流缓慢，且右侧输尿管常受右旋妊娠子宫压迫，致使输尿管有尿液逆流现象，可致肾盂积水。孕妇易患右侧急性肾盂肾炎。

（五）呼吸系统

妊娠期呼吸道黏膜充血、水肿、增厚，局部抵抗力下降，易发生上呼吸道感染。妊娠晚期，子宫增大，膈肌活动幅度减小，胸廓活动加大，以胸式呼吸为主，气体交换保持不减。呼吸次数于妊娠期变化不大，每分钟不超过20次，呼吸深度增加。

（六）消化系统

妊娠期受雌激素影响，齿龈肥厚，容易充血、水肿，甚至出血。受孕激素影响，胃肠道平滑肌张力降低，胃内容物逆流至食管下部，肠蠕动减弱，胃排空时间延长，易发生胃烧灼感、上腹部饱满、肠胀气和便秘，加之直肠静脉压增高，孕妇易发生痔疮或使原有痔疮加重。

（七）内分泌系统

1. 垂体　妊娠期垂体稍增大，尤其妊娠末期，腺垂体增大明显。妊娠黄体及胎盘分泌大量的雌、孕激素，对下丘脑及腺垂体产生负反馈，故妊娠期间卵泡发育停止，亦无排卵。催乳素于妊娠7周左右开始增多，随妊娠进展逐渐增多，妊娠晚期可达150 μg/L，为非孕妇女的10倍。促进乳腺的发育，为产后泌乳做准备。促肾上腺皮质激素、促甲状腺激素等分泌功能增加，但无功能亢进的表现。促黑素细胞刺激激素分泌增多，使孕妇皮肤色素沉着。

2. 肾上腺　因妊娠期雌激素的大量增加，使中层束状带分泌的皮质醇增多 3 倍，进入血循环后，75% 与肝脏产生的皮质甾类结合球蛋白结合，15% 与白蛋白结合。血循环中皮质醇虽大量增加，但仅有 10% 为起活性作用的游离皮质醇，故孕妇无肾上腺皮质功能亢进表现。

3. 甲状腺　妊娠期由于腺组织增生和血运丰富，甲状腺呈均匀增大。受大量雌激素影响，肝脏产生的甲状腺素结合球蛋白增加 2～3 倍。血循环中的甲状腺激素虽增多，但游离甲状腺激素并未增多，故孕妇通常无甲状腺功能亢进表现。

4. 甲状旁腺　妊娠早期，孕妇体内甲状旁腺素水平降低。随妊娠进展，血容量和肾小球滤过率的增加以及钙的胎儿运输，导致孕妇钙浓度缓慢降低，造成甲状旁腺素在妊娠中晚期逐渐升高，有利于为胎儿提供钙。

（八）皮肤

妊娠期黑色素分泌增加，导致孕妇面颊、乳头、乳晕、腹白线、外阴等处出现色素沉着。面颊部出现蝴蝶状褐色斑，称为妊娠黄褐斑，于产后逐渐消退。随着妊娠子宫增大，部分孕妇腹壁、大腿的皮肤弹力纤维过度伸展而断裂，形成紫色或淡红色不规则平行裂纹，称为妊娠纹，见于初产妇。陈旧的妊娠纹呈现银白色，见于经产妇。

（九）新陈代谢

1. 基础代谢率　于妊娠早期稍下降，于妊娠中期逐渐增高，至妊娠晚期可增高 15%～20%。

2. 体重　妊娠足月时，体重平均增加 12.5 kg。母亲孕前体重及孕期增加的体重与胎儿出生体重密切相关。

3. 碳水化合物代谢　妊娠期胰岛功能旺盛，分泌胰岛素增多，使血循环中的胰岛素增加，故孕妇空腹血糖值稍低于非孕妇女，做糖耐量试验时血糖增高幅度大且恢复延迟。餐后高血糖和高胰岛素血症，利于对胎儿葡萄糖的供给。

4. 脂代谢　妊娠期肠道吸收脂肪能力增强，血脂增高，脂肪能较多积存。妊娠期能量消耗多，糖原储备减少。若遇能量消耗过多时，体内动用大量脂肪使血中酮体增加，易发生酮血症。

5. 蛋白质代谢　孕妇对蛋白质的需要量增加，呈正氮平衡状态。孕妇体内储备的蛋白质，除供给胎儿生长发育及子宫、乳房增大的需要外，还为分娩期消耗做准备。

6. 矿物质代谢　胎儿生长发育需要大量钙、磷、铁。胎儿骨骼及胎盘的形成需要较多的钙，妊娠末期的胎儿体内含钙 25 g、磷 14 g，绝大部分是妊娠最后 2 个月内积累的，至少应于妊娠最后 3 个月补充维生素 D 及钙，以提高血钙值。胎儿造血及酶合成需要较多的铁，孕妇储存铁量不足，需补充铁剂，否则会因血清铁值下降发生缺铁性贫血。

（十）骨骼、关节及韧带

骨质在妊娠期通常无改变，仅在妊娠次数过多、过密又不注意补充维生素 D 及钙时，能引起骨质疏松症。部分孕妇自觉腰骶部及肢体疼痛不适，可能与胎盘分泌的松弛素使骨盆韧带及椎骨间的关节、韧带松弛有关。妊娠晚期孕妇重心向前移，为保持身体平衡，孕妇头部与肩部应向后仰，腰部向前挺，形成典型孕妇姿势。

二、心理变化

孕妇及其家庭人员的心理随着妊娠的进展而有不同的变化。常见的心理变化有：

1. 惊讶和震惊　妊娠初期几乎所有的孕妇都会感到惊讶和震惊。

2. 矛盾　尤其是原先未计划怀孕的孕妇，矛盾心理尤其明显，既享受怀孕的欢愉，又怕继续妊娠会干扰工作、学习或是其他原因导致不能生孩子。

3. 接受　随着妊娠进展，尤其是胎动的出现，让孕妇真正感受到“孩子”的存在，逐渐接受怀孕这一事实，开始准备新生儿用品、猜测性别、给未出生的孩子起名等。

4. 情绪波动　妊娠期由于体内激素的作用，多数孕妇的情绪波动起伏不定。早孕反应使孕妇感到烦躁，随着妊娠的进展孕妇会感觉身体越来越沉重，行动不便，甚至出现睡眠障碍、腰酸背痛等症状。临近预产期，孕妇又会担心分娩能否顺利、母儿能否安全、胎儿的性别能否符合家人的要求等，均会导致孕妇产生焦虑、恐惧、烦躁、抑郁等不良情绪。

5. 专注　随着妊娠的进展，孕妇会表现出以自我为中心，更关注自己体重的变化、穿着、一日三餐的营养摄入等，并喜欢自己独处，这种专注使孕妇能很快适应角色的转换，积极地迎接新生命的诞生。

第三节　妊娠诊断

临床上将妊娠分为3个时期：妊娠13周末以前称为早期妊娠；第14～27周末称为中期妊娠；第28周及其以后称为晚期妊娠。

【重点提示】…

早期妊娠、中晚期妊娠的症状及体征。

一、早期妊娠诊断

早期妊娠也称早孕，是胚胎形成、胎儿器官分化的重要时期，因此早期诊断主要是确定妊娠、胎数、胎龄，排除病理妊娠。

（一）症状与体征

1. 停经　育龄期有性生活史的健康女性，平素月经规律，一旦月经过期10日以上，应考虑妊娠的可能。月经过期10日或以上，应疑为妊娠。若停经已达8周以上，妊娠的可能性更大。停经是妊娠最早的症状，但不是妊娠特有的症状。

2. 早孕反应　一部分孕妇在停经 6 周左右出现恶心、晨起呕吐、头晕、乏力、畏寒、嗜睡、食欲减退、厌油腻、喜食酸物等症状，称为早孕反应。多在停经 12 周左右自行消失。

3. 尿频　前倾增大的子宫压迫膀胱所致，妊娠 12 周以后，增大的子宫超出盆腔，尿频症状自然消失。

4. 乳房变化　孕妇自觉乳房胀痛。检查乳房，发现其体积逐渐增大，乳头增大，乳头及乳晕着色加深，出现深褐色结节，称为蒙氏结节。

5. 妇科检查　阴道黏膜及宫颈阴道部充血呈紫蓝色。妊娠 6～8 周行双合诊检查时子宫峡部极软，感觉宫体与宫颈似不相连，称为黑加征（Hegar sign）。子宫体逐渐增大变软，妊娠 5～6 周子宫体呈球形；妊娠 8 周时子宫约为非孕时的 2 倍；妊娠 12 周时子宫约为非孕时的 3 倍，在耻骨联合上方可以触及。

（二）辅助检查

1. 妊娠试验　孕卵着床后不久，即可用放射免疫法检测出受检者血中的 HCG 增高，可协助诊断早期妊娠。临床上多用早早孕试纸法检测受检者尿液，结果阳性结合临床表现即可诊断妊娠。

2. 超声检查　是诊断早期妊娠快速、准确的方法，最早在妊娠 5 周时可见增大的子宫轮廓内有圆形或椭圆形妊娠囊，妊娠 6 周时其中可见胚芽和原始心管搏动。停经 14 周，测量胎儿头臂长度可较准确地估计孕周，矫正预产期。彩色超声多普勒可见胎儿心脏区彩色血流，可以确诊为早期妊娠、活胎。

3. 宫颈黏液检查　宫颈黏液量少质稠，涂片干燥后光镜下见到排列成行的椭圆体，不见羊齿植物叶状结晶，则早期妊娠的可能性大。

4. 基础体温测定　双相型体温的已婚妇女，高温相持续 18 日不见下降，早期妊娠的可能性大。高温相持续 3 周以上，早孕的可能性更大。

二、中晚期妊娠诊断

中晚期妊娠是胎儿生长和各器官发育成熟的重要时期，主要的妊娠诊断是判断胎儿生长发育情况、宫内状况和发现胎儿畸形。

（一）病史

有早期妊娠的经过，自觉腹部逐渐增大，初产妇于妊娠 20 周感到胎动，经产妇感觉略早于初产妇。胎动随妊娠进展逐渐增强，至妊娠 32～34 周达高峰，妊娠 38 周后逐渐减少。

（二）症状和体征

1. 子宫增大　随着妊娠进展，子宫逐渐增大。手测子宫底高度或尺测耻上子宫长度，可以判断胎儿大小及妊娠周数（表 4-1）。宫底高度因孕妇的脐耻间距离、胎儿发育情况、羊水量、单胎或多胎等有差异，故仅供参考。

表 4-1　妊娠周数与子宫底高度

妊娠周期	手测子宫底高度	尺测耻上子宫长度（cm）
12 周末	耻骨联合上 2～3 横指	
16 周末	脐耻之间	
20 周末	脐下 1 横指	18（15.3～21.4）
24 周末	脐上 1 横指	24（22.0～25.1）
28 周末	脐上 3 横指	26（22.4～29.0）
32 周末	脐与剑突之间	29（25.3～32.0）
36 周末	剑突下 2 横指	32（29.8～34.5）
40 周末	脐与剑突之间略高	33（30.0～35.3）

2. 胎动　指胎儿的躯体活动。一般在妊娠 18 周后用 B 超检查可发现，孕妇妊娠 20 周后可感觉到胎动，正常胎动 3～5 次 / 小时。

3. 胎心音　听到胎心音能够确诊为妊娠且为活胎。于妊娠 12 周用多普勒胎心听诊仪能够探测到胎心音；妊娠 18～20 周用一般听诊器在孕妇腹壁上可以听到胎心音，呈双音，如钟表的“滴答”声，速度较快，正常胎心率 110～160 次 / 分。

4. 胎体　妊娠 20 周后，经孕妇腹壁可触及子宫内的胎体，妊娠 24 周以后可以通过腹部四步触诊区分胎头、胎臀、胎背及胎儿肢体，从而判断胎产式、胎先露和胎方位。

（三）辅助检查

1. 超声检查　不仅能显示胎儿数目、羊水量、胎产式、胎先露、胎方位、胎心搏动、胎盘位置及成熟度，还能测定胎头双顶径、股骨长。妊娠 18～24 周还可采用超声检查进行胎儿系统检查，筛查胎儿有无畸形。

2. 彩色超声多普勒　可检测子宫动脉、脐动脉和胎儿动脉的血流速度波形。

三、胎姿势、胎产式、胎先露、胎方位

妊娠 28 周以前，胎儿较小，羊水相对较多，胎儿在子宫内活动范围较大，胎儿在宫腔内的位置不固定。妊娠 32 周以后，胎儿生长迅速，羊水相对减少，胎儿与子宫壁贴近，胎儿的姿势和位置相对恒定。但也有极少数胎儿的位置和姿势在妊娠晚期会发生变化。

【重点提示】…

胎产式、胎先露、胎方位的概念。

（一）胎姿势

胎儿在宫腔内的姿势称为胎姿势。正常胎姿势为胎头俯屈，颏部贴近胸壁，脊柱略前弯，四肢屈曲交叉于胸腹前，使整个胎体体积缩小，成为头端小、臀端大的椭圆形，以适应宫腔的环境。

（二）胎产式

胎儿身体纵轴与母体身体纵轴之间的关系称为胎产式。两轴平行者为纵产式，最常见。两轴垂直者为横产式，较少见。两轴交叉者为斜产式，属暂时性的，在分娩过程中大多转为纵产式，偶可转为横产式（图 4–3）。

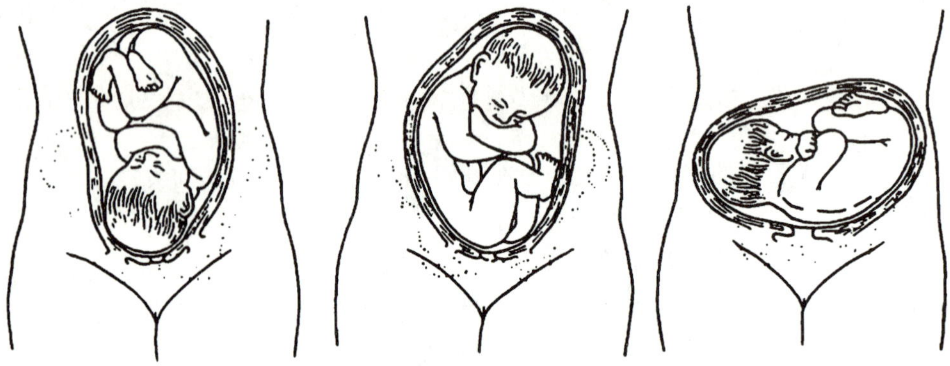

(1) 纵产式——头先露　(2) 纵产式——臀先露　(3) 横产式——肩先露

图 4–3　胎产式

（三）胎先露

最先进入骨盆入口的胎儿部分称为胎先露。纵产式有头先露、臀先露，横产式有肩先露。头先露又可分为枕先露、前囟先露、额先露、面先露（图 4–4）。臀先露又可分为混合臀先露、单臀先露、单足先露和双足先露（图 4–5）。

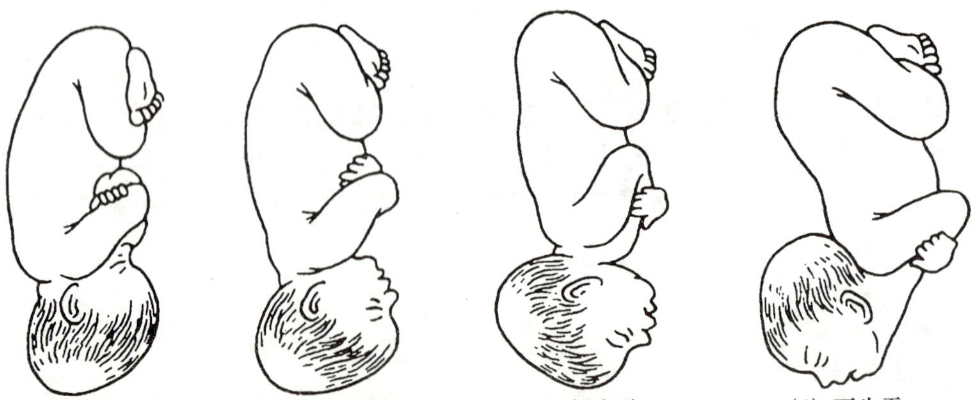

(1) 枕先露　(2) 前囟先露　(3) 额先露　(4) 面先露

图 4–4　头先露的种类

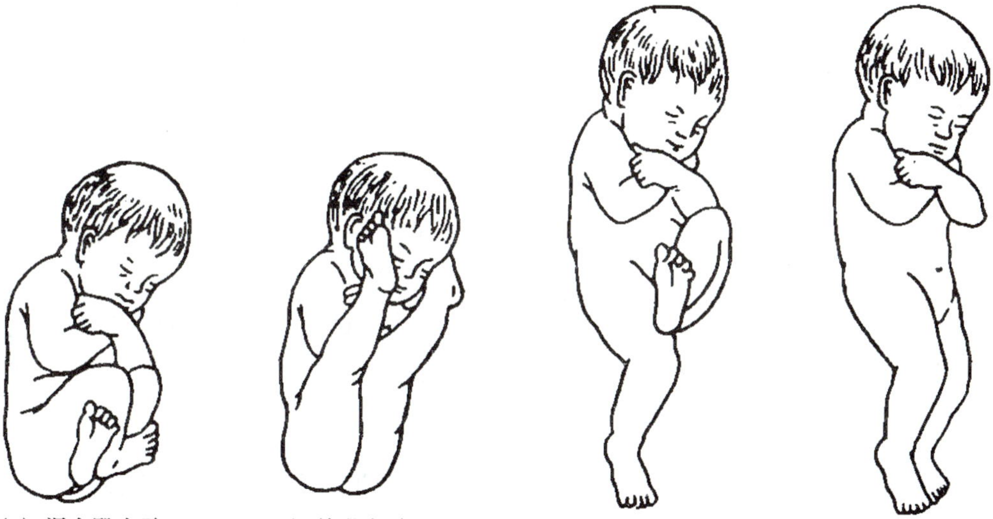

(1) 混合臀先露　(2) 单臀先露　(3) 单足先露　(4) 双足先露

图 4-5　臀先露的种类

(四) 胎方位

胎儿先露部的指示点与母体骨盆的关系称为胎方位，简称胎位。枕先露以枕骨、面先露以颏骨、臀先露以骶骨、肩先露以肩胛骨为指示点。根据指示点与母体骨盆入口左、右、前、后、横的关系有不同的胎位。头先露、臀先露各有 6 种胎方位，肩先露有 4 种胎方位。如枕先露的胎儿胎头位于母体骨盆的左前方，我们称为枕左前位（图 4-6）。

- 纵产式（99.75%）
  - 头先露（95.5%～97.5%）
    - 枕先露（95%～97%）
      - 枕左前（LOA）、枕左横（LOT）、枕左后（LOP）
      - 枕右前（ROA）、枕右横（ROT）、枕右后（ROP）
    - 面先露
      - 颏左前（LMA）、颏左横（LMT）、颏左后（LMP）
      - 颏右前（RMA）、颏右横（RMT）、颏右后（RMP）
  - 臀先露（2%～4%）
    - 骶左前（LSA）、骶左横（LST）、骶左后（LSP）
    - 骶右前（RSA）、骶右横（RST）、骶右后（RSP）
- 横产式——肩先露
  - 肩左前（LScA）、肩左后（LScP）
  - 肩右前（RScA）、肩右后（RScP）

图 4-6　胎产式、胎先露、胎方位的关系及种类

第四节　孕期卫生指导及常见症状处理

一、孕期卫生指导

（一）孕期异常情况的判断

孕妇若出现妊娠 12 周后仍然持续恶心、呕吐、阴道出血、寒战发热、腹部疼痛、头晕、眼花、心悸、气短、突发不能自控的阴道流液、胎动异常等情况应立即就诊。

（二）营养指导

孕妇为适应妊娠期间增大的子宫、乳房和胎盘、胎儿生长发育需要，妊娠期所需的营养必须高于非妊娠期。在妊娠期增加营养，关键在于所进食物应符合均衡、自然的原则，既要保持高热量，含丰富的蛋白质、脂肪、糖类、微量元素和维生素，又要避免营养过剩。妊娠期需监测孕妇体重，根据体重变化适当调整能量摄入，使每周体重增长维持在 0.5 kg。

1. 热量　妊娠期每日应增加热量 100～300 cal。

2. 蛋白质　我国营养学会提出，妊娠 4～6 个月每日增加蛋白质摄入 15 g，妊娠 7～9 个月每日增加 25 g（以优质蛋白为主）。妊娠期间蛋白质摄入不足会影响胎儿智力发展。优质蛋白质主要来源于动物，如肉类、牛奶、鸡蛋、奶酪、鸡肉和鱼，能提供最佳搭配的氨基酸，尤其是牛奶。

3. 糖类　孕妇主食中糖类主要是淀粉，妊娠中期以后每日进食 0.4～0.5 kg，即可满足需要。

4. 微量元素　注意铁、钙、磷、碘及维生素的摄取。除了铁，几乎所有的微量元素均可从平时的食物中补充。

（1）铁：妊娠 4 个月后，约有 300 mg 铁进入胎儿和胎盘，500 mg 铁储存在孕妇体内，有需要时可合成血红蛋白。因很难从食物中得到补充，故主张妊娠 4 个月开始口服硫酸亚铁 0.3 g，每日 1 次。

（2）钙：孕妇体内 30 g 钙储存在胎儿内，其余大部分钙在孕妇骨骼中存储，可随时动员参与胎儿生长发育。自妊娠 16 周起每日摄入钙 1 000 mg，于妊娠晚期增至 1 500 mg。

（3）锌：也是蛋白质和酶的组成部分，对胎儿生长发育很重要。推荐孕妇于妊娠 3 个月后，每日从饮食中补锌 20 mg。

（4）碘：若饮食中碘摄入不足，可发生胎儿甲状腺功能减退和神经系统发育不良。因此，提倡孕妇整个妊娠期间服用含碘食盐。

（5）硒：若孕妇膳食中硒缺乏，会引起胎儿原发性心肌炎和孕妇围产期心肌炎。

（6）钾：若孕妇血钾浓度下降，临床表现和非妊娠期相同，会引起乏力、恶心、呕吐、碱中毒。

5. 维生素　参与机体重要的生理过程，是生命活动中不可缺少的物质，主要从食物中获取。

【知识拓展】

实践证明母体营养对妊娠结局将产生直接的至关重要的影响，营养不良孕妇的营养改善能明显改善妊娠结局，并维持母体的健康。2006年联合国营养执行委员会提出，从妊娠到出生2岁是通过营养干预预防成年慢性病的机遇窗口期。将慢性病的预防提前到生命的开始，这也意味着，围产期的营养可能关系到一生的健康。

（三）清洁与舒适

孕妇衣服应宽松、柔软、舒适，鞋也应轻便、舒适，避免穿高跟鞋。勤淋浴、勤换内衣，养成良好的个人卫生习惯。

（四）活动与休息

散步是孕妇最适宜的活动方式，但应避免到人群拥挤、空气流通不好的场所。妊娠28周后应适当减轻工作量，避免长时间站立、重体力劳动及高强度的工作。保证充足的睡眠，每晚应有至少8小时的睡眠，午休1～2小时，休息时宜取左侧卧位。

【重点提示】

孕期监测胎动的方法。

（五）孕期自我监护

胎动、胎心变化是孕妇自我监护胎儿宫内情况的一项重要手段。应指导孕妇自妊娠28周开始，每日早、中、晚各数1小时胎动数，3小时的胎动次数相加乘4，即12小时胎动次数。胎动计数≥6次/2小时为正常，＜6次/2小时或减少50%者提示胎儿可能缺氧，应及时就诊。教会家庭成员听胎心并进行胎心计数，如胎心音在120～160次/分，提示胎儿情况良好；如胎心率＜120次/分或＞160次/分，提示胎儿缺氧，需立即左侧卧位、吸氧并及时就医。

（六）乳房护理

妊娠24周后每天用温水清洗乳头，除去污垢，并在乳头上涂以油脂，以防产后哺乳时发生乳头皲裂。乳头内陷者应在医生指导下尽早纠正，避免发生吸吮困难。

（七）用药指导

妊娠期间，许多药物可直接通过胎盘到达胎儿体内导致胎儿畸形或死亡，也可间接影响胚胎和胎儿的发育。晚期囊胚着床后至妊娠12周左右是药物致畸期，尤其是8周以前，是胚胎各器官处于高度分化形成的阶段，此时孕妇用药要倍加注意。若病情需要，必须在专业医师的指导下用药。

（八）孕期性生活指导

妊娠 12 周内和 28 周后均应避免性生活，以防流产、早产和感染。

（九）胎教

胎教是有目的、有计划地为胎儿的生长发育实施的最佳措施。胎教方法：选用舒缓、优雅的音乐对胎儿进行音乐训练，但要注意音量适中；对孕妇腹壁进行抚摸训练，以刺激胎儿的活动积极性。

（十）识别先兆临产

临近预产期的孕妇，如出现阴道血性分泌物或规律宫缩（间歇 5～6 min，持续 30 s 或以上），应尽快到医院就诊。如突然发生大量阴道流液，嘱孕妇平卧位并立即送往医院。

【重点提示】 …

孕期常见症状的处理。

二、常见症状及处理

（一）恶心、呕吐

部分孕妇在妊娠 6 周左右出现早孕反应，12 周左右消失，此期间应避免空腹，清晨起床先吃几块苏打饼干或面包，起床动作宜缓慢，少量多餐，清淡食物，避免食用油腻或有特殊气味的食物；给予精神鼓励和支持。偏食者在不影响饮食平衡的基础上，可不做特殊处理。妊娠剧吐需住院治疗，纠正水电解质紊乱。

（二）尿急、尿频、白带增多

为妊娠期正常的生理变化。不需特殊处理，嘱孕妇保持外阴部清洁、干燥。

（三）下肢水肿及下肢、外阴静脉曲张

避免长时间的站或坐，以免加重水肿。嘱孕妇注意左侧卧位休息，下肢垫高 15°，以促进静脉回流。如下肢明显水肿或经休息后不见消退者，应及时检查，警惕妊娠期高血压疾病的发生。

（四）便秘

嘱孕妇养成每日定时排便的习惯，每日清晨饮一杯白开水，多吃易消化的、含纤维素多的新鲜蔬菜和水果，并且每日进行适当的运动。未经医生允许不可随便使用大便软化剂或轻泻剂。

（五）腰背痛

妊娠期间关节韧带松弛，增大子宫向前突使躯体重心后移，腰椎向前突，使背肌处于持续紧张状态，因此孕妇常出现腰背痛。指导孕妇保持正确的坐、站、走路的姿势，穿宽头平底鞋，睡硬板床，尽量避免弯腰工作，俯拾物品时应弯曲膝部，保持上身直立。疼痛严重者，应卧床休息，局部热敷。

（六）下肢肌肉痉挛

这是孕妇缺钙的表现，应指导孕妇增加钙和维生素 D 的摄入。注意腿部保暖，避免受凉。发生下肢肌肉痉挛时，嘱孕妇背屈肢体或立即站立、身体前倾，使痉挛的肌肉得到伸展，或给予局部热敷、按摩。

（七）仰卧位低血压综合征

妊娠晚期，若孕妇较长时间的仰卧位，会使增大的子宫压迫下腔静脉，使回心血量减少及心排出量突然减少，出现低血压，指导孕妇左侧卧位休息，症状可自然消失。

（八）贫血

孕妇应适当增加含铁丰富的食物，如动物肝脏、瘦肉、蛋黄、豆类等。如摄入铁不足，易致缺铁性贫血。如病情需要补充铁剂时，以口服给药最好，服药时间最好在两餐之间，并加服果汁可促进铁的吸收。

（九）失眠

每日坚持适当的户外活动。睡前用梳子梳头、温水洗脚或喝热牛奶等帮助入睡。

（十）外阴阴道假丝酵母菌病

30% 孕妇的阴道分泌物中可培养出假丝酵母菌。多数孕妇无症状，部分孕妇有阴道分泌物增多、外阴瘙痒伴疼痛和红肿，可给予阴道内放置克霉唑栓剂等。

学习检测

一、简答题

1. 简述胎盘的功能。

2. 简述早期妊娠的临床表现。

3. 简述中、晚期妊娠的临床表现。

二、选择题

1. 正常受精部位在输卵管（　　）。

A. 间质部　　B. 峡部　　C. 壶腹部

D. 伞部　　E. 子宫腔

2. 正常孕卵植入的部位是（　　）。

A. 子宫角部　　B. 子宫峡部　　C. 子宫体部

D. 子宫下段　　E. 子宫颈部

3. 临床计算妊娠开始的时间是从（　　）。

A. 受精之日　　B. 排卵之日　　C. 末次月经的第一天

D. 末次月经干净之日　　E. 出现早孕反应之日

4. 胎盘的防御功能正确的是（　　）。

A. 胎盘的屏障作用是非常完善的

B. IgG 可以通过胎盘进入胎儿体内

C. 药物不能通过胎盘进入胎儿体内

D. 流感、风疹等病毒不能感染胎儿

E. 母体内的各种抗体均能通过胎盘

5. 受精卵开始植入的时间在受精后（　　）。

A. 2～3 天　　B. 3～4 天　　C. 6～7 天

D. 9～10 天　　E. 11～12 天

6. 胎盘的构成是（　　）。

A. 羊膜、平滑绒毛膜、底蜕膜　　B. 羊膜、叶状绒毛膜、包蜕膜

C. 羊膜、叶状绒毛膜、真蜕膜　　D. 羊膜、平滑绒毛膜、包蜕膜

E. 羊膜、叶状绒毛膜、底蜕膜

7. 不属于胎盘分泌的激素是（　　）。

A. 绒毛膜促性腺激素　　B. 胎盘生乳素

C. 雄激素　　D. 雌激素

E. 孕激素

8. 不属于胎儿附属物的是（　　）。

A. 胎盘　　B. 蜕膜　　C. 羊水

D. 脐带　　E. 胎膜

9. 胚胎发育最易致畸的时期是（　　）。

A. 8 周以前　　B. 10 周以前　　C. 12 周

D. 16 周　　E. 20 周

10. 正常胎心率是（　　）。

A. 60～80 次 / 分　　B. 80～100 次 / 分　　C. 100～120 次 / 分

D. 110～160 次 / 分　　E. 160～180 次 / 分

11. 正常胎动次数为每小时（　　）。

A. 1～2 次　　B. 3～5 次
C. 6～8 次　　D. 9～12 次
E. 13～16 次

12. 妊娠前 5 个月胎儿身长（cm）计算公式为（　　）。

A. 月份 ×5　　B. 月份平方
C. 月份立方 ×2　　D. 月份立方 ×3
E. 月份立方 ×4

13. 妊娠期生殖系统的变化，下述错误的是（　　）。

A. 子宫体增大变软
B. 妊娠期卵巢无排卵
C. 阴道皱襞增多，伸展性增加
D. 形成宫颈黏液栓，防止细菌侵入宫腔
E. 阴道局部抵抗力降低

14. 有关孕期保健下述错误的是（　　）。

A. 孕期用药应慎重　　B. 做好心理调适
C. 28 周后避免重体力劳动　　D. 最后 2 个月避免盆浴
E. 每天数胎动 3 小时

15. 初孕妇，25 岁，第一胎宫内孕 30 周，在长时间仰卧后，出现血压下降表现，咨询发生的原因，护士正确的解释是（　　）。

A. 回心血量减少　　B. 脉压增大
C. 脉压减少　　D. 回心血量增加
E. 脉率增快

16. 女，25 岁，平素月经规律，现停经 49 天，伴恶心、呕吐，妇科检查：子宫如孕 7 周大小、软，尿妊娠试验（+），确诊为宫内孕早期妊娠。咨询孕期禁止性生活的时间，护士对其正确的健康指导是（　　）。

A. 2 个月内及最后 1 个月　　B. 2 个月内及最后 2 个月
C. 3 个月内及最后半个月　　D. 3 个月内及最后 1 个月
E. 3 个月内及最后 3 个月

17. 某孕妇以前月经规律，现妊娠满 36 周，孕期进展顺利，目前胎儿身长约是（　　）。

A. 50 cm　　B. 45 cm　　C. 40 cm
D. 35 cm　　E. 30 cm

18. 李某，初孕妇，孕 36 周，四步触诊结果：于子宫底部触到圆而硬的胎头，在耻骨联合上方触到较软而宽不规则的胎臀，胎背位于母体腹部右前方，胎心音于脐上右侧听到。则胎方位为（　　）。

A. 骶左前　　B. 骶右前　　C. 骶左后

D. 枕右前　　E. 枕左前

19. 女性，29 岁，平时月经不规律，2～3 个月一次，在停经 42 天查尿 HCG 阳性，现停经 14 周，宫底高度耻上 3 横指，多普勒未闻及胎心，此时最适宜的检查是（　　）。

A. X 线拍片　　B. 检查尿 HCG　　C. B 超检查

D. 胎儿监护　　E. 胎儿心电图

20. 产妇产房内待产，护士讲解正常脐带结构是（　　）。

A. 1 条动脉，2 条静脉　　B. 2 条动脉，2 条静脉

C. 2 条动脉，1 条静脉　　D. 静脉较粗，壁厚

E. 动脉较细，壁薄

第五章 正常分娩

学习目标

1. 掌握决定分娩的因素、正常子宫收缩力的特点、骨盆各平面的径线及正常值、先兆临产、临产的诊断、产程分期、各产程的经过及处理、新生儿Apgar评分、胎盘剥离的征象、缩宫素的使用。

2. 熟悉软产道的变化、胎头的组成及各径线的正常值、枕先露的分娩机制、产后出血的预防。

3. 了解分娩镇痛。

预习案例

王女士，27岁，孕1产0，孕39周。晨起6时出现阵发性下腹部疼痛，上午8时入院。查体：体温36.3℃，脉搏88次/分，血压110/70 mmHg，心肺听诊无异常。产科检查：宫高31 cm，腹围96 cm，胎先露已经入盆，胎位LOA，胎心150次/分，宫缩持续35～40秒，间隔4～5分钟，宫口扩张1 cm，胎先露位置S－1，骨盆外测量正常。

思考

（1）试述决定分娩的因素有哪些？

（2）目前该孕妇是否临产，试述临产的诊断及产程的分期。

（3）此时应该给该孕妇提供哪些观察及处理措施？

妊娠满 28 周及以上，胎儿及其附属物自临产开始到由母体娩出的全过程称分娩（delivery）。妊娠满 28 周至不满 37 周分娩称早产（premature delivery）；妊娠满 37 周至不满 42 周分娩称为足月产（term delivery）；妊娠满 42 周及以后分娩称为过期产（postterm delivery）。

第一节　决定分娩的因素

影响分娩的四大因素

正常分娩于胎儿成熟和子宫功能发生相应改变后启动。决定分娩的因素包括产力、产道、胎儿及产妇的精神心理因素，这 4 个因素既相互联系，又相互影响，而且都有各自的特殊性。分娩时如果各因素均正常且相互适应，胎儿就能顺利经过阴道自然娩出，称为正常分娩。

【重点提示】

产力及子宫收缩力的特点。

一、产力

产力是指将胎儿及其附属物从子宫内逼出来的力量。产力包括子宫收缩力、腹肌及膈肌收缩力和肛提肌收缩力。

（一）子宫收缩力

子宫收缩力简称宫缩，是临产后的主要产力。子宫收缩力能迫使宫颈管缩短、子宫颈口扩张、胎先露下降和胎儿、胎盘娩出，贯穿于分娩全过程中。临产后正常宫缩具有自主的节律性、对称性、极性和缩复作用的特点。

1. 节律性

宫缩的节律性是临产的重要标志之一。子宫体有节律性、阵发性、不随意收缩的特点。每次收缩都是由弱到强（宫缩的进行期），达到高峰后维持一定时间（宫缩的极期）后又逐渐减弱（宫缩的退行期），最后消失进入间歇期（图 5-1），子宫肌肉完全松弛，间歇期后又开始出现下一次宫缩，如此反复交替出现，直至分娩结束，故临床上称为阵缩。在间歇期宫腔内的压力仅为 6～12 mmHg，临产初期可升高至 25～30 mmHg，到第一产程末可增至 40～60 mmHg，到第二产程可达到 100～150 mmHg。宫缩时子宫肌壁血管及胎盘受压，致使子宫血流量减少及胎盘绒毛间隙的血流量减少，但宫缩间歇期又可恢复到原来水平，这种节律性的宫缩对胎儿是有利的。随着产程的进展，阵发性的宫缩痛随着宫腔压力的增加而加重。

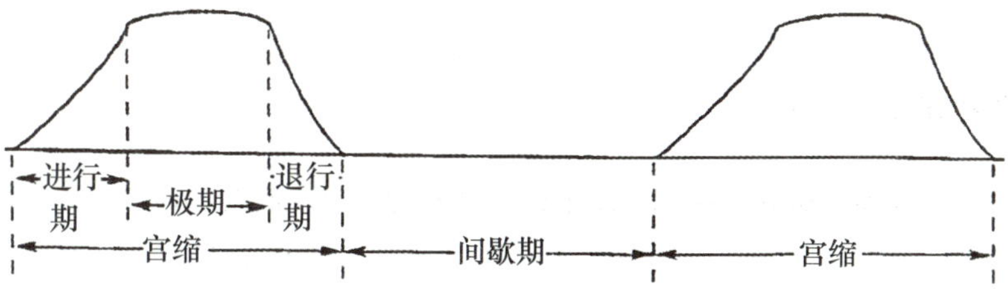

图 5-1　临产后正常宫缩节律性示意图

2. 对称性和极性

正常宫缩从两侧子宫角部同时发起，先向宫底部集中，再迅速向子宫下段扩散，左右两边力量一致且对称，称为对称性（图 5-2）。极性是指宫缩由子宫上部以 2 cm 每秒的速度向子宫下段扩散，一般 15 秒内均匀协调地扩展至整个子宫，以子宫底部最强，向下逐渐减弱，子宫底部收缩力的强度约为子宫下段的 2 倍。

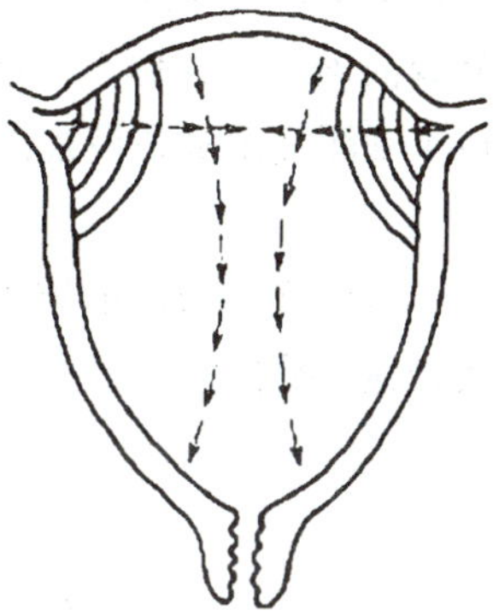

图 5-2　子宫收缩的对称性

3. 缩复作用

宫缩时子宫肌纤维缩短变宽，收缩过后的间歇期肌纤维松弛，但不能完全恢复到原来的长度，而是略有缩短，经过反复的收缩，肌纤维越来越短，这一现象称为宫缩的缩复作用。随着产程的逐渐进展，缩复作用可使宫腔上部容积越来越小，迫使胎先露不断下降、宫颈管逐渐缩短直至消失，宫口扩张。

（二）腹肌、膈肌收缩力

腹肌、膈肌收缩力是第二产程中娩出胎儿的重要辅助力量。宫缩时，胎先露部或前羊水囊下降至盆底，压迫盆底软组织及直肠，引起反射性排便感，产妇主动屏气，喉头紧闭向下用力，使腹肌和膈肌强有力地收缩，腹压增加，协助胎儿娩出。腹肌和膈肌的收缩力运用在第二产程中，特别是第二产程末期配合宫缩时运用最有效，否则不但无益，反而会使产妇疲劳、宫颈水肿，导致产程延长。腹肌及膈肌收缩力在第三产程中还可促使胎盘娩出。

（三）肛提肌收缩力

宫口开全后，宫缩推动胎先露下降至阴道，压迫盆底软组织及直肠，肛提肌的收缩有协助胎先露在骨盆腔进行内旋转的作用。当胎头的枕骨露于耻骨弓下缘时，还能协助胎头仰伸及娩出。胎儿娩出后，胎盘下降至阴道时，肛提肌收缩力有助于胎盘娩出。

二、产道

产道是胎儿娩出的通道，分为骨产道与软产道两部分。

【重点提示】…

骨盆各平面各条径线的正常值，软产道的组成及变化。

（一）骨产道

骨产道是指真骨盆，是产道中极其重要的部分。它的大小、形状与分娩关系十分密切，是决定分娩能否顺利完成的重要因素，所以应认真做好骨产道的测量，以正确估计分娩的难易。为便于了解分娩时胎先露通过骨产道的过程，将骨盆分为 3 个假想平面，每个平面又由多条径线组成。

1. 骨盆入口平面（pelvic inlet plane）

呈横椭圆形。前方为耻骨联合上缘，两侧为髂耻缘，后方为骶岬上缘。此平面有 4 条径线（图 5–3）。

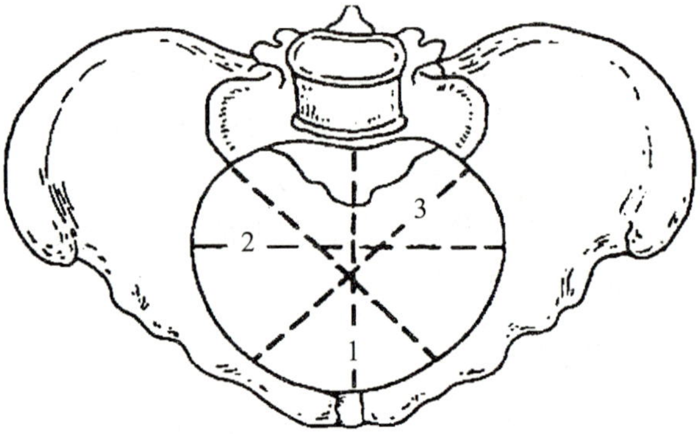

图 5–3　骨盆入口平面及径线

1.前后径11 cm；2.横径13 cm；3.斜径12.75 cm

（1）入口前后径：又称真结合径，耻骨联合上缘中点至骶骨岬上缘中点的距离，平均值约为 11 cm，是入口平面的重要径线，其长短与胎先露的衔接关系密切。

（2）入口横径：左右两侧髂耻缘间的最大距离，平均值约为 13 cm。

（3）入口斜径：左右各一。左、右骶髂关节至右、左髂耻隆突间的距离为左、右斜径，平均值约为 12.75 cm。

2. 中骨盆平面（mid plane of pelvis）

为骨盆最小平面，骨盆腔的最狭窄部分，呈纵椭圆形。其前方为耻骨联合下缘，两侧为坐骨棘，后方为骶骨下端。有两条径线（图 5–4）。

（1）中骨盆前后径：耻骨联合下缘中点至第Ⅳ、Ⅴ骶椎间的距离，平均值约为 11.5 cm。

（2）中骨盆横径：又称坐骨棘间径。两坐骨棘间的距离，平均值约为 10 cm，是中骨盆平面的重要径线，其长短与胎先露内旋转关系密切。

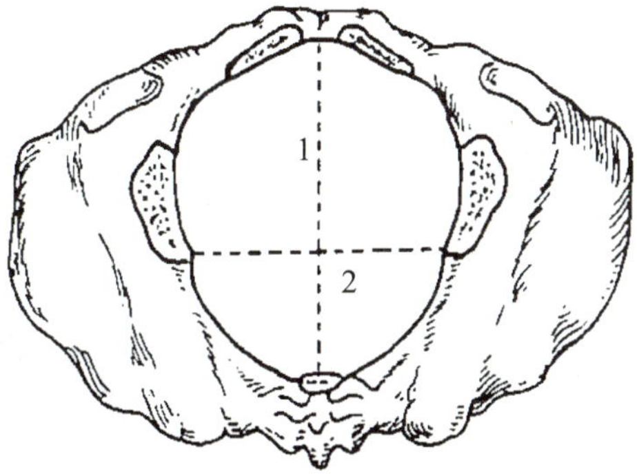

图 5-4　中骨盆平面及径线

1.前后径11.5 cm；2.横径10 cm

3. 骨盆出口平面（pelvic outlet plane）

由两个在不同平面的三角形组成。前三角顶为耻骨联合下缘，两侧为左、右耻骨降支；后三角平面顶端为骶尾关节，两侧为左、右骶结节韧带，两个三角的共有底边为坐骨结节间径。有 4 条径线（图 5-5）。

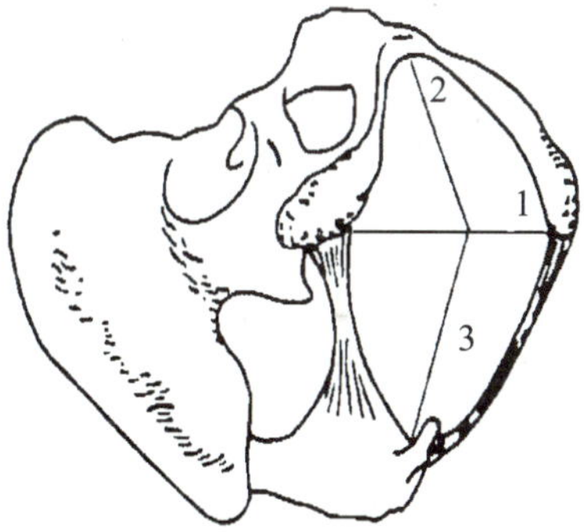

图 5-5　骨盆出口平面及径线

1.出口横径；2.出口前矢状径；3.出口后矢状径

（1）出口前后径：耻骨联合下缘至骶尾关节间的距离，平均值约为 11.5 cm。

（2）出口横径：又称坐骨结节间径。两坐骨结节末端内缘间的距离，平均值约为 9 cm。是出口平面的重要径线。

（3）出口前矢状径：耻骨联合下缘中点至坐骨结节间径中点间的距离，平均值约为 6 cm。

（4）出口后矢状径：骶尾关节至坐骨结节间径中点间的距离，平均值约为 8.5 cm。若出口横径＜8 cm，其与后矢状径之和＞15 cm 时，正常大小的胎头可通过后三角区经阴道娩出。

4. 骨盆轴与骨盆倾斜度

（1）骨盆轴（pelvic axis）：连接骨盆各假想平面中心点的曲线为骨盆轴。直立位时此轴上段向下向后，中段向下，下段向下向前。分娩时胎儿沿此轴娩出，又称产轴（图 5-6）。

（2）骨盆倾斜度（inclination of pelvis）：女性直立时，骨盆入口平面与地平面所形成的角度，一般为 60°（图 5-7）。若倾斜度过大会影响胎头衔接和娩出。

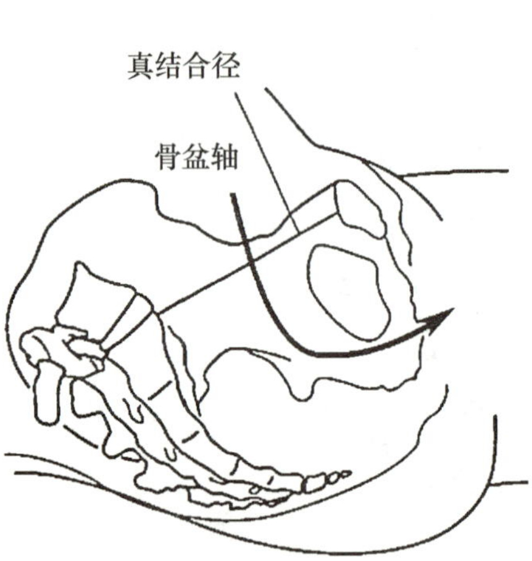

图 5-6 骨盆轴

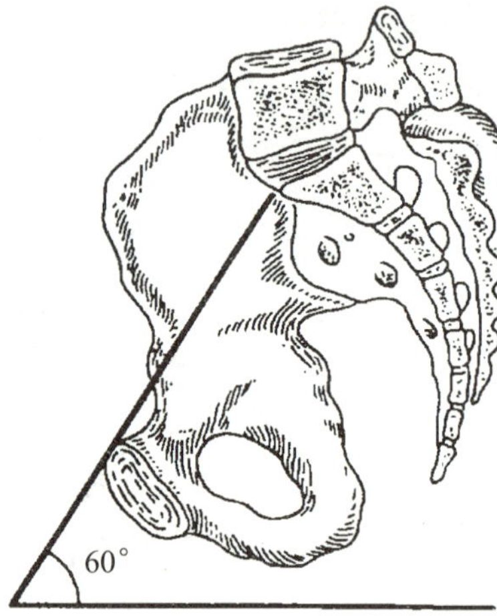

图 5-7 骨盆倾斜度

（二）软产道

软产道是由子宫下段、子宫颈、阴道及骨盆底软组织所构成的弯曲通道。

1. 子宫下段的形成

子宫下段是由子宫峡部伸展形成的。非妊娠时子宫峡部长约 1 cm，妊娠 12 周后逐渐扩张成为宫腔的一部分，妊娠末期子宫峡部逐渐被拉长、变薄，形成子宫下段。尤其在临产后规律宫缩使子宫下段进一步拉长达 7～10 cm，成为软产道的一部分。由于子宫肌纤维的缩复作用，使子宫上段越来越厚，下段被动扩张越来越薄。由于上下段的肌壁厚薄不同，在上下段交界处的子宫内面形成一明显环状隆起，称生理性缩复环（physiologic retraction ring）（图 5-8）。在正常情况下，此环在产妇的腹壁上并不显见。

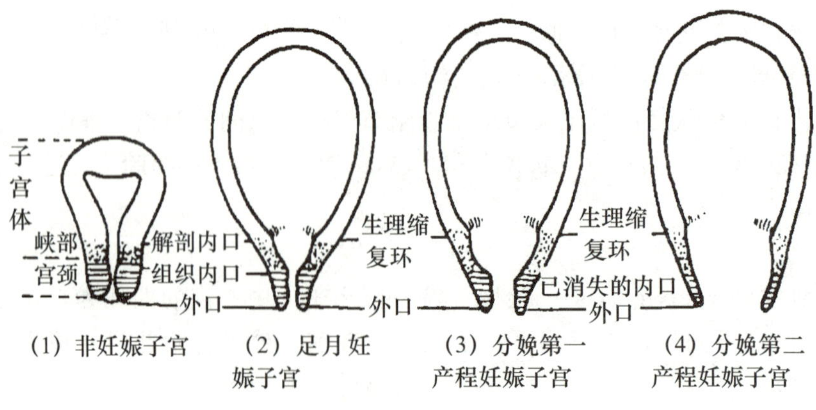

图 5-8 子宫下段形成及宫口扩张

2. 子宫颈的变化

（1）宫颈管消失（effacement of cervix）：临产前宫颈管长 2～3 cm，初产妇较经产妇略长。临产后由于规律宫缩牵拉宫颈内口的肌纤维及周围韧带，加之宫腔内压升高、胎头先露支撑前羊膜囊呈楔状，使宫颈管呈漏斗状，随后逐渐变短，最后展平至消失。初产妇多是子宫颈管先消失后宫颈口扩张，经产妇子宫颈管消失与宫颈口扩张同时进行（图 5-9）。

（2）宫颈口扩张（dilatation of cervix）：临产前初产妇的宫颈外口仅容一指尖，经产妇则能容纳一指。临产后的宫颈扩张主要是因为子宫收缩及缩复作用向上牵引所致。由于子宫下段蜕膜发育不良，胎膜易与该处蜕膜分离而向子宫颈管突出，形成前羊水囊，加上胎先露衔接使前羊水在宫缩时回流障碍，可协助子宫颈口扩张。胎膜多在宫颈口近开全时破裂。胎膜破裂后，胎先露直接压迫宫颈，使扩张宫口的作用更明显。随着产程进展，宫颈外口逐渐扩张，直至宫口开全（10 cm），足月妊娠胎头方能通过。

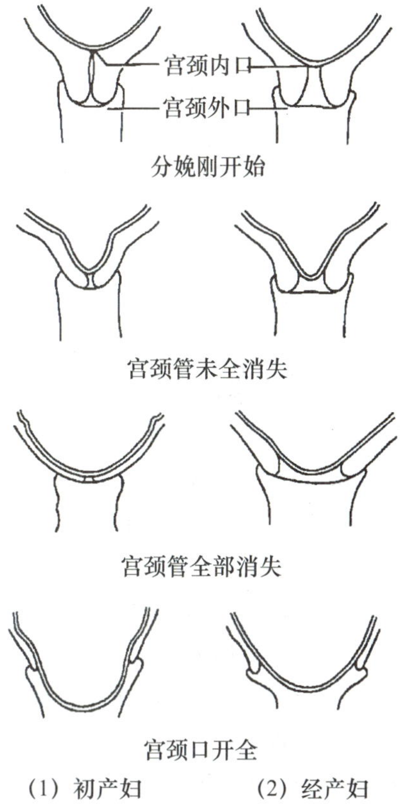

图 5-9　宫颈管消失与宫口扩张步骤

（3）阴道、骨盆底组织及会阴的变化：子宫颈口开全后胎先露已下降至阴道，阴道被迫扩张黏膜皱襞展平，胎先露继续下降压迫骨盆底软组织，使软产道下段形成一个向前弯曲的长筒，前壁短后壁长（图 5-10）。盆底肌在胎先露的压迫下向下及两侧扩展，使会阴体变薄变长，以利于胎儿通过，但极易破裂，分娩时应注意保护。当肛提肌高度扩张并向两侧分开时，肛门亦随之明显扩张。

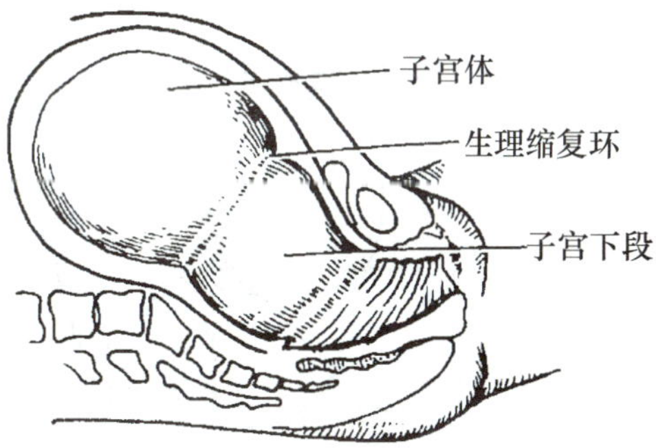

图 5-10　软产道在临产后的变化

三、胎儿

胎儿能否顺利娩出，除了产力、产道外，还取决于胎儿的大小、胎位及胎儿有无畸形。

（一）胎儿大小

在分娩过程中，胎儿大小是决定分娩难易的重要因素之一。足月胎头是胎儿最大、可塑性最小的部分，也是最难通过骨盆的部分。胎儿发育过大或胎头径线较大或颅骨较硬，胎头不易变形，即使骨盆正常，也可引起相对头盆不称而导致难产。

【重点提示】…

胎头的组成及其径线。

1. 胎头颅骨

胎头由顶骨、额骨、颞骨各 2 块及枕骨 1 块构成。颅骨间缝隙称颅缝。两顶骨间为矢状缝，是确定胎位的重要标志；顶骨与额骨间为冠状缝；枕骨与顶骨间为人字缝；颞骨与顶骨间为颞缝；两额骨间为额缝。胎头前方颅缝汇合处菱形空隙称前囟（大囟门），胎头后方三角形空隙称后囟（小囟门）（图 5-11）。颅缝与囟门均由软组织覆盖，使骨板有一定的活动余地，使胎头具有一定的可塑性。在分娩过程中，颅缝轻度重叠使头颅变形，体积缩小，有利于胎头娩出。

2. 胎头径线

①双顶径（biparietal diameter）：为两顶骨隆突间的距离，是胎头最大横径，妊娠足月胎儿平均值约 9.3 cm，临床上常用 B 型超声检测此径线来判断胎儿的大小。②枕下前囟径（suboccipitobregmatic diameter）：又称小斜径，为前囟中央至枕骨隆突下方间的距离，妊娠足月胎儿平均值约 9.5 cm，胎头俯屈后以此径通过产道。③枕额径（occipito frontal diameter）：为鼻根上方至枕骨隆突下方间的距离，妊娠足月胎儿平均值约 11.3 cm，胎头常以此径线衔接。④枕颏径（occipito mental diameter）：又称大斜径，为颏骨下方中央至后囟顶部间的距离，妊娠足月胎儿平均值约 13.3 cm（图 5-11）。

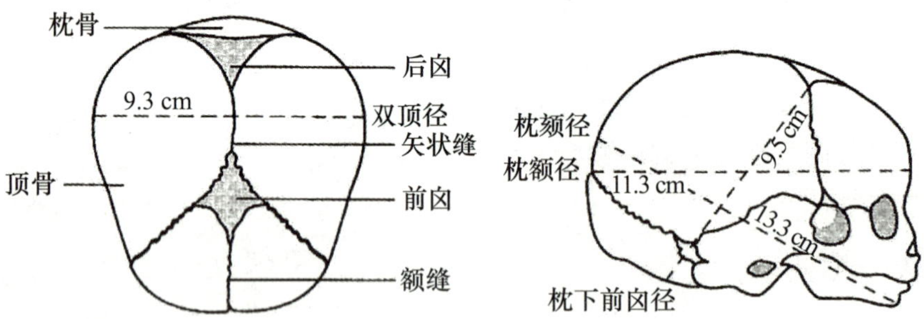

图 5-11　胎头颅骨、颅缝、囟门及径线

（二）胎位

产道为一纵行管道。纵产式（头先露或臀先露）时，胎体纵轴与骨盆轴一致时，易于通过产道。其中头先露较臀先露易于娩出，头先露时胎头先通过产道，经颅骨重叠，使胎头变形、周径变小，有利于胎头娩出，但需确定胎位，其中胎头的矢状缝与囟门是确定胎位的重要标志。臀先露时，胎臀先娩出，较胎头周径小且软，软产道扩张不充分，胎头娩出时又无变形机会，致使胎头娩出困难。横产式时，胎体纵轴与骨盆轴垂直，足月的活胎不能通过产道，对母儿威胁极大。

（三）胎儿畸形

畸形胎儿的某一部分发育异常，可增加胎儿的径线，使胎头或胎体过大，通过产道困难，造成胎儿难产。如脑积水、连体儿等。

四、精神心理因素

分娩是一个正常的生理过程，但对产妇却是一种持久而强烈的应激源，使产妇在生理和精神上产生一系列应激反应。有相当数量的初产妇从各种渠道了解到有关分娩时的负面诉说，对分娩有不同程度的害怕或恐惧，怕疼痛、怕出血、怕发生难产、怕胎儿性别不理想、怕母婴有生命危险等，致使临产后情绪紧张，产生焦虑不安等心理状态。产妇的这种紧张、焦虑情绪会引起机体发生异常变化，如心率加快、呼吸急促、肺内气体交换不足，致使子宫平滑肌缺氧致收缩乏力、宫口扩张缓慢、胎先露下降受阻，以致产程延长、产妇体力消耗过多。同时也使产妇神经内分泌发生变化，交感神经兴奋，释放儿茶酚胺，血压升高，导致胎儿缺血缺氧，出现胎儿窘迫。

第二节　枕先露的分娩机制

分娩机制（mechanism of labor）是指胎儿先露部通过产道时，为适应骨盆各平面的不同形态，被动地进行一系列适应性转动，以其最小的径线通过产道的全过程。临床上枕先露占 95.55%～97.55%，又以枕左前位最为多见，故以枕左前位为例阐述分娩机制。

一、衔接

胎头双顶径进入骨盆入口平面，颅骨的最低点接近或达到坐骨棘水平，称为衔接（engagement），又称为入盆。正常情况下，胎头呈半俯屈状态，以枕额径进入骨盆入口，因枕额径大于骨盆入口前后径，胎头矢状缝位于骨盆入口平面的右斜径上，胎头枕骨在骨盆左前方（图 5-12）。一般初产妇在预产期前 1～2 周内胎头衔接，经产妇多在分娩开始后胎头衔接。

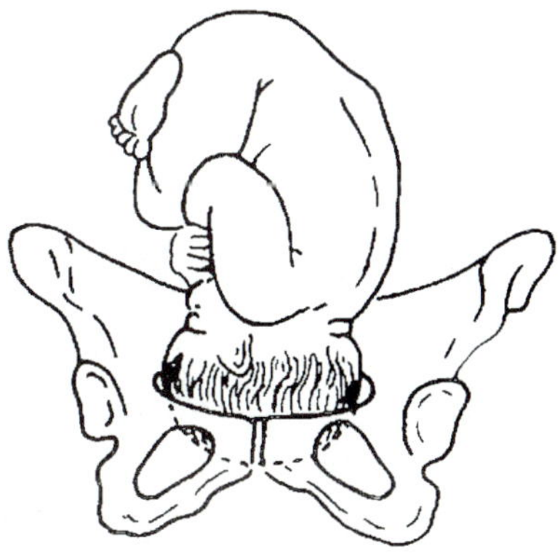

图 5-12　胎头衔接

二、下降

胎头沿骨盆轴前进的动作称为下降（descent）。下降呈间断性并始终贯穿分娩全过程，宫缩时胎头下降，间歇时胎头又稍回缩。宫缩力是胎头下降的主要动力。促使胎头下降的因素：①宫缩时通过羊水传导压力，从胎体传至胎头，促使胎儿下降；②宫缩时宫底直接压迫胎臀；③腹肌收缩使腹压增加，压力经子宫传至胎儿；④宫缩的缩复作用，使宫腔容积变小，压力变大；⑤宫缩时胎体伸直伸长，有利于压力的传递。初产妇由于子宫颈扩张缓慢和软组织的阻力较大，致使胎头下降速度较经产妇慢。临床上以观察胎头下降的程度作为判断产程进展的重要标志之一，同时以坐骨棘平面为标记来判断胎头的下降程度。

三、俯屈

胎头以枕额径衔接进入骨盆腔后，以半俯屈状态到达骨盆底处遇到肛提肌的阻力，由于杠杆作用使下颏部贴向胸壁称为俯屈（flexion）。使胎头由衔接时枕额径（11.3 cm）变为枕下前囟径（9.5 cm）（图 5-13），以最小的径线适应产道继续下降。

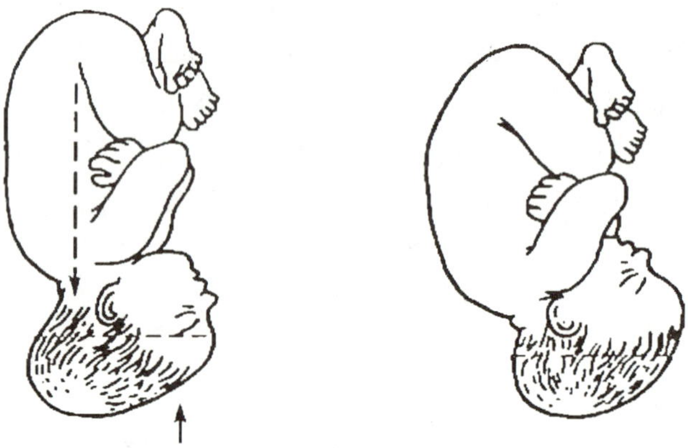

(1)　　　　(2)

图 5-13　胎头俯屈

四、内旋转

为使胎头适应中骨盆和骨盆出口前后径大于横径的特点，胎头绕骨盆轴旋转，使矢状缝与中骨盆及骨盆出口前后径相一致称为内旋转（internal rotation）。胎头下降时枕部遇肛提肌阻力而被推向阻力小、部位宽的前方，枕部向前（盆底观，即逆时针）旋转 45°（图 5-14），枕部转至耻骨弓下，呈正枕前位，有利于胎头下降。胎头的内旋转动作从中骨盆平面开始至骨盆出口平面结束，于第一产程末完成此动作。此时胎头转动而胎肩并未转动，呈头肩扭转状态。

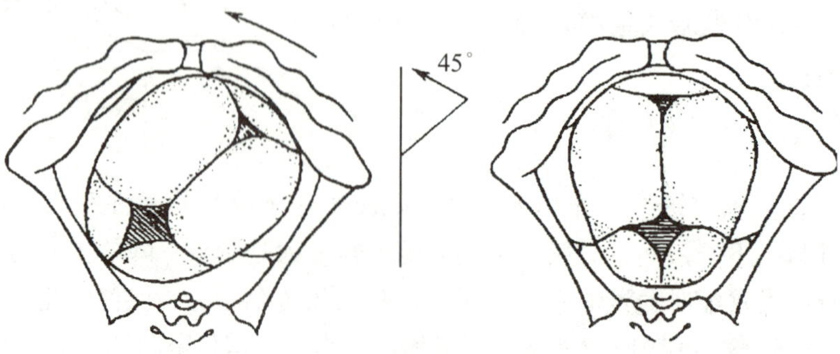

(1)　　　　(2)

图 5-14　胎头内旋转

五、仰伸

当胎头内旋转后继续下降到达阴道口时，宫缩和腹压迫使胎头下降，而肛提肌收缩将胎头向前推，二者合力迫使胎头沿骨盆轴下段向下向前的方向转向前。当枕骨抵达耻骨联合下方时，以耻骨弓为支点，胎头逐渐仰伸（extension），胎头的顶、额、眼、鼻、口、颏相继娩出（图 5–15）。此时双肩径沿骨盆左斜径入盆。

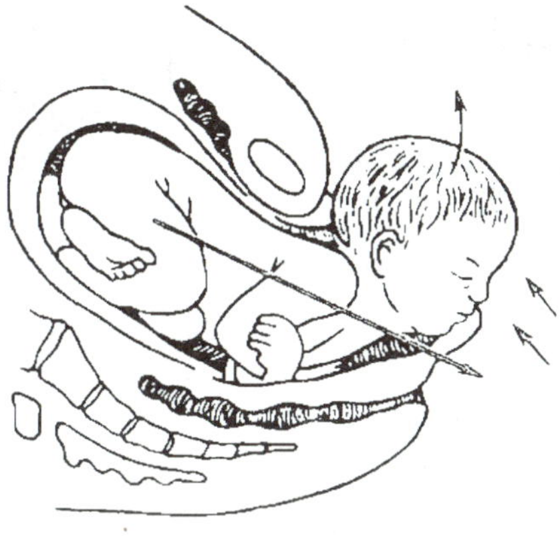

图 5–15　胎头仰伸

六、复位及外旋转

胎头娩出后，枕部顺时针旋转 45° 以恢复胎头与胎肩正常关系称为复位（restitution）。此时双肩径沿骨盆左斜径下降抵达中骨盆，为适应骨盆腔形态，前（右）肩向前向中线旋转 45° 使胎儿双肩径与骨盆出口前后径一致，胎头枕部随之在外再顺时针转 45°，以保持头肩的垂直关系，称外旋转（external rotation）（图 5–16）。

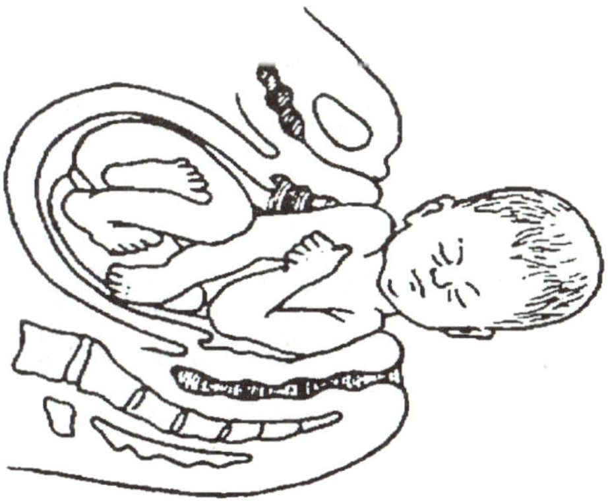

图 5–16　胎头复位及外旋转

七、胎肩及胎身娩出

外旋转动作完成后，前肩（胎儿右肩）于耻骨弓下先娩出，后肩（胎儿左肩）从会阴前缘娩出（图 5–17），继之胎身及四肢取侧弯娩出，至此分娩过程全部完成。

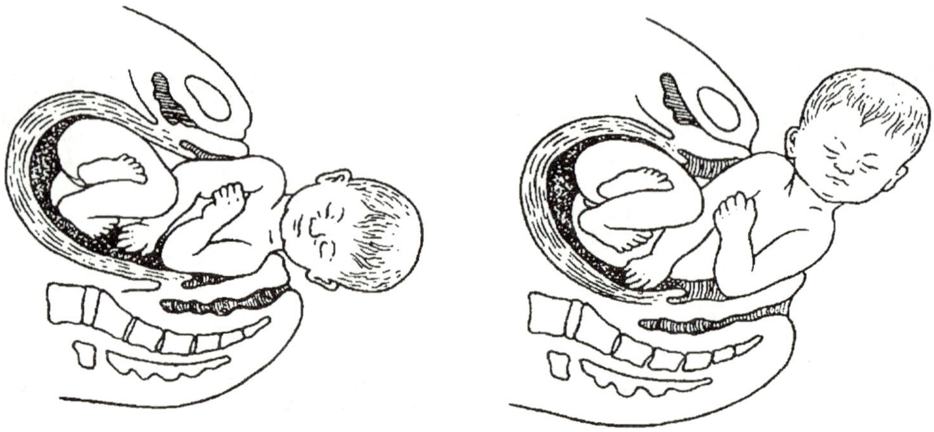

（1）前肩娩出　　　　（2）后肩娩出

图 5-17　胎肩娩出

必须指出，以上分娩机制各动作虽分别介绍，但却是连续进行的。

第三节　先兆临产、临产的诊断与产程

一、先兆临产

分娩开始之前，出现一些预示临产的症状称为先兆临产（threatened labor）。

1. 胎儿下降感（lightening）　又称轻松感，因胎先露入盆（即衔接），使宫底位置下降，多数初孕妇可在分娩前有胎儿下降感，上腹部较轻松，进食量较前增多，呼吸较前轻快。

2. 假阵缩（false labor）　分娩前 1～2 周子宫较敏感，可出现不规则的宫缩。其特点是宫缩持续时间、间歇时间不恒定，常在夜间出现、清晨消失，宫缩引起下腹部轻微胀痛，不伴有宫颈管消失与宫口扩张。

3. 见红（show）　分娩前 24～48 小时，因子宫颈内口附近的胎膜与该处的子宫壁分离，毛细血管破裂经阴道排出少量血性分泌物，称为见红。是即将临产比较可靠的征象。若阴道出血量较多超过平时月经量，则应警惕妊娠晚期出血，如前置胎盘或胎盘早剥等。

【重点提示】…

临产诊断及产程分期。

二、临产诊断

规律性宫缩的出现，是临产（in labor）开始的标志。其特点是宫缩持续 30～40 秒，间歇 5～6 分钟，并伴有进行性宫颈管消失、宫颈口扩张和胎先露下降。

三、产程分期

分娩全过程是从规律宫缩开始至胎儿及其附属物全部娩出为止，称为总产程（total stage of labor）。临床上分为 3 个产程：

第一产程（first stage of labor）：又称宫颈扩张期，从规律宫缩开始至宫颈口开全。初产妇需 11～12 小时，经产妇需 6～8 小时。

第二产程（second stage of labor）：又称胎儿娩出期，从宫颈口开全至胎儿娩出。初产妇需 1～2 小时，经产妇通常数分钟即可完成，也有长达 1 小时者，但不应超过 1 小时。

第三产程（third stage of labor）：又称胎盘娩出期，从胎儿娩出至胎盘娩出。初产妇和经产妇都需 5～15 分钟，不超过 30 分钟。

第四节　正常分娩的临床经过及处理

【重点提示】…

各产程的临床表现及处理。

一、第一产程的临床经过及处理

（一）临床表现

1. 规律性宫缩（regular uterine contraction）　产程开始时，出现伴有疼痛的子宫收缩，称为“阵痛”。分娩开始时，子宫收缩力较弱，持续时间约 30 秒，间歇时间 5～6 分钟。随着产程进展，宫缩持续时间逐渐延长（50～60 秒），且强度不断增加，间歇时间逐渐缩短（2～3 分钟），宫口接近开全时，持续时间可达 60 秒及以上，间歇时间为 1～2 分钟。

2. 子宫颈口扩张（dilatation of cervix）　临产后规律宫缩促使宫口扩张，临床通过阴道检查或肛门检查，可以了解宫口扩张情况。当宫缩不断增强时，由于子宫肌纤维的缩复作用，宫颈管变软、变短直至消失，宫颈展平并逐渐扩张。初产妇宫颈口扩张的规律是先慢后快，可分为潜伏期和活跃期。宫口于潜伏期扩张速度较慢，进入活跃期后加快。当宫口开全（10 cm）时，宫颈边缘消失，子宫下段与阴道形成宽阔的筒腔，有利于胎儿通过。若宫口不能如期扩张，可能存在宫缩乏力、骨产道异常、胎位异常、头盆不称等原因。

3. 胎先露下降（descent of presentation） 伴随着宫缩和宫颈口扩张，胎先露逐渐下降。胎先露下降程度是决定胎儿能否经阴道分娩的重要观察指标，通过阴道检查或肛门检查能够确定胎头颅骨最低点的位置，并能协助判断胎方位。临床上常以胎头颅骨最低点与骨盆坐骨棘平面的关系，作为判断胎先露下降的标志。

4. 胎膜破裂（rupture of membranes） 简称破膜。随着产程进展，宫颈口扩张与胎先露的下降，胎儿先露部衔接后，将羊水阻隔为前后两部分，分别称为“前羊水”和“后羊水”。前羊水量不多，约 100 mL，形成的前羊膜囊又称胎胞，宫缩时胎胞楔入宫颈管内，有助于扩张宫口。当前羊水囊内压力增加达到一定程度时胎膜自然破裂，正常破膜多发生在宫口近开全时。

5. 疼痛 分娩期的宫缩会给每个产妇带来不同程度的疼痛，主要因为宫缩时对子宫下段及宫颈扩张、牵扯所致。尤其在进入活跃期后，宫缩增强，分娩痛会更加明显，疼痛部位主要集中在下腹部及腰骶部，可有胀痛、钝痛、锐痛、刺痛。因个体敏感性和耐受性有差异，会有呻吟、哭泣、尖叫等不同表现。

（二）产程及产妇观察和处理

根据产前检查记录了解产妇一般情况，包括年龄、身高、体重、预产期、营养状况、婚育史等，对既往有不良孕产史者要了解原因。重点了解本次妊娠情况，有无阴道流血或流水、妊娠期高血压疾病等。记录规律宫缩开始的时间，了解宫缩的强度与频率、骨盆大小、胎先露、胎方位及胎心音等。

1. 产程观察及处理

(1) 观察宫缩：产程中必须连续定时观察并记录子宫收缩的持续时间、间歇时间、强度等情况，子宫收缩的评估不能只凭产妇的主观感觉，而应认真检查评估。观察子宫收缩的方法，常用的有手感和仪器监测两种：①手感：是最简单的观察方法，助产人员将手掌置于产妇腹壁，感觉宫缩时宫体隆起变硬，间歇时宫体松弛变软的情况，定时连续观察并记录宫缩持续时间、强度、间歇时间。②仪器监测：用胎儿监护仪描记宫缩曲线，可以看出宫缩强度、频率和每次宫缩持续时间，是反映宫缩的客观指标。胎儿监护仪有内监测和外监测两种，临床上常用的是外监测。外监测是用胎儿监护仪描记胎心及宫缩曲线，观察胎心率与子宫收缩、胎动的关系。

(2) 听胎心：胎心监测是产程中重要的观察指标，能客观地判断胎儿在宫内的状态。通过四步触诊法确定胎心最响亮的部位，用听诊器或胎儿监护仪听胎心音。①听诊器听取：胎心听诊应在宫缩间歇期在产妇腹壁听取，潜伏期每隔 1～2 小时听胎心 1 次，活跃期每隔 15～30 分钟听胎心 1 次，每次听诊 1 分钟并记录。正常胎心率为 110～160 次 / 分。②胎儿监护仪监测胎心：多用外监测描记胎心曲线，临床多使用胎儿监护仪连续监测胎心率，将测量胎心的探头置于胎心最响亮的部位，固定于腹壁上，每次至少记录 20 分钟。

(3) 观察宫口扩张与胎先露下降：为观察产程、及时记录检查结果，常利用产程图

（图 5-18）来描记宫口扩张情况及胎先露下降情况，以便及时发现异常尽早处理。产程图以临产时间（小时）为横坐标，以宫口扩张程度（cm）为左侧纵坐标，以胎先露下降程度（cm）为右侧纵坐标，画出宫口扩张曲线和胎先露下降曲线。通过产程图可以了解宫口扩张及胎头下降的规律，表明产程进展情况，并能指导产程处理。①宫口扩张曲线：将第一产程分为潜伏期和活跃期。潜伏期（latent phase）从规律性宫缩开始至宫颈口开大 3 cm，平均每 2～3 小时扩张 1 cm，初产妇约需 8 小时，最大时限为 16 小时。此期特点为宫颈口扩张慢，胎先露下降不明显。活跃期（active phase）从宫颈口开大 3 cm 至宫颈口开全，初产妇约需 4 小时，最大时限为 8 小时。此期特点为宫颈口扩张迅速，胎先露下降明显加快。活跃期又划分为 3 个时期：加速期是指宫口扩张 3～4 cm，约需 1.5 小时；最大加速期是指宫口扩张 4～9 cm，约需 2 小时；减速期是指宫口扩张 9～10 cm，约需 30 分钟。②胎头下降曲线：临床上常以胎头颅骨最低点与骨盆坐骨棘平面的关系，作为判断胎先露下降的标志。胎头颅骨最低点平坐骨棘时，用“0”表示；在坐骨棘上 1 cm 时，用“－1”表示；在坐骨棘下 1 cm 时，用“＋1”表示，依次类推（图 5-19）。一般宫口开大 4～5 cm 时，胎头应达坐骨棘水平。潜伏期胎头下降不明显，活跃期下降加速，平均下降 0.86 cm/h。胎头下降程度是决定胎儿能否经阴道分娩的重要标志。

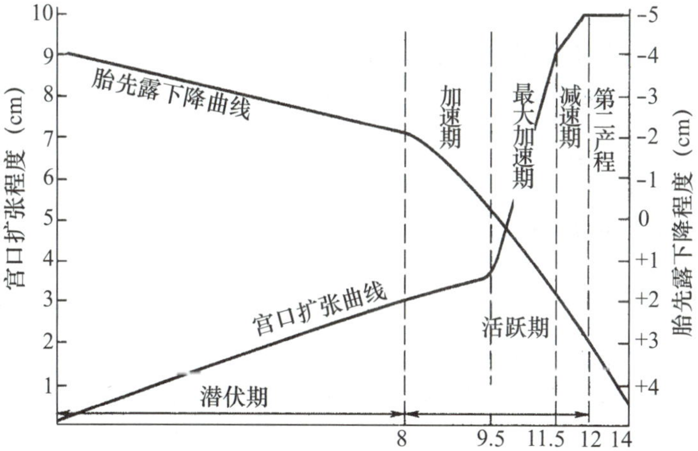

图 5-18　交叉型产程图

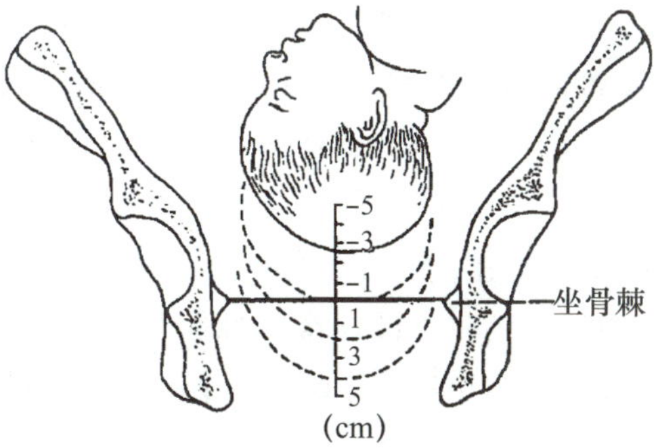

图 5-19　胎头高低的判断

宫口扩张与胎先露下降可以通过肛门检查或阴道检查来确定。

(4) 胎膜破裂：胎膜多在宫口近开全时自然破裂，前羊水流出。一旦出现破膜，应立即听胎心音，观察羊水的性状、颜色和量，并记录破膜时间。破膜超过 12 小时未分娩者，应遵医嘱给予抗生素预防感染。

2. 产妇的观察及处理

(1) 心理支持：了解产妇的疼痛情况，产妇对疼痛的耐受性因人而异，与产妇的精神状态、文化背景、对分娩的认识、周围环境等因素有关。详细了解产妇既往对疼痛的耐受及其应对方法，对分娩时宫缩痛是否有心理准备；询问目前疼痛持续时间、间歇时间、强度，是否了解缓解宫缩痛的方法，同时注意观察产妇的面部表情；评估产妇对于社会支持系统的期望值及产妇可能得到的有效社会支持系统有哪些。加强与产妇的沟通，建立良好的护患关系，及时提供分娩过程中的相关信息，促使产妇在分娩过程中密切配合，顺利完成分娩。

【知识拓展】

拉梅兹分娩法

拉梅兹分娩法又称“精神预防法”，由法国医师拉梅兹提出，是目前使用较广泛的预习分娩方法。首先，根据巴甫洛夫（Pavlov）条件反射的原理，在分娩过程中，训练产妇当听到口令“开始收缩”或感觉收缩开始时，使自己自动放松；其次，产妇要学习集中精神于自己的呼吸上，并且专注于某一特定目标，排斥其他现象，即利用先占据脑中用以识别疼痛的神经细胞，使痛的冲动无法被识别，从而达到减轻疼痛的目的。

(2) 饮食与活动：第一产程时间较长，产妇体力消耗过大，为保证产妇体力充沛，应鼓励产妇在宫缩间歇期少量多餐，进高热量、易消化、清淡饮食，注意补充足够水分，保持水、电解质平衡。如产妇呕吐不能进食时，应遵医嘱给予补液。助产人员应态度和蔼，关心体贴产妇。协助产妇擦汗、沐浴、更衣，保持外阴部清洁、干燥。临产后胎膜未破、宫缩不强者，可鼓励产妇在室内适当活动，以促进宫缩，利于宫口扩张和胎先露下降。为其提供良好的休息环境，产妇可在宫缩间歇期睡眠和休息，以有利于体力和精力的恢复。

(3) 排尿与排便：根据情况鼓励产妇 2～4 小时排尿 1 次，以免因膀胱过度充盈影响宫缩及胎头下降。每次腹部检查，应该触诊耻骨上区，以判断膀胱是否充盈。因胎头压迫引起排尿困难者，应警惕有头盆不称的可能，必要时给予导尿。初产妇宫口扩张＜4 cm、经产妇＜2 cm 时，可给予肥皂水灌肠以清除粪便，以免在分娩时出现排便污染，同时灌肠还可以反射性的刺激子宫收缩，加速产程进展。但有下列情况者不能灌肠：胎先露未衔接、胎位异常、胎膜早破、阴道流血、有剖宫产史、宫缩较强估计 1 小时内即将分娩及严重心脏病患者。

(4) 清洁外阴：用肥皂水和温开水清洗外阴。

【知识拓展】

丈夫陪伴分娩

丈夫陪伴分娩也称“丈夫教练法”，主要强调丈夫在陪伴分娩过程中帮助产妇放松和控制呼吸，同时强调丈夫在妊娠、分娩和新生儿出生后最初几天中的重要性。丈夫是产妇最信任的人，经过在孕妇学校培训的丈夫在分娩中全程陪伴产妇，鼓励产妇适当活动来促进生产，且可以帮助产妇用转移注意力、按摩等方法来减轻疼痛及分娩时的焦虑和恐惧心理，与产妇共同迎接新生命的诞生。

二、第二产程的临床经过及处理

（一）临床表现

1. 宫缩频而强　宫颈口开全后，宫缩的频率及强度进一步增强，持续时间约 1 分钟或以上，间歇时间 1～2 分钟。此时胎膜多已自然破裂，若仍未破膜，常影响胎先露下降，应立即行人工破膜。

2. 胎儿下降与娩出　随着宫颈口开全与宫缩加强，胎头已降至骨盆出口压迫盆底组织，产妇有排便感，应不自主地向下屏气。会阴逐渐膨隆变薄，肛门括约肌松弛，肛门张开。

（1）胎头拨露（head visible on vulval gapping）：胎头于宫缩时显露于阴道口，宫缩间歇时又缩回阴道内，称胎头拨露。

（2）胎头着冠（crowning of head）：经过几次拨露，胎头外露部分不断增大，直至胎头双顶径越过骨盆出口横径，在宫缩间歇时不再缩回，称胎头着冠（图 5-20）。此时会阴极度扩张，胎头枕骨抵达耻骨弓下，并以此为支点，出现胎头仰伸、复位及外旋转等动作，随后前肩、后肩相继娩出，胎体很快娩出，后羊水随之涌出，宫底降至平脐。

经产妇由于产程进展较快，上述表现有时仅需几阵宫缩，即可完成胎头娩出，故不易分清分娩的经过。

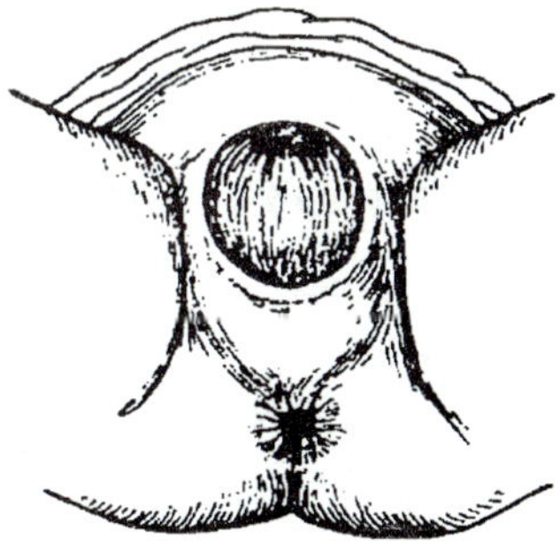

图 5-20　胎头着冠

3. 疼痛与排便感　宫颈口开全后，胎先露已下降至阴道，由于对盆底组织的压迫及会阴的扩张，产妇出现明显的排便感且感到会阴痛，并向大腿内侧放射。

（二）产程及产妇观察和处理

1. 观察产程进展　助产人员一手置于产妇腹壁感觉宫缩，了解宫缩的强度与频率，观察拨露时胎先露下降情况。此时宫缩频而强，需密切监测胎心，仔细观察胎儿有无急性缺氧情况。一般于宫缩间歇期每 5～10 分钟听 1 次，直至胎儿娩出。有条件者可用胎儿监护仪监测胎心率及基线变异。若出现胎心异常、第二产程延长等异常情况，应立即严格消毒后进行阴道检查，采取相应措施，尽快结束分娩，避免胎头长时间受压。

2. 指导产妇正确使用腹压　正确使用腹压是缩短第二产程的关键，但个别产妇不会正确地向下用力，因此应指导产妇取膀胱截石位，双脚蹬踏在产床上，双手握持把手，在宫缩时深吸气屏住，然后向下屏气用长力（如排大便样）以增加腹压。宫缩间歇时，产妇全身肌肉放松休息，均匀呼吸。等下次宫缩出现时，再重复屏气动作，以加速产程进展。

3. 接产准备　初产妇宫颈口开全后，经产妇宫颈口开大 4 cm 且宫缩规律有力时转入分娩室，做好接产准备工作。将产妇安置在产床上，也可根据实际情况行自由体位分娩，助产人员守护在产妇身边（产妇的丈夫也可陪伴），及时提供产程进展信息。给予产妇安慰和鼓励，同时给予喂水、擦汗等护理，以缓解其紧张和恐惧的心理。

（1）产妇准备：让产妇仰卧于产床上，两腿屈曲分开，露出外阴部。消毒范围：前起阴阜后至肛门（包括两股），两侧至大腿内侧上 1/3。在产妇臀下放置便盆或塑料布，用无菌卵圆钳夹消毒纱布蘸软皂液擦洗外阴部，顺序是大阴唇、小阴唇、阴阜、大腿内上 1/3、会阴及肛周，最后是肛门（图 5-21）。然后用温开水（39～41℃）冲净外阴部肥皂液，注意用消毒纱布或棉球阻挡阴道口，防止液体进入阴道。随后用 0.1% 苯扎溴铵（新洁尔灭）溶液冲洗或用聚维酮碘（碘附）消毒。最后撤掉产妇臀下便盆或塑料布，铺无菌巾。

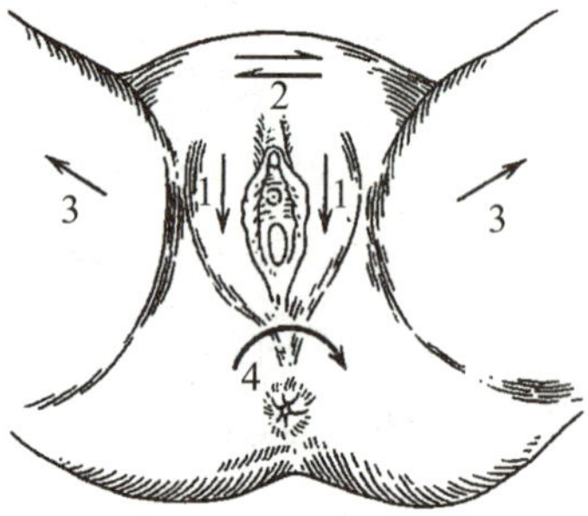

图 5-21　外阴部擦洗顺序

（2）接产人员准备：戴口罩，按外科刷手法刷手，穿无菌手术衣，戴无菌手套，助手打开产包，检查包内用物，必要时根据需要添加物品，铺无菌单准备接产。

4. 接产　接产方法有仰卧位接产法、坐位或半坐位接产法、水下接产法。通常采用仰卧位接产法。

（1）评估会阴条件：接产时，如发现产妇会阴部过紧或胎儿过大，估计分娩时会阴撕裂不可避免，或母儿有病理情况急需结束分娩，应在接产前做出正确判断，必要时行会阴切开术。

（2）接产要领：保护会阴的同时协助胎头俯屈，让胎头以最小径线在宫缩间歇期缓慢地通过阴道口，是预防会阴撕裂的关键，产妇与接产者应密切配合，同时胎肩从阴道娩出时也应注意保护会阴。

（3）接产步骤（图 5-22）：接产者站在产妇右侧，当胎头拨露阴唇后联合紧张时，开始保护会阴。接产主要在于正确保护会阴和协助胎儿安全娩出。方法是：在会阴部铺消毒治疗巾，接产者右肘支在产床上，右手拇指与其余四指分开，用右掌指关节正对会阴体中心，利用手掌大鱼肌顶住会阴部，每当宫缩时向上向内托压会阴，左手轻轻下压胎头枕部，协助胎头俯屈和使胎头缓慢下降。在宫缩间歇期，保护会阴的右手稍放松，但并不离开会阴，以恢复会阴部血液循环，避免水肿。当胎头枕部在耻骨弓下方露出时，左手应协助胎头仰伸。若此时宫缩过强，应嘱产妇哈气以缓解腹压，让产妇在宫缩间歇时稍向下屏气，使胎头缓慢娩出。

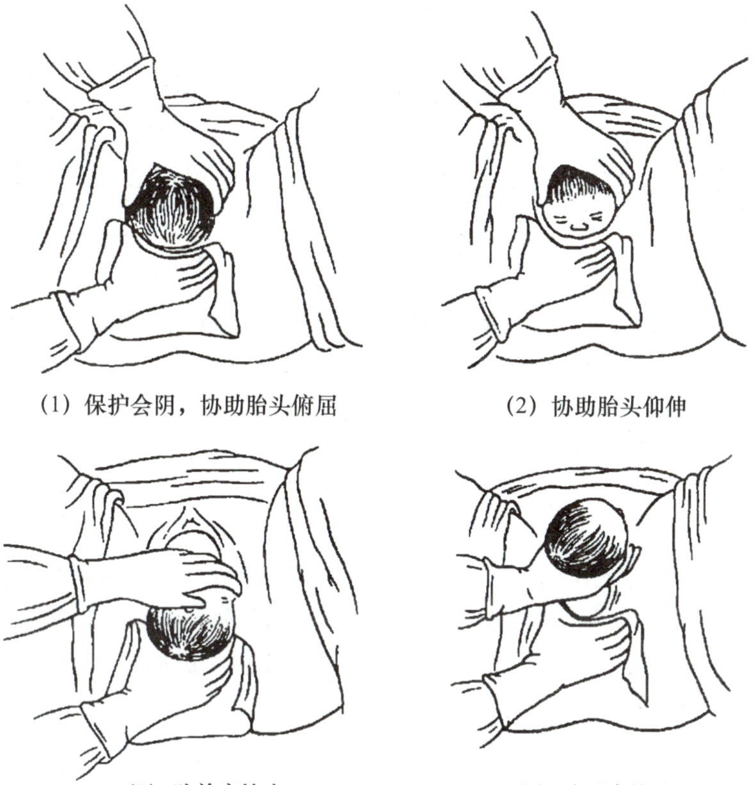

（1）保护会阴，协助胎头俯屈　　（2）协助胎头仰伸

（3）助前肩娩出　　（4）助后肩娩出

图 5-22　接产步骤

当胎头娩出后，右手继续保护会阴，左手拇指从胎儿鼻根向下挤压出鼻、口腔内的黏液和羊水，以减少胎儿胸部娩出后吸入羊水和血液。如见有脐带绕颈一周且较松时，可用手将脐带顺胎肩推下或从胎头滑下。若脐带绕颈过紧或绕 2 周以上，可用两把止血钳将其一段夹住从中间剪断脐带，注意勿伤及胎儿颈部（图 5-23）。松解脐带后，再协助胎儿娩出。随后协助胎头复位及外旋转，使胎儿双肩径与骨盆出口前后径一致。接产者左手掌心向下轻压胎儿颈部，使前肩从耻骨弓下娩出；随后接产者左手掌心向上，轻托胎儿颈部向上，使后肩从会阴前缘娩出。双肩娩出后，保护会阴的右手可以离开会阴体，然后双手协助胎体及下肢相继以侧位娩出，后羊水随之涌出。胎儿娩出后，清理胎儿呼吸道，在距脐带根部 15～20 cm 处用两把止血钳钳夹脐带，两钳间相隔 2～3 cm，在两止血钳中间剪断脐带。将一弯盘置于阴道口下方，接取阴道流血，记录胎儿娩出时间和出血量。

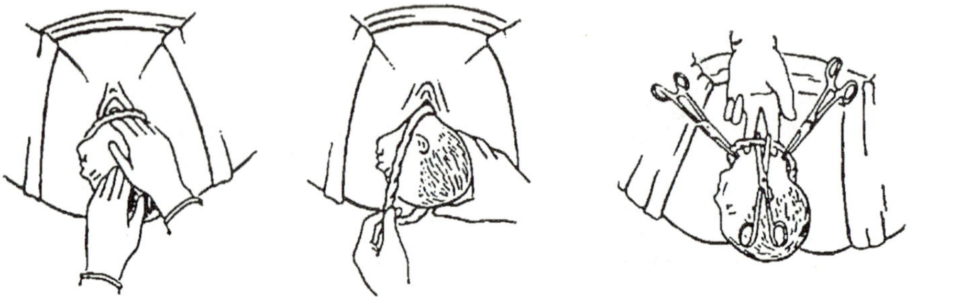

（1）将脐带顺肩部推上　（2）把脐带从头上退下　（3）用两把止血钳夹住，从中间剪断

图 5-23　脐带绕颈的处理方法

三、第三产程的临床经过及处理

（一）临床表现

1. 子宫收缩　胎儿娩出后，产妇感到轻松，宫底降至脐平，宫缩暂停几分钟后再出现。

2. 胎盘剥离与娩出　胎儿娩出后，由于子宫的缩复作用，宫腔容积明显缩小，胎盘不能相应缩小而与子宫壁发生错位、剥离，剥离面出血形成胎盘后血肿。随血肿增大，胎盘剥离面亦不断扩大，直至胎盘完全剥离而娩出。

（1）胎盘剥离征象：①宫体变硬呈球形，胎盘剥离后降至子宫下段，下段被扩张，宫体呈狭长形被推向上，宫底升高达脐上（图 5-24）；②阴道少量出血；③阴道口外露的脐带自行下降延长；④接生者用左手掌尺侧缘轻压产妇耻骨联合上方，宫体上升，而外露的脐带不再回缩。

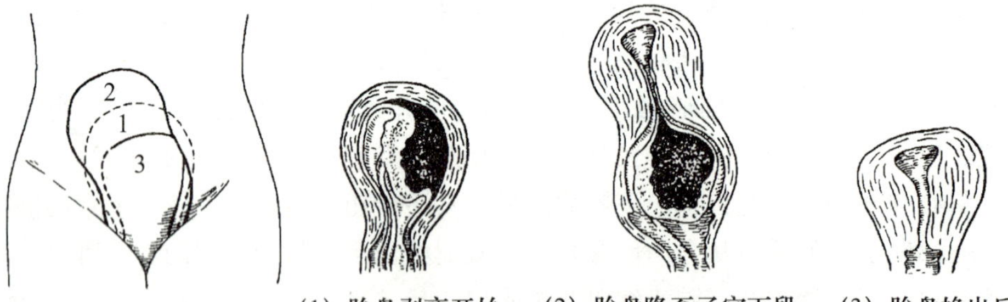

（1）胎盘剥离开始　（2）胎盘降至子宫下段　（3）胎盘娩出后

图 5-24　胎盘剥离时子宫的形状

（2）胎盘剥离及娩出方式有两种：①胎儿面娩出式：胎盘首先从中央剥离形成胎盘后血肿，而后向周边剥离。其特点是先见胎儿面娩出，后见少量阴道流血，临床多见，约占 3/4。②母体面娩出式：胎盘从边缘开始剥离，血液沿剥离面流出，而后向中心剥离。其特点是先见较多量阴道流血，后见胎盘母体面娩出，临床少见，约占 1/4。

3. 阴道流血　正常分娩出血量一般不超过 300 mL。

（二）产程及产妇观察和处理

1. 新生儿处理

（1）清理呼吸道：是处理新生儿的首要任务。用吸痰管或洗耳球轻轻吸出新生儿口、鼻腔黏液及羊水，保持其呼吸道通畅。

（2）新生儿阿普加评分（Apgar score）：新生儿出生后 1 分钟内，进行 Apgar 评分，用于判断新生儿有无窒息及窒息的程度。以新生儿出生后 1 分钟时的心率、呼吸、肌张力、喉反射、皮肤颜色 5 项体征为依据，每项 0～2 分，满分为 10 分（表 5-1）。8～10 分为正常新生儿；4～7 分为轻度窒息，又称青紫窒息，经清理呼吸道、吸氧、人工呼吸及用药等治疗干预，可恢复，如若处理不当可发展为重度窒息；0～3 分为重度窒息，又称苍白窒息，缺氧严重需紧急抢救，行直视下喉镜气管内插管给氧。新生儿阿普加评分以呼吸为基础，皮肤颜色最灵敏，心率是最终消失的指标。

表 5-1　新生儿 Apgar 评分法

体　征	0 分	1 分	2 分
心率	无	＜100 次	≥100 次
呼吸	无	浅慢且不规则	规则，啼哭
肌张力	松弛	四肢稍屈曲	四肢活动好
反射	无反应	皱眉	哭声响亮
皮肤颜色	青紫、苍白	躯体红润，四肢青紫	全身红润

脐带夹脐带结扎法

（3）处理脐带：结扎脐带的方法有双重棉线结扎法、气门芯结扎法、脐带夹等。①双重棉线结扎法：新生儿娩出后，用两把止血钳在距脐轮 15～20 cm 处夹住脐带，两钳间相隔 2～3 cm，于两钳之间剪断脐带。用 75% 酒精棉签消毒脐带根部及脐轮周围，用无菌粗棉线在距脐轮 0.5 cm 处结扎第 1 道，再在结扎线上 0.5 cm 处结扎第 2 道，注意要扎紧，防止脐出血，又要避免用力过紧勒断脐带。在第 2 道结扎线上 0.5 cm 处剪断脐带，用无菌纱布包裹挤出残余血。再用 2.5% 碘酊或 20% 高锰酸钾溶液消毒脐带断面，用无菌纱布覆盖好，再用脐绷带包扎。②气门芯结扎法：新生儿娩出清理呼吸道后，用两把止血钳在距脐轮 15～20 cm 处夹住脐带，于两钳之间剪断脐带。用 75% 酒精棉签消毒脐带根部及脐轮周围，用套有气门芯的止血钳在距脐根 0.5 cm 处钳夹脐带，在钳夹远端 0.5 cm 处用脐带剪剪去其余脐带，牵引气门芯上短线，套于止血钳下的脐带上，松开并取下止血钳。用无菌纱布包裹挤出脐带残余血，再用 2.5% 碘酊或 20% 高锰酸钾溶液消毒脐带断面，覆盖无菌纱布，用脐绷带包扎。在处理脐带时，需要注意的是必须扎紧脐带防止出血，又要避免用力过猛造成脐带断裂；消毒脐带断面时药液不可接触新生儿皮肤，以免皮肤被灼伤；处理脐带时新生儿要保暖。

（4）保暖：新生儿出生后因体表面积大，体温调节功能未成熟，应立即保暖，以防止体热散失，可用无菌巾擦干新生儿身上的羊水和血迹，放于远红外辐射台上处理新生儿。

（5）一般处理：①检查新生儿体表有无畸形，测新生儿身高、体重并记录。②做好新生儿身份识别，在新生儿左手腕系上标有母亲姓名、新生儿性别、体重、出生时间的腕带。擦净新生儿足部胎脂，在新生儿记录单上摁上新生儿足印和母亲拇指印，并给新生儿穿好衣服包裹于襁褓之中，其外系上标有母亲姓名、床号、住院号、新生儿性别、体重、出生时间的小标牌。③用抗生素眼药水滴眼以防结膜炎，并注意新生儿保暖。

2. 产妇处理

（1）协助胎盘娩出：接生者熟练掌握胎盘剥离征象，严禁在胎盘完全剥离前牵拉脐带、下压宫底或用力按揉子宫，以免引起胎盘部分剥离而出血或拉断脐带，甚至造成子宫内翻（inversion of uterus）。当确认胎盘已完全剥离时，立即协助胎盘娩出。方法：右手牵拉脐带，左手在产妇腹壁握持宫底并轻轻按揉，嘱产妇屏气用力加腹压，当胎盘娩出至阴道口时，接生者双手捧住胎盘，朝一个方向旋转并缓慢向外牵拉，协助胎盘胎膜完整娩出（图 5-25）。若在胎膜娩出过程中发现胎膜有部分撕裂，可用止血钳夹住断裂上端的胎膜，再继续朝原方向旋转，直至胎膜完全娩出。胎盘、胎膜娩出后，仍继续按揉宫底以刺激子宫收缩减少出血，同时用弯盘收集阴道流血并统计出血量。

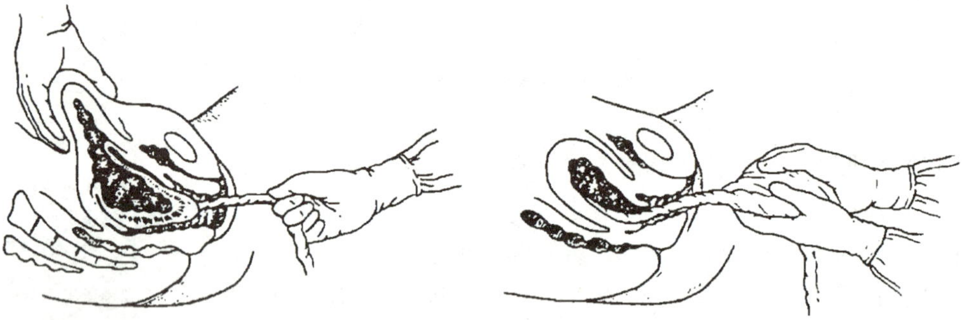

(1) (2)

图 5-25　协助胎盘、胎膜娩出

（2）检查胎盘胎膜：先将胎盘铺平，检查胎盘母体面有无小叶缺损，并测量其大小与厚度；然后将胎盘提起检查胎膜是否完整，再检查胎儿面边缘有无断裂血管，以便及时发现副胎盘。副胎盘为一小胎盘，与正常胎盘分离，但两者间有血管相连（图 5-26），如胎盘不完整或大部分胎膜残留，须在严格无菌下，徒手或用器械进入宫腔取出，以防产后出血或感染，小部分残留则可于产后使用缩宫素促其自然排出。最后再将脐带提起，测量其长度。

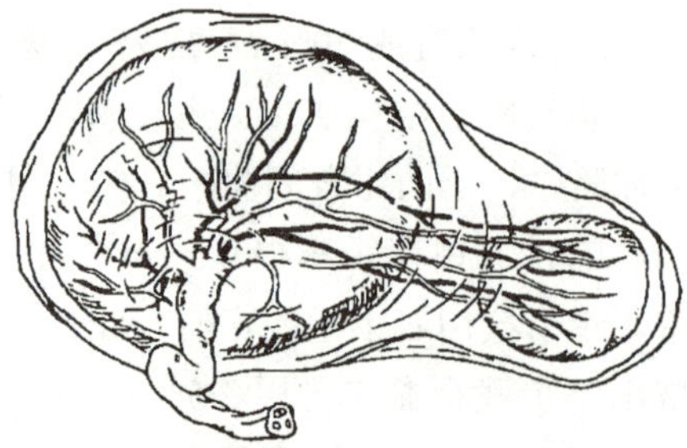

图 5-26　副胎盘

（3）检查软产道：胎盘娩出后，应仔细检查会阴、小阴唇内侧、尿道口周围、阴道及宫颈有无裂伤，若有裂伤应立即缝合。会阴裂伤按其程度分为3度（图5-27）：Ⅰ度为会阴皮肤及阴道入口处黏膜裂伤，但未伤及肌层；Ⅱ度为裂伤已伤及会阴体筋膜和肌层，但肛门外括约肌完整；Ⅲ度为裂伤向下扩展，肛门括约肌已断裂，甚至直肠阴道隔及直肠前壁有裂伤。

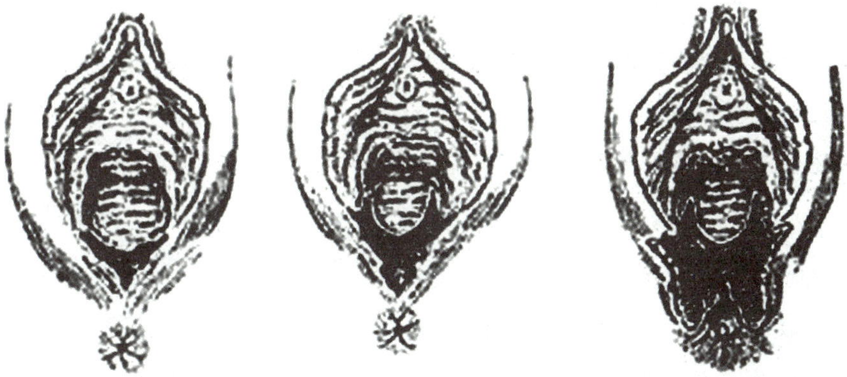

（1）Ⅰ度裂伤　（2）Ⅱ度裂伤　（3）Ⅲ度裂伤

图5-27　会阴裂伤的分度

（4）预防产后出血：第三产程要密切观察产妇的产后出血情况。产后出血的常见原因为子宫收缩乏力，为避免产后出血的发生，当胎儿双肩娩出后立即给产妇肌内注射缩宫素10 U，可加强宫缩促进胎盘剥离，减少子宫出血。若胎盘未完全剥离而出血多时，应行手取胎盘术（manual removal of placenta）。若第三产程超过30分钟，胎盘仍未排出且出血不多时，应排空膀胱后，再轻轻按压子宫及静脉注射缩宫素，仍不能使胎盘排出时，应行手取胎盘术。若胎盘娩出后出血较多时，应注意有无子宫收缩乏力，同时应注意警惕其他原因导致产后出血的可能性，如软产道裂伤等。

（5）产后2小时的观察及处理：第三产程结束以后，产妇留在产房内观察2小时，重点观察产妇的精神状态、血压、子宫收缩情况、宫底高度、阴道流血量、膀胱充盈程度、会阴伤口有无渗血、会阴及阴道有无血肿，并记录。如子宫体软、轮廓不清，宫底升高但出血不多，提示宫缩乏力、宫腔积血，应挤压子宫底排出积血，按摩子宫，并根据医嘱注射缩宫素；如产妇出现肛门坠胀感，多提示阴道后壁血肿，应立即行肛门检查确诊后给予及时处理。产后2小时无异常时，将产妇和新生儿一同送回病房并做好交接班工作。

（6）饮食及健康指导：可给予产妇温热红糖水或清淡、易消化、富含营养的流质或半流质饮食。帮助产妇进入母亲角色，如新生儿无异常，应鼓励产妇触摸、拥抱新生儿，进行母子间皮肤接触、目光交流。产后30分钟可将新生儿抱给母亲进行第1次哺乳，吸吮乳头，建立母子情感。

学习检测

一、简答题

1. 简述决定分娩的因素。

2. 简述产程的分期及各产程所需要的时间。

3. 简述胎盘剥离的征象。

4. 简述各产程的临床表现及处理。

二、选择题

1. 分娩时的主要产力是（　　）。

A. 子宫收缩力　B. 腹肌收缩力　C. 膈肌收缩力

D. 肛提肌收缩力　E. 骨骼肌收缩力

2. 决定分娩的因素不包括（　　）。

A. 产力　B. 产道

C. 胎儿　D. 产妇精神心理因素

E. 产妇体重

3. 分娩比较可靠的征象是（　　）。

A. 不规则子宫收缩　B. 胎儿下降感

C. 破水　D. 阴道出血超过月经量

E. 见红

4. 产程中观察先露下降程度的标志是（　　）。

A. 耻骨联合　B. 骶尾关节

C. 坐骨结节水平　D. 坐骨棘水平

E. 骶骨岬

5. 产妇临产的重要标志是（　　）。

A. 有排便感　B. 有规律性宫缩

C. 胎膜破裂　D. 胎先露下降

E. 宫口开全

6. 临床上通过 B 超检查判断胎儿大小的胎头径线是（　　）。

A. 枕下前囟径　B. 枕额径　C. 双顶径

D. 枕颏径　E. 双颞径

7. 宫缩是胎头暴露于阴道口，宫缩间歇时胎头又缩回阴道内，称为（　　）。

A. 胎头着冠　　B. 胎头拨露

C. 胎头俯屈　　D. 胎头仰伸

E. 胎头下降

8. 新生儿阿普加（Apgar）评分的内容包括心率、呼吸、肌张力、喉反射和（　　）。

A. 膝反射　　B. 脉搏　　C. 皮肤颜色

D. 皮肤弹性　　E. 皮肤温度

9. 胎儿娩出后首选的处理措施是（　　）。

A. 擦干皮肤　　B. 清理呼吸道

C. 促其啼哭　　D. 处理脐带

E. 全身检查

10. 有关破膜的处理，错误的是（　　）。

A. 破膜后立即听胎心　　B. 记录破膜时间

C. 注意羊水性状　　D. 胎头尚未入盆者，破膜后应卧床休息

E. 破膜超过 24 小时，给予抗生素预防感染

11. 下列最能代表产程的进展情况的是（　　）。

A. 子宫收缩强度和频率　　B. 宫口扩张与胎先露下降

C. 胎位　　D. 胎心率

E. 是否破膜

12. 临产的标志下列错误的是（　　）。

A. 规律宫缩持续 30 秒以上，间歇 5～6 分钟

B. 进行性宫颈管展平消失

C. 阴道排出血性黏液

D. 宫颈扩张

E. 胎先露部下降

13. 初产妇，24 岁，妊娠 38 周，日常体力劳动时自觉疲劳、心悸、气短，来院就诊。检查血压 120/70 mmHg，脉搏 92 次 / 分，呼吸 21 次 / 分。叩诊心浊音界向左扩大，心尖部闻及Ⅰ级柔和吹风样收缩期杂音，左肺底部听及湿啰音，咳嗽后消失，脚踝部轻微浮肿。该孕妇最可能的诊断是（　　）。

A. 妊娠期高血压疾病　　B. 妊娠期心脏病

C. 正常妊娠改变　　D. 妊娠合并贫血

E. 以上都不是

14. 某足月新生儿娩出后 1 分钟内情况：心率 92 次 / 分，无呼吸，四肢稍屈，刺激咽喉部稍有反应，但无咳嗽，躯干红，四肢紫，该新生儿 Apgar 评分为（　　）。

A. 10 分　　B. 8 分　　C. 6 分

D. 4 分　　E. 2 分

15. 初产妇，28 岁，孕 38 周，规律性宫缩 6 小时。查体：血压 120/80 mmHg，骨盆形态及大小正常，枕左前位，胎心 140 次 / 分，预测胎儿体重 2 700 g。肛查宫口开大 2 cm，S=0。此产妇正确的护理措施是（　　）。

A. 吸氧

B. 静脉推注地西泮 10 mg

C. 人工破膜

D. 等待自然分娩，不予干涉

E. 缩宫素 2.5 U 加于 5% 葡萄糖注射液 500 mL 中静脉滴注

第六章 正常产褥

学习目标

1. 熟悉正常产褥母体各系统（生殖系统、泌尿系统及乳房）的生理变化。

2. 掌握正常产褥期处理及保健。

预习案例

某产妇，26岁，妊娠39周，规律宫缩3小时入院，顺产一男婴。产后第一天，产妇感阵发性腹痛，排尿次数增多。查体：体温37.0℃，脉搏78次/分，呼吸18次/分，血压110/80 mmHg。妇科检查：子宫底脐下2横指，无压痛，阴道大量血性分泌物，较月经量多，无臭味。血常规：白细胞14×10^9/L。

思考

（1）列出至少2个需要处理的症状。

（2）为该产妇制定切实可行的处理方案。

第一节　产褥期母体变化

从胎盘娩出至产妇全身各器官除乳腺外恢复或接近正常未孕状态所需要的时间，称为产褥期，通常规定为 6 周。在产褥期，产妇的每一个身体系统特别是生殖系统有较大的生理变化，需要一个适应过程。了解这些适应过程对做好产褥期的保健、保证母婴健康都非常重要。产褥期母婴的健康对其以后的身心健康又具有重要的意义。

【重点提示】

产褥期母体生殖系统的变化。

一、产褥期母体的生理变化

（一）生殖系统的变化

1. 子宫

子宫是产褥期变化最大的器官。子宫在胎盘娩出后逐渐恢复至未孕状态的全过程称为子宫复旧。包括子宫体肌纤维的缩复、子宫内膜再生、子宫颈复原和血管的变化。约需 6 周。

(1) 子宫体肌纤维缩复：子宫复旧不是肌细胞数目减少，而是肌浆中的蛋白质被分解排出，使细胞质减少致肌细胞缩小。被分解的蛋白及其代谢产物通过肾脏排出体外。随着宫体肌纤维不断缩复，子宫体积及重量均发生变化。胎盘娩出后，宫体逐渐缩小，于产后一周子宫缩小至约妊娠 12 周大小，在耻骨联合上方可触及，于产后 10 日，子宫降至骨盆腔内，腹部检查触不到宫底。子宫于产后 6 周恢复到孕前大小。子宫在缩小的同时，重量也逐渐减少，分娩结束时约 1 000 g，产后 1 周时约为 500 g，产后 2 周时约为 300 g，产后 6 周恢复至 50～60 g。

(2) 子宫内膜再生：胎盘、胎膜从蜕膜海绵层分离娩出后，遗留的蜕膜分为 2 层，表层发生变化、坏死、脱落，形成恶露的一部分自阴道排出，接近肌层的子宫内膜基底层逐渐再生新的功能层，内膜缓慢修复，约于产后第 3 周，除胎盘附着部位外，宫腔表面均由新生内膜覆盖，胎盘附着部位全部修复需至产后 6 周。

(3) 子宫血管变化：胎盘娩出后，胎盘附着面立即缩小，面积仅为原来的一半。子宫复旧导致开放的螺旋动脉和静脉窦压缩变窄，数小时后血管内形成血栓，出血量逐渐减少直至停止。若在新生内膜修复期间，胎盘附着面因复旧不良出现血栓脱落，可导致晚期产后出血。

(4) 子宫下段及宫颈的变化：产后子宫下段肌纤维缩复，逐渐恢复为非孕时的子宫峡部，胎盘娩出后的宫颈外口呈环状如袖口。于产后2～3日，宫口仍可容纳2指。产后1周宫颈口关闭，宫颈管复原。产后4周宫颈恢复至非孕时状态。分娩时常发生宫颈外口3点及9点处轻度裂伤，使初产妇的宫颈外口由产前圆形（未产型），变为产后“一”字形横裂（已产型）。

2. 阴道

分娩后阴道腔扩大，阴道黏膜及周围组织水肿，阴道黏膜皱襞因过度伸展而减少甚至消失，致使阴道壁松弛及肌张力低。阴道壁肌张力于产褥期逐渐恢复，阴道腔逐渐缩小，阴道黏膜皱襞约在产后3周重新显现，但阴道于产褥期结束时仍不能完全恢复至未孕时的紧张度。

3. 外阴

分娩后外阴轻度水肿，于产后2～3日内逐渐消退。会阴部血液循环丰富，若有轻度撕裂或会阴后侧切开缝合后，均能在产后3～4日内愈合。

4. 盆底组织

分娩可造成盆底肌及筋膜弹性减弱，且常伴有盆底肌纤维的部分撕裂。若能于产褥期坚持做产后健身操，在产褥期内盆底肌有可能恢复至未孕时的状态。若盆底肌及其筋膜发生严重撕裂造成盆底松弛，加之产褥期过早参加重体力劳动；或者分娩次数过多，加之间隔时间短，盆底组织难以完全恢复正常，均是导致阴道壁脱垂及子宫脱垂的重要原因。

【重点提示】…

产褥期乳房的变化。

（二）乳房的变化

产后乳房的主要变化是泌乳。妊娠期孕妇体内雌激素、孕激素、胎盘生乳素升高，使乳腺发育及初乳形成。当胎盘剥离娩出后，产妇血中雌激素、孕激素及胎盘生乳素水平急剧下降，抑制下丘脑分泌的催乳激素抑制因子释放，在催乳激素作用下，乳汁开始分泌。婴儿每次吸吮时，来自乳头的感觉信号经传入神经纤维到达下丘脑，再通过抑制下丘脑分泌的多巴胺及其他催乳激素抑制因子，使腺垂体催乳激素呈脉冲式释放，促进乳汁分泌。吸吮乳头还能反射性地引起神经垂体释放缩宫素，缩宫素使乳腺腺泡周围的肌上皮收缩，使乳汁从腺泡、小导管进入输乳导管和乳窦而喷出乳汁，此过程又称为喷乳反射。吸吮是保持乳腺不断泌乳的关键环节。不断排空乳房也是维持乳汁分泌的重要条件。由于乳汁分泌量与产妇营养、睡眠、情绪和健康状况密切相关，保证产妇休息、足够睡眠和营养丰富的饮食，并避免精神刺激至关重要。

（三）循环系统及血液的变化

子宫胎盘血循环终止且子宫复旧，大量血液从子宫涌入产妇体循环中，加之妊娠期潴留的组织间液回吸收，产后 72 小时内，产妇循环血量增加 15%～25%，应注意预防心衰的发生。循环血量于产后 2～3 周恢复至未孕状态。

产褥早期血液仍处于高凝状态，有利于胎盘剥离创面形成血栓，减少产后出血量。血纤维蛋白原、凝血酶、凝血酶原于产后 2～4 周内降至正常。血红蛋白水平于产后 1 周左右回升。白细胞总数于产褥早期仍较高，可达（15～30）$\times 10^9$/L，一般 1～2 周恢复正常，淋巴细胞稍减少，中性粒细胞增多，血小板数增多。红细胞沉降率于产后 3～4 周降至正常。

（四）消化系统的变化

妊娠期胃肠蠕动及肌张力均减弱，胃液中盐酸分泌量减少，产后需 1～2 周逐渐恢复。产后 1～2 日内产妇常感口渴，喜进流食或半流食。产褥期活动减少，肠蠕动减弱，加之腹肌及盆底肌松弛，容易便秘。

（五）泌尿系统的变化

妊娠期体内潴留的多量水分主要经肾排出，故产后 1 周内尿量增加。妊娠期发生的肾盂及输尿管扩张，产后需 2～8 周恢复正常。在产褥期，膀胱肌张力降低，对膀胱内压的敏感性降低，加之外阴切口疼痛、不习惯卧床排尿、器械助产、区域阻滞麻醉，均可能增加尿潴留的发生，尤其在产后 24 小时内。

（六）内分泌系统的变化

产后雌激素及孕激素水平急剧下降，至产后 1 周时已降至未孕时水平。胎盘生乳素于产后 6 小时已不能测出。催乳激素水平因是否哺乳而异，哺乳产妇的催乳激素产后下降，但仍高于非孕时水平，吸吮乳汁时催乳激素明显增高；不哺乳产妇的催乳激素于产后 2 周降至非孕时水平。

月经复潮及排卵时间受哺乳影响，不哺乳产妇通常在产后 6～10 周月经复潮，在产后 10 周左右恢复排卵。哺乳产妇的月经复潮延迟，有的在哺乳期间月经一直不来潮，平均在产后 4～6 个月恢复排卵。产后较晚月经复潮者，首次月经来潮前多有排卵，故哺乳产妇月经虽未复潮，却有受孕可能。

（七）腹壁的变化

妊娠期出现的下腹正中线色素沉着，在产褥期逐渐消退。初产妇腹壁紫红色妊娠纹变成银白色陈旧妊娠纹。腹壁皮肤受增大的妊娠子宫影响，部分弹力纤维断裂，腹直肌出现不同程度分离，产后腹壁明显松弛，腹壁紧张度需在产后 6～8 周恢复。

【重点提示】 …

产褥期妇女的心理调适。

二、产褥期妇女的心理调适

产后，产妇需要从妊娠期及分娩期的不适、疼痛、焦虑中恢复，需要接纳家庭新成员及新家庭，这一过程称为心理调适。

经过分娩期的母亲，特别是初产妇将要经历不同的感受：高涨的热情、希望、高兴、满足感、幸福感、乐观、压抑及焦虑。理想中的母亲角色与现实中的母亲角色往往会发生冲突；有的产妇会因胎儿娩出的生理性排空而感到心理上的空虚；可能因为婴儿的外貌及性别不能与理想中的孩子相吻合而感到失望；也因为现实母亲的太多责任而感到恐惧；还可因丈夫注意力转移至新生儿而感到失落。因而一个新的家庭需要在某些方面进行调节，逐渐完成心理调适。美国心理学家 Rubin 把产褥期的心理调适分为 3 期：

1. 依赖期　产后第 1～3 日。在这一时期产妇的很多需要是通过别人来满足的，如对孩子的关心、喂奶、沐浴等。产妇多表现为用言语来表达对孩子的关心；较多地谈论自己的妊娠和分娩的感受。每一对夫妇可能对分娩有一个计划，如希望通过阴道分娩、尽量少用药物等，如果实际的分娩与计划相距甚远，在产后就有一个失败的感觉。较好的妊娠和分娩的经历、满意的产后休息、丰富的营养和较早较多的与孩子间的目视及身体的接触将帮助产妇较快地进入第 2 期。在依赖期，丈夫及家人的关心帮助、医务人员的关心指导都是极为重要的。

2. 依赖—独立期　产后 3～14 日。这一期产妇表现出较为独立的行为，改变依赖期中接受特别照顾和关心的状态，学习和练习护理自己的孩子，亲自喂奶而不需要帮助。但这一时期也容易产生压抑，可能因为分娩后的产妇感情脆弱、太多的母亲责任、由新生儿诞生而产生爱的被剥夺感以及痛苦的妊娠和分娩过程、产妇的糖皮质激素和甲状腺素处于低水平等因素造成。由于这一压抑的感情和参与新生儿的护理使得产妇极其疲劳，这种疲劳又可加重压抑。压抑的情感往往不通过语言而通过行为表达，如产妇哭泣、对周围漠不关心、停止该进行的活动等。及时护理指导和帮助，能纠正这种压抑。加倍地关心产妇并让其家人也参与关心，提供婴儿喂养和护理知识，耐心指导并帮助产妇护理和喂养自己的孩子、鼓励产妇表达自己的心情并与其他产妇交流等有助于提高产妇的自信心和自尊感，促进接纳孩子、接纳自己。

3. 独立期　产后 2 周～1 个月。这一时期，新家庭形成并运作。产妇和她的家庭逐渐变成一个系统，相互作用从而形成新的生活形态。夫妇两人甚至加上孩子共同分享欢乐和责任，恢复分娩前的家庭生活，如夫妻生活。

第二节　产褥期临床表现及处理

一、临床表现

1. 生命体征　产后的体温多数在正常范围，有的产妇产后 24 小时内体温稍升高，但不超过 38 °C，可能与产程中过度疲劳、产程延长或机体脱水有关。产后 3～4 天因乳房血管、淋巴管极度充盈也可有发热（37.8～39 °C），称为泌乳热，一般持续 4～16 小时后降至正常。产后脉搏略缓慢，60～70 次 / 分，约于产后 1 周恢复正常。因产后腹压降低，膈肌下降，产妇由妊娠期的胸式呼吸变为胸腹式呼吸，呼吸深慢，14～16 次 / 分。血压在产褥期平稳，无明显变化。

2. 子宫复旧　胎盘娩出后，宫底在脐下 1 指，子宫圆而硬。产后第 1 天，因子宫颈外口升至坐骨棘水平，使宫底稍上升至平脐，以后每天下降 1～2 cm，至产后 10 天子宫降入盆腔内，在耻骨联合上方扪不到宫底。

3. 产后宫缩痛　产褥早期因宫缩引起下腹部阵发性剧烈疼痛称为产后宫缩痛。子宫疼痛时呈强直性收缩，于产后 1～2 天出现，持续 2～3 天自然消失。多见于经产妇，哺乳时反射性缩宫素分泌增加可加重疼痛。

【重点提示】

恶露的分类及其特点。

4. 恶露　产后随子宫蜕膜的脱落，血液、坏死的蜕膜组织经阴道排出称为恶露。根据恶露的颜色及性状分为 3 种：

（1）血性恶露：色鲜红，含大量的血液。量多，有时有小血块，有少量胎膜及坏死蜕膜组织。血性恶露出现在产后最初 3～4 天。

（2）浆液恶露：色淡红，含少量血液，有较多的坏死蜕膜组织、宫颈黏液、阴道排液，并有细菌。浆液性恶露出现于产后 4 天，持续约 10 天。

（3）白色恶露：色泽较白、黏稠，含大量白细胞、坏死蜕膜组织、表皮细胞和细菌。白色恶露出现于产后 10 天，持续约 3 周。

5. 会阴伤口　分娩时因会阴部撕裂或侧切缝合后，于产后 3 天内可出现局部水肿、疼痛，拆线后症状自然消失。

6. 褥汗　产褥早期，皮肤排泄功能旺盛，排除大量的汗液，以夜间睡眠和初醒时尤为明显，于产后 1 周自行好转。

7. 排尿困难及便秘　产后 2～3 天内产妇往往多尿，并且容易发生排尿困难，特别是产后第 1 次小便，容易发生尿潴留及尿路感染。产妇因卧床休息、食物中缺乏维生素以及肠蠕动减弱，常发生便秘。

8. 乳房胀痛　产后哺乳延迟或没有及时排空乳房，导致乳腺管不通而形成硬结，产妇出现乳房胀痛，触摸乳房时有坚硬感，并有明显触痛。

9. 乳头皲裂　初产妇因孕期乳房护理不良或哺乳方法不当，或过度在乳头上使用肥皂及干燥剂等，容易发生乳头皲裂。乳头皲裂时，表现为乳头红、裂开，有时会出血，哺乳时疼痛。

10. 体重减轻　产后由于胎儿、胎盘的娩出，羊水的流失及产时失血，产妇体重减轻 6 kg 左右。产后第 1 周，因为子宫的复旧，以及恶露、汗液及尿液的大量排出，体重又下降 4 kg 左右。

11. 疲乏　分娩过程的用力、不适，产后医务人员的频繁观察，护理新生儿及哺乳导致产妇睡眠不足，使得产妇在产后的最初几天感到疲乏，表现为精神不振、自理能力降低以及不愿亲近孩子。

12. 产后压抑　产妇在产后 2～3 天内发生轻度或中度的情绪反应称为产后压抑。主要表现为易哭、易激惹、忧虑、不安，有时喜怒无常，一般 2～3 天后自然消失，有时可持续达 10 天。产后压抑的发生可能与产妇体内的雌、孕激素水平的急剧下降，以及产后的心理压力及疲劳等因素有关。

二、产褥期处理

（一）一般处理

1. 观察生命体征　每日测体温、脉搏、呼吸 2 次，测血压 1 次。若体温超过 37.5 ℃，应每隔 4 小时测一次，直至正常。

2. 休息与活动　产后 24 小时内应多卧床休息，休息时宜采取侧卧位，24 小时后可下床在室内活动。产褥期内应避免重体力劳动，不可长时间站立或蹲位。休养室应空气流通，冬季注意保暖，夏季注意预防中暑。

3. 饮食方面　产后第一天应进食清淡、富有营养、有充足热量的流质或半流质食物，以后逐渐过渡到普食。哺乳期内妇女应多摄入富含蛋白质、汤汁的饮食。

4. 大小便　产后 2～4 小时内应督促产妇排空膀胱，若产后 4～6 小时仍未自解小便，应考虑尿潴留，须及时处理，如诱导排尿、按摩下腹部、针刺穴位、肌注新斯的明，上述处理无效行导尿术。

5. 皮肤　产后因褥汗产妇应勤擦浴、勤换内衣及内裤，保持皮肤清洁干燥。

（二）产科方面

1. 会阴　每日用温开水或低浓度消毒溶液擦洗会阴 2 次，大便后加洗 1 次；会阴水肿者用 50% 硫酸镁湿热敷或 95% 乙醇溶液湿敷，产后 24 小时后可用红外线照射；会阴部有缝线者，嘱产妇向会阴伤口对侧侧卧，正常伤口产后 3～5 天拆线；发现伤口愈合不佳，可在产后 7～10 天采取坐浴；若伤口化脓感染，则提前拆线扩创引流。

2. 乳房　每次哺乳前用温水清洁乳头和乳晕，避免用肥皂和酒精擦洗，防止皮肤干燥、皲裂。哺乳原则为按需哺乳，每次尽量让新生儿吸空乳汁，如乳汁较多吸不完时，可用吸乳器将剩乳吸出，两侧乳房轮流吸空。给产妇充足的营养，并指导产妇生活规律，保持乐观情绪，可促进乳汁的分泌。乳腺出现异常情况时护理如下：

（1）乳房胀痛：应尽早哺乳，产后半小时开始哺乳，哺乳前湿热敷乳房，增加哺乳次数促进乳汁排空。按摩乳房，促进乳腺管畅通，减少疼痛。有明显硬结时可服用散结通乳中药。

（2）乳头皲裂：轻者在哺乳后局部涂复方安息香酊或鱼肝油铋剂，哺乳前用清水擦净。重者停止哺乳，用乳头罩间接哺乳或将乳汁挤出喂养婴儿。

(3) 退乳：因某种原因需停止哺乳者，应限制进汤类食物，停止吸奶、挤奶，口服己烯雌酚，也可用芒硝包敷乳房或用生麦芽煎服。

(4) 乳汁不足或缺乳：多与产妇的精神、情绪状态有关。应保证产妇充足睡眠、合理营养、精神愉快以及正确的哺乳方法，同时还可用中药催乳。

(5) 乳腺炎：产妇乳房局部出现红肿热痛，触之有痛性硬结。轻者可继续哺乳，哺乳前按摩乳房并热敷 5 分钟，哺乳时排空乳汁；重者停止哺乳，应用抗生素，如脓肿形成，则需切开引流并换药。

3. 观察子宫复旧及恶露变化　每日在同一时间测宫底高度，以了解子宫复旧情况，同时观察恶露量、颜色、气味。如发现异常应及时排空膀胱后按摩子宫，遵医嘱给予缩宫素。恶露有异味提示有感染的可能，应给予抗生素控制感染。

(三) 心理治疗

1. 建立良好医护关系　产妇进入休养室休息时要热情接待，耐心倾听产妇的分娩经历和心中的不悦，稳定产妇的情绪。

2. 母婴同室　应让产妇更多地接触孩子，促进母子感情。

3. 提供护理指导　提供新生儿喂养、洗浴及新生儿不适时的观察指导，同时提供产妇饮食、休息、活动的指导，减少产妇的困惑及无助感。

4. 心理适应　帮助产妇树立信心，尽快掌握护理技能，勇于承担起母亲的责任。

三、产褥期保健

产后恢复操

1. 产后运动　产后 24 小时后应下床室内活动。产后第 2 天可以开始做产后健身操。每 1～2 天增加 1 节，每节可做 8～16 次，至产后 6 周。产后第 2 周加做膝胸卧位，以防子宫后位。

2. 计划生育指导　产褥期内禁止性生活，产后 6 周后应采取避孕措施，未哺乳者工具避孕与药物避孕均可选择，而哺乳者只能选择工具避孕。

3. 产后健康检查　产后体检一般在产后 6～8 周进行，主要内容如下：

(1) 产妇检查：测血压，检查乳头及乳汁充盈度，妇科检查了解会阴伤口愈合情况，生殖器复原程度，必要时做血、尿常规检查。

(2) 新生儿检查：测体重、身长、头围、囟门大小、听诊心肺、触摸肝脾等，了解新生儿大小便、喂养情况，并给予必要的指导。

正确的哺乳姿势

正确的哺乳方法

学习检测

一、简答题

1. 简述产褥期的心理调适分为哪几期。

2. 简述产褥期恶露的分类。

二、选择题

1. 产褥期一般约为（　　）。

A. 2 周　　B. 4 周　　C. 6 周

D. 8 周　　E. 10 周

2. 产褥期妇女变化最大的器官是（　　）。

A. 阴道　　B. 外阴　　C. 子宫

D. 乳房　　E. 卵巢

3. 产后第一天子宫底的位置是在（　　）。

A. 脐上 1 指　　B. 脐上 2 指　　C. 平脐

D. 脐下 1 指　　E. 脐下 2 指

4. 产后胎盘附着处子宫内膜完全恢复的时间为（　　）。

A. 产后 4 周　　B. 产后 6 周　　C. 产后 8 周

D. 产后 10 周　　E. 产后 12 周

5. 某初产妇在会阴侧切下足月顺产，产后 3 天切口处水肿明显。下列对会阴部的护理措施中，最恰当的是（　　）。

A. 提前拆线　　B. 温水坐浴

C. 外用消炎药膏　　D. 50% 硫酸镁湿热敷

E. 0.2% 苯扎溴铵冲洗会阴

6. 某产妇，分娩后 7 天，孕足月分娩，会阴侧切娩出一男婴，产后第 2 天会阴伤口有水肿，查伤口无分泌物，局部无压痛，此产妇的会阴护理正确的是（　　）。

A. 为防止烫伤，会阴伤口不可使用烤灯

B. 每隔 4 小时用新洁尔灭棉球擦洗会阴 1 次

C. 指导患者向会阴切口方向卧位

D. 95% 乙醇溶液纱布湿敷会阴

E. 伤口 7 天拆线

7. 某产妇，分娩后 7 天，浆液性恶露，量少，发现侧切伤口局部有硬结。对于该伤口，正确的护理措施是(　　)。

A. 每日观察恶露的性状　　B. 每日观察宫缩情况

C. 分娩后 7～10 天给予温水坐浴　　D. 勤换会阴垫

E. 硫酸镁湿热敷

8. 某产妇，28 岁，产后 4 周体温升高，左侧乳房疼痛，局部红肿，有波动感。最主要的处理措施是(　　)。

A. 全身应用抗生素　　B. 托起患侧乳房

C. 33% 硫酸镁湿敷　　D. 局部物理疗法

E. 及时切开引流

(9～10 题共用题干)

某产妇，今晨经阴道分娩一女婴，产程顺利。

9. 为预防尿潴留的发生，应指导她产后第一次排尿在产后(　　)。

A. 4 小时内　　B. 5 小时内　　C. 6 小时内

D. 7 小时内　　E. 8 小时内

10. 分娩第 2 天，乳房胀痛，无红肿，首选的护理措施是(　　)。

A. 用吸奶器吸奶　　B. 用生麦芽煎汤喝

C. 少喝汤水　　D. 让新生儿多吸吮

E. 芒硝敷乳房

第七章
病理妊娠

学习目标

1. 掌握流产、前置胎盘、羊水过多、羊水过少、胎盘早剥、多胎妊娠的概念；妊高征的临床表现及治疗；前置胎盘的分类及诊断依据。

2. 熟悉过期妊娠的临床表现。

3. 了解早产的临床表现与治疗。

预习案例

第一胎，孕36周，发现血压升高3周，今晨突然腹痛，诉为持续性，阵发性加重，血压150/98 mmHg，心率112次/分，尿蛋白（++），阴道有少量出血。

思考

（1）列出最可能的诊断。

（2）对诊断本病最有价值的检查是什么？

第一节　流产

妊娠不足28周、胎儿体重不足1 000 g而终止妊娠者称流产。流产发生于妊娠12周前者称早期流产，发生在妊娠12周至不足28周者称晚期流产。流产又分为自然流产和人工流产，自然流产的发病率占全部妊娠的15%左右，多数为早期流产。还有两种特别的流产类型：稽留流产和习惯性流产。

流产

【重点提示】…

流产的病因。

一、病因与病理

（一）病因

1. 遗传因素

早期自然流产时，染色体异常的胚胎占50%～60%，多为染色体数目异常，其次为染色体结构异常。数目异常有三体、三倍体及X单体等；结构异常有染色体断裂、倒置、缺失和易位。染色体异常的胚胎多数结局为流产，极少数可能继续发育成胎儿，但出生后也会发生某些功能异常或合并畸形。若已流产，妊娠产物有时仅为一空孕囊或已退化的胚胎。

2. 环境因素

影响生殖功能的外界不良因素很多，可以直接或间接对胚胎或胎儿造成损害。过多接触某些有害的化学物质（如砷、铅、苯、甲醛、氯丁二烯、氧化乙烯等）和物理因素（如放射线、噪声及高温等），均可引起流产。

3. 母体因素

（1）全身性疾病：妊娠期患急性病、高热可引起子宫收缩而致流产；细菌毒素或病毒（单纯疱疹病毒、巨细胞病毒等）通过胎盘进入胎儿血循环，使胎儿死亡而发生流产。此外，孕妇患严重贫血或心力衰竭可致胎儿缺氧，也可能引起流产。孕妇患慢性肾炎或高血压，胎盘可能发生梗死而引起流产。

（2）生殖器官疾病：孕妇因子宫畸形（如双子宫、纵膈子宫及子宫发育不良等）、盆腔肿瘤（如子宫肌瘤等），均可影响胎儿的生长发育而导致流产。宫颈内口松弛或宫颈重度裂伤，易因胎膜早破发生晚期流产。

（3）内分泌失调：甲状腺功能减退症、严重糖尿病未能控制、黄体功能不足，均可导致流产。

(4) 创伤：妊娠期特别是妊娠早期时行腹部手术或妊娠中期外伤，导致子宫收缩而引起流产。

4. 胎盘内分泌功能不足

妊娠早期时，除卵巢的妊娠黄体分泌孕激素外，胎盘滋养细胞亦逐渐产生孕激素。妊娠 8 周后，胎盘逐渐成为产生孕激素的主要场所。除孕激素外，胎盘还合成其他激素，如 β-绒毛膜促性腺激素、胎盘生乳素及雌激素等。早孕时，上述激素值下降，妊娠难以继续而致流产。

5. 免疫因素

妊娠犹如同种异体移植，胚胎与母体间存在复杂而特殊的免疫学关系，这种关系使胚胎不被排斥。若母儿双方免疫不适应，则可引起母体对胚胎的排斥而致流产。有关免疫因素主要有父方的组织相容性抗原、胎儿特异抗原、血型抗原、母体细胞免疫调节失调等。

(二) 病理

早期流产时胚胎多数先死亡，然后底蜕膜出血，使胚胎的绒毛与蜕膜层脱离，引起子宫收缩而被排出。

【重点提示】…

流产的临床表现。

二、临床表现

流产的主要症状是阴道流血和腹痛。

1. 先兆流产　指妊娠 28 周前，先出现少量阴道流血，继之常出现阵发性下腹痛或腰背痛，妇科检查宫颈口未开，胎膜未破，妊娠产物未排出，子宫大小与停经周数相符，妊娠有希望继续者。经休息及治疗后，若流血停止及下腹痛消失，妊娠可以继续；若阴道流血量增多或下腹痛加剧，可发展为难免流产。

2. 难免流产　指流产已不可避免。由先兆流产发展而来，此时阴道流血量增多，阵发性下腹痛加重或出现阴道流液（胎膜破裂）。妇科检查宫颈口已扩张，有时可见胚胎组织或胎囊堵塞于宫颈口内，子宫大小与停经周数相符或略小。

3. 不全流产　指妊娠产物已部分排出体外，尚有部分残留于宫腔内，由难免流产发展而来。由于宫腔内残留部分妊娠产物，影响子宫收缩，致使子宫出血持续不止，甚至因流血过多而发生失血性休克。妇科检查宫颈口已扩张，不断有血液自宫颈口内流出，有时尚可见胎盘组织堵塞于宫颈口或部分妊娠产物已排出于阴道内，而部分仍留在宫腔内。一般子宫小于停经周数。

4. 完全流产　指妊娠产物已全部排出，阴道流血逐渐停止，腹痛逐渐消失。妇科检查宫颈口已关闭，子宫接近正常大小。

5. 稽留流产　指胚胎或胎儿已死亡滞留在宫腔内尚未自然排出者。胚胎或胎儿死亡后子宫不再增大反而缩小，早孕反应消失。若已至中期妊娠，孕妇腹部不见增大，胎动消失。妇科检查宫颈口未开，子宫较停经周数小，质地不软，未闻及胎心。

6. 习惯性流产　指自然流产连续发生 3 次或以上者。近年国际上常用复发性自然流产取代习惯性流产。每次流产多发生于同一妊娠月份，其临床经过与一般流产相同。早期流产的原因常为黄体功能不足、甲状腺功能低下、染色体异常等。晚期流产最常见的原因为宫颈内口松弛、子宫畸形、子宫肌瘤等。宫颈内口松弛者于妊娠后，常于妊娠中期，胎儿长大，羊水增多，宫腔内压力增加，胎囊向宫颈内口突出，宫颈管逐渐短缩、扩张。患者多无自觉症状，一旦胎膜破裂，胎儿迅即排出。

7. 流产感染　流产过程中，若阴道流血时间过长、有组织残留于宫腔内或非法堕胎等，有可能引起宫腔内感染，严重时感染可扩展到盆腔、腹腔乃至全身，并发盆腔炎、腹膜炎、败血症及感染性休克等，称流产感染。

三、辅助检查

诊断流产一般并不困难。根据病史及临床表现多能确诊，仅少数需进行辅助检查。确诊流产后，还应确定流产的临床类型，决定处理方法。

对诊断有困难者，可采用必要的辅助检查：

1.B 型超声显像　目前应用较广。对鉴别诊断与确定流产类型有实际价值。对疑为先兆流产者，可根据妊娠囊的形态、有无胎心反射及胎动，确定胚胎或胎儿是否存活，以指导正确的治疗方法。不全流产及稽留流产等均可借助 B 型超声检查加以确定。

2. 妊娠试验　用免疫学方法，近年临床多用试纸法，对诊断妊娠有意义。为进一步了解流产的预后，多选用放射免疫法或酶联免疫吸附试验，进行 HCG 的定量测定。

3. 其他激素测定　其他激素主要有血黄体酮的测定，可以协助判断先兆流产的预后。

【重点提示】…

流产的治疗要点。

四、治疗要点

流产为妇产科常见病，一旦发生流产症状，应根据流产的不同类型，及时进行恰当的处理。

1. 先兆流产　应卧床休息，禁忌性生活，阴道检查操作应轻柔，必要时给予对胎儿危害小的镇静剂。黄体酮每日肌注 20 mg，对黄体功能不足的患者，具有保胎效果。其次，维生素 E 及小剂量甲状腺粉（适用于甲状腺功能低下患者）也可应用。此外，对先兆流产患者的心理治疗也很重要，要使其情绪安定，增强信心。经治疗2周，症状不见缓解或反而加重者，提示可能胚胎发育异常，进行B型超声检查及HCG测定，决定胚胎状况，给予相应处理，包括终止妊娠。

2. 难免流产　一旦确诊，应尽早使胚胎及胎盘组织完全排出。早期流产应及时行负压吸宫术，对妊娠产物进行认真检查，并送病理检查。晚期流产，因子宫较大，吸宫或刮宫有困难者，可用缩宫素10 U加于5%葡萄糖液500 mL内静脉滴注，促使子宫收缩。当胎儿及胎盘排出后需检查是否完全，必要时刮宫以清除宫腔内残留的妊娠产物。

3. 不全流产　一经确诊，应及时行吸宫术或钳刮术，以清除宫腔内残留组织。流血多有休克者，应同时输血输液，出血时间较长者，应给予抗生素预防感染。

4. 完全流产　如无感染征象，一般不需特殊处理。

5. 稽留流产　处理较困难。因胎盘组织有时机化，与子宫壁紧密粘连，造成刮宫困难。稽留时间过长，可能发生凝血功能障碍，导致DIC，造成严重出血。处理前，应检查血常规、出凝血时间、血小板计数、血纤维蛋白原、凝血酶原时间、凝血块收缩试验及血浆鱼精蛋白副凝试验（3P试验）等，并做好输血准备。

6. 习惯性流产　有习惯性流产史的妇女，应在怀孕前进行必要检查，包括卵巢功能检查、夫妇双方染色体检查与血型鉴定及其丈夫的精液检查，女方尚需进行生殖道的详细检查，包括有无子宫肌瘤、宫腔粘连，并做子宫输卵管造影及子宫镜检查，以确定子宫有无畸形与病变以及检查有无宫颈内口松弛等。查出原因后，若能纠治者，应于怀孕前治疗。原因不明的习惯性流产妇女，当有怀孕征兆时，可按黄体功能不足给予黄体酮治疗，每日10～20 mg肌注，或HCG 3 000 U，隔日肌注一次。确诊妊娠后继续给药直至妊娠10周或超过以往发生流产的月份，并嘱其卧床休息，禁忌性生活，补充维生素E，给予心理治疗，以解除其精神紧张，并安定其情绪。

宫颈内口松弛者，于妊娠前做宫颈内口修补术。若已妊娠，最好于妊娠14～16周行宫颈内口环扎术，术后定期随诊，提前住院，待分娩发动前拆除缝线，若环扎术后有流产征象，治疗失败，应及时拆除缝线，以免造成宫颈撕裂。

7. 流产感染　流产感染多为不全流产合并感染。治疗原则应积极控制感染，若阴道流血不多，应用广谱抗生素2～3日，待控制感染后再行刮宫，清除宫腔残留组织以止血。

第二节　异位妊娠

正常妊娠时，受精卵着床于子宫体腔内膜。当受精卵于子宫体腔以外着床，称异位妊娠，习称宫外孕。异位妊娠是妇产科常见的急腹症之一，若不及时诊断和积极抢救，可危及生命。异位妊娠与宫外孕的含义稍有差别。异位妊娠包括输卵管妊娠、卵巢妊娠、腹腔妊娠、阔韧带妊娠及宫颈妊娠等；宫外孕则仅指子宫以外的妊娠，宫颈妊娠不包括在内。异位妊娠的发生率近年有明

异位妊娠的类型

显上升趋势。国外（以美国为例）异位妊娠与正常妊娠之比，由 1970 年的 1∶222 上升至 1989 年的 1∶（51～90）。其中以输卵管妊娠为最常见，占异位妊娠的 95% 左右。

【重点提示】

异位妊娠的病因。

一、输卵管妊娠

（一）病因

输卵管妊娠的发生部位以壶腹部最多，约占 60%，其次为峡部，约占 25%，伞部及间质部妊娠少见。

1. 输卵管炎症　可分为输卵管黏膜炎和输卵管周围炎。两者均为输卵管妊娠的常见病因。输卵管黏膜炎严重者可引起管腔完全堵塞而致不孕，轻者管腔不全堵塞，但黏膜皱褶发生粘连使管腔变窄，或纤毛缺损影响受精卵在输卵管内正常运行，中途受阻而在该处着床。

2. 结节性输卵管峡部炎　是一种特殊类型的输卵管炎。该病变系由于输卵管黏膜上皮呈憩室样向峡部肌壁内伸展，肌壁发生结节性增生，使输卵管近端肌层肥厚，影响其蠕动功能，导致受精卵运行受阻，容易发生输卵管妊娠。

3. 输卵管手术　曾患过输卵管妊娠的妇女，再次发生输卵管妊娠的可能性较大。由于原有的输卵管病变或手术操作的影响，不论何种手术（输卵管切除或保守性手术）后再次输卵管妊娠的发生率为 10%～20%。输卵管绝育术后若形成输卵管瘘管或再通，均有导致输卵管妊娠的可能，尤其是腹腔镜下电凝输卵管绝育及硅胶环套术。因不孕接受过输卵管分离粘连术、输卵管成形术，如输卵管吻合术、输卵管开口术等，手术使不孕患者有机会获得妊娠，同时也有发生输卵管妊娠的可能。

4. 宫内节育器　放置宫内节育器与异位妊娠发生的关系，已引起国内外重视。随着宫内节育器的广泛应用，异位妊娠发生率增高，其原因可能是由于使用宫内节育器后的输卵管炎所致。

5. 输卵管发育不良或功能异常　输卵管发育不良常表现为输卵管过长、肌层发育差、黏膜纤毛缺乏。其他还有双输卵管、憩室或有副伞等，均可成为输卵管妊娠的原因。输卵管功能（包括蠕动、纤毛活动以及上皮细胞的分泌）受雌、孕激素的调节。

6. 受精卵游走　卵子在一侧输卵管受精，受精卵经宫腔或腹腔进入对侧输卵管称为受精卵游走。移行时间过长，受精卵发育增大，即可在对侧输卵管内着床形成输卵管妊娠。

7. 其他输卵管周围肿瘤　如子宫肌瘤或卵巢肿瘤的压迫，有时影响输卵管管腔通畅，使受精卵运行受阻。子宫内膜异位症可增加受精卵着床于输卵管的可能性。

【重点提示】…

异位妊娠的病理。

（二）病理

1. 输卵管妊娠的变化与结局　输卵管管腔狭小，管壁薄且缺乏黏膜下组织，其肌层远不如子宫肌壁厚与坚韧，妊娠时又不能形成完好的蜕膜，不能适应胚胎的生长发育，因此当输卵管妊娠发展到一定时期，将发生以下结局：

（1）输卵管妊娠流产：多见于输卵管壶腹部妊娠，发病多在妊娠 8～12 周。受精卵种植在输卵管黏膜皱襞内，由于输卵管妊娠时管壁蜕膜形成不完整，发育中的囊胚常向管腔突出，终于突破包膜而出血，囊胚可与管壁分离，若整个囊胚剥离落入管腔并经输卵管逆蠕动经伞端排出到腹腔，形成输卵管完全流产，出血一般不多。若囊胚剥离不完整，妊娠产物部分排出到腹腔，部分尚附着于输卵管壁，形成输卵管不全流产，滋养细胞继续侵蚀输卵管壁，导致反复出血，形成输卵管血肿或输卵管周围血肿。

（2）输卵管妊娠破裂：输卵管间质部妊娠虽少见，但后果严重。其结局几乎全为输卵管妊娠破裂。输卵管间质部为通入子宫角的肌壁内部分，管腔周围肌层较厚，因此可以维持妊娠到 4 个月左右才发生破裂。由于此处血运丰富，其破裂犹如子宫破裂，症状极为严重，往往在短时期内发生大量的腹腔内出血。

（3）陈旧性宫外孕：输卵管妊娠流产或破裂。有时内出血停止，病情稳定，时间久，胚胎死亡或吸收。但长期反复的内出血所形成的盆腔血肿若不消散，血肿机化变硬并与周围组织粘连，临床上称为陈旧性宫外孕。

（4）继发性腹腔妊娠：不论输卵管妊娠流产或破裂，一般囊胚从输卵管排出到腹腔内或阔韧带内，多数死亡，不会再生长发育，但偶尔也有存活者，若存活胚胎的绒毛组织仍附着于原位或排至腹腔后重新种植而获得营养，可继续生长发育形成继发性腹腔妊娠。若破裂口在阔韧带内，可发展为阔韧带妊娠。

2. 子宫的变化　输卵管妊娠和正常妊娠一样，滋养细胞产生的 HCG 维持黄体生长，使甾体激素分泌增加。因此，月经停止来潮，子宫增大变软，子宫内膜出现蜕膜反应。

【重点提示】…

异位妊娠的临床表现。

（三）临床表现

输卵管妊娠的临床表现，与受精卵着床部位、有无流产或破裂以及出血量多少与时间长短等有关。

1. 症状

(1) 停经：除输卵管间质部妊娠停经时间较长外，多有6～8周停经。有20%～30%患者无明显停经史，可能因未仔细询问病史，或将不规则阴道流血误认为末次月经，或由于月经仅过期几日，不认为是停经。

(2) 腹痛：是输卵管妊娠患者就诊的主要症状。输卵管妊娠发生流产或破裂之前，由于胚胎在输卵管内逐渐增大，输卵管膨胀而常表现为一侧下腹部隐痛或酸胀感。当发生输卵管流产或破裂时，患者突感一侧下腹部撕裂样疼痛，常伴有恶心、呕吐。若血液局限于病变区，主要表现为下腹部疼痛，当血液积聚于直肠子宫陷凹处时，出现肛门坠胀感。随着血液由下腹部流向全腹，疼痛可由下腹部向全腹部扩散，血液刺激膈肌时，可引起肩胛部放射性疼痛。

(3) 阴道流血：胚胎死亡后，常有不规则阴道流血发生，色暗红或深褐，量少呈点滴状，一般不超过月经量，少数患者阴道流血量较多，类似月经。阴道流血可伴有蜕膜管型或蜕膜碎片排出，系子宫蜕膜剥离所致。阴道流血一般常在病灶除去后方能停止。

(4) 晕厥与休克：由于腹腔急性内出血及剧烈腹痛，轻者出现晕厥，严重者出现失血性休克。出血量越多越快，症状出现也越迅速越严重，但与阴道流血量不成正比。

(5) 腹部包块：当输卵管妊娠流产或破裂所形成的血肿时间较久者，因血液凝固与周围组织或器官（如子宫、输卵管、卵巢、肠管或大网膜等）发生粘连形成包块，包块较大或位置较高者，可于腹部扪及。

2. 体征

(1) 一般情况：腹腔内出血较多时，呈贫血貌。大量出血时，患者可出现面色苍白、脉快而细弱、血压下降等休克表现。体温一般正常，出现休克时体温略低，腹腔内血液吸收时体温略升高，但不超过38℃。

(2) 腹部检查：下腹有明显压痛及反跳痛，尤以患侧为著，但腹肌紧张轻微。出血较多时，叩诊有移动性浊音。有些患者下腹部可触及包块，若反复出血并积聚，包块可不断增大变硬。

(3) 盆腔检查：阴道内常有少量血液来自宫腔。输卵管妊娠未发生流产或破裂者，除子宫略大较软外，仔细检查可能触及胀大的输卵管及轻度压痛。输卵管妊娠流产或破裂者，阴道后穹隆饱满，有触痛。宫颈举痛或摇摆痛明显，将宫颈轻轻上抬或向左右摇动时引起剧烈疼痛，此为输卵管妊娠的主要体征之一。子宫稍大而软。内出血多时，检查子宫有漂浮感。子宫一侧或其后方可触及肿块，其大小、形状、质地常有变化，边界多不清楚，触痛明显。病变持续较久时，肿块机化变硬，边界亦渐清楚。输卵管间质部妊娠时，子宫大小与停经月份基本符合，但子宫不对称，一侧角部突出，破裂所致的征象与子宫破裂极相似。

（四）辅助检查

输卵管妊娠未发生流产或破裂时，临床表现不明显，诊断较困难，往往需采用辅助检查方能确诊。输卵管妊娠流产或破裂后，多数患者临床表现典型，诊断多无困难。诊断有困难时，应严密观察病情变化，若阴道流血淋漓不断、腹痛加剧、盆腔包块增大以及血红蛋白逐渐下降等，有助于确诊。需要时可采用必要的辅助检查。

1.HCG 测定　开展 HCG 检测，目前已是早期诊断异位妊娠的重要方法。临床上常用酶联免疫试纸法测定尿 HCG，方法简便、快速。

2. 超声诊断　B 型超声显像对诊断异位妊娠有帮助。阴道 B 型超声检查较腹部 B 型超声检查准确性高。若能结合临床表现及 HCG 测定等，对诊断的帮助很大。

3. 阴道后穹隆穿刺　是一种简单可靠的诊断方法。适用于疑有腹腔内出血的患者。已知腹腔内出血最易积聚在直肠子宫陷凹处，即使血量不多，也能经阴道后穹隆穿刺抽出血液。抽出暗红色不凝固血液，说明有血腹症存在。

4. 腹腔镜检查　该检查有助于提高异位妊娠的诊断准确性，尤其适用于输卵管妊娠尚未破裂或流产的早期患者，并适用于原因不明的急腹症鉴别。

5. 子宫内膜病理检查　现很少依靠诊断性刮宫协助诊断，诊刮仅适用于阴道流血量较多的患者，目的在于排除宫内妊娠流产。

（五）治疗

治疗原则以手术治疗为主，其次是非手术治疗。

1. 手术治疗

手术方式有二：一是切除患侧输卵管；一是保留患侧输卵管手术，即保守性手术。

(1) 输卵管切除术：输卵管妊娠一般采用输卵管切除术，尤其适用于内出血并发休克的急症患者。对这种急症患者应在积极纠正休克的同时，迅速打开腹腔，提出病变输卵管，用卵圆钳钳夹出血部位，暂时控制出血，并加快输血、输液，待血压上升后继续手术切除输卵管，并酌情处理输卵管。输卵管间质部妊娠，应争取在破裂前手术，以避免可能威胁生命的出血。

(2) 保守性手术：适用于有生育要求的年轻妇女，特别是对侧输卵管已切除或有明显病变者。近年来由于诊断技术的提高，输卵管妊娠在流产或破裂前确诊者增多，因此采用保守性手术较以往明显增多。

2. 非手术治疗

(1) 中医治疗：仍是我国目前治疗输卵管妊娠方法之一。优点是免除了手术创伤，保留患侧输卵管并恢复其功能。根据中医辨证论治，本病属于血瘀少腹、不通则痛的实证，故以活血化瘀、消症为治则。主方为丹参、赤芍、桃仁，随症加减。

(2) 化学药物治疗：主要适用于早期异位妊娠，要求保存生育能力的年轻患者。

二、腹腔妊娠

腹腔妊娠是指位于输卵管、卵巢及阔韧带以外的腹腔内妊娠，其发生率约为 1∶15 000 次正常妊娠，腹腔妊娠分原发性和继发性两种。原发性腹腔妊娠指受精卵直接种植于腹膜、肠系膜、大网膜等处，极少见，其诊断标准为：①两侧输卵管和卵巢必须正常，无近期妊娠的证据；②无子宫腹膜瘘形成；③妊娠只存在于腹腔内，无输卵管妊娠等的可能性。促使受精卵原发种植于腹膜的因素可能为腹膜上存在子宫内膜异位灶。继发性腹腔妊娠往往发生于输卵管妊娠流产或破裂后，偶可继发于卵巢妊娠或子宫内妊娠而子宫存在缺陷（如瘢痕子宫裂开或子宫腹膜瘘）破裂后。胚胎落入腹腔，部分绒毛组织仍附着于原着床部位，并继续向外生长，附着于盆腔腹膜及邻近脏器表面。腹腔妊娠由于胎盘附着异常，血液供应不足，胎儿不易存活至足月。

三、宫颈妊娠

受精卵着床和发育在宫颈管内者称宫颈妊娠。极罕见，多见于经产妇。有停经及早孕反应，主要症状为阴道流血或血性分泌物，流血量一般是由少到多，也可为间歇性阴道大流血。主要体征为宫颈显著膨大，变软变蓝，宫颈外口扩张边缘很薄，内口紧闭，而宫体大小及硬度正常。宫颈妊娠的诊断标准：①妇科检查发现在膨大的宫颈上方为正常大小的子宫；②妊娠产物完全在宫颈管内；③分段刮宫，宫腔内未发现任何妊娠产物。

四、子宫残角妊娠

子宫残角为先天发育畸形，是由一侧副中肾管发育不全所致。B型超声显像可协助诊断，确诊后应及早手术，切除残角子宫。若为活胎应先行剖宫产，然后切除残角子宫。

第三节　妊娠期高血压疾病

妊娠高血压综合征（简称妊高征）是妊娠期所特有的疾病。1988年我国对25省市的流行病学调查结果显示，约有9.4%的孕妇发生不同程度的妊高征。本病发生于妊娠20周以后，临床表现为高血压、蛋白尿、浮肿，严重时出现抽搐、昏迷，甚至母婴死亡。迄今为止，仍为孕产妇及围生儿死亡的重要原因。

【重点提示】…

妊高征的病理。

一、病因与病理

（一）病因

妊高征的病因，至今尚未阐明。根据流行病学调查发现，妊高征发病可能与以下因素有关：①精神过度紧张或受刺激致使中枢神经系统功能紊乱者；②寒冷季节或气温变化过大，特别是气压升高时；③年轻初孕妇或高龄初孕妇；④有慢性高血压、慢性肾炎、糖尿病等病史的孕妇；⑤营养不良，如贫血、低蛋白血症者；⑥体型矮胖者；⑦子宫张力过高（如羊水过多、双胎妊娠、糖尿病巨大儿及葡萄胎等）者；⑧家族中有高血压史，尤其是孕妇之母有重度妊高征史者。

（二）病理

全身小动脉痉挛为本病的基本病变。由于小动脉痉挛，造成管腔狭窄，周围阻力增大，血管内皮细胞损伤，通透性增加，体液和蛋白质渗漏，表现为血压升高、蛋白尿、水肿和血液浓缩等。全身各器官组织因缺血和缺氧而受到损害，严重时脑、心、肝、肾及胎盘等的病理组织学变化可导致抽搐、昏迷、脑水肿、脑出血、心肾功能衰竭、肺水肿、肝细胞坏死及被膜下出血，胎盘绒毛退行性变、出血和梗死，胎盘早剥以及凝血功能障碍而导致 DIC 等。

正常妊娠螺旋动脉与先兆子痫螺旋动脉区别

【重点提示】…

妊高征的临床表现。

二、临床表现及分类

本病的分类，国内外尚未统一。为诊断与治疗的需要，参照 1999 年世界卫生组织和国际高血压学会公布的高血压指南。高血压定义为：非同日多次测血压，收缩压≥140 mmHg 和（或）舒张压≥90 mmHg。

1. 轻度妊高征　血压轻度升高，可伴有轻度蛋白尿和（或）水肿，维持数日至数周，或逐渐发展及迅速恶化。妊娠 20 周后血压升高≥140/90 mmHg，但＜150/100 mmHg 或超过原来基础血压 30/15 mmHg；蛋白尿略晚于血压升高，＜0.5 g/24 h 尿，开始可无蛋白尿。水肿最初为隐性水肿，每周超过 0.5 kg 或出现凹陷性水肿。水肿多由踝部开始，延伸至小腿、大腿、外阴腹部，按压凹陷。“+”水肿局限于踝部和小腿；“++”水肿延及大腿；“+++”水肿延及外阴和腹部；“++++”全身水肿或伴有腹水。

2. 中度妊高征　血压≥150/100 mmHg，但＜160/110 mmHg；尿蛋白（+）或≥0.5 g/24 h 尿，但＜5 g/24 h 尿，或伴有水肿，无自觉症状。

3. 重度妊高征　血压≥160/110 mmHg，尿蛋白（++）～（++++），或≥5 g/24 h 尿，伴有水肿，有一系列自觉症状。此阶段分为先兆子痫和子痫。①妊娠 24 周左右，在高血压、蛋白尿基础上，出现头痛、眼花、恶心、呕吐、上腹不适等症状者称为先兆子痫。②子痫是子痫前期基础上发生不能用其他原因解释的抽搐，是妊娠期高血压疾病的五种状况之一，也可以是子痫前期紧急严重并发症。子痫可以发生在产前、产时、产后等不同时间，不典型的子痫还可发生于妊娠 20 周以前。子痫仍然是世界范围内的对孕产妇生命构成威胁的常见疾病，在发达国家，子痫发病率大约平均 1/2 000 次分娩；子痫患者的病死率约为1%。典型者表现为患者首先出现眼球固定、瞳孔放大，瞬即头向一侧扭转，牙关咬紧，继而口角与面部肌肉颤动，全身及四肢肌肉强直性收缩（背侧强于腹侧），双手紧握，双臂伸直，迅速发生强烈抽动。抽搐时呼吸暂停，面色青紫，持续约1分钟抽搐强度渐减，全身肌肉松弛，随即深长吸气，发出鼾声而恢复呼吸。抽搐临发作前及抽搐期间患者神志丧失，轻者抽搐后渐苏醒，抽搐间隔期长，发作少；重者则抽搐发作频繁且持续时间长，患者可陷入深度昏迷状态。

三、诊断及辅助检查

根据病史和典型的临床表现，诊断并不困难。但对病情估计及对某些具有相似临床表现的疾病鉴别却较困难。因此，必须从病史、好发因素、体检及辅助检查等多方面全面分析，方能做出正确诊断。诊断包括病情轻重、分类以及有无并发症等，以便制定正确的处理方针。

1. 病史　详细询问患者于孕前及妊娠20周前有无高血压、蛋白尿和（或）水肿及抽搐等征象；既往病史中有无原发性高血压、慢性肾炎及糖尿病等；有无家族史。此次妊娠经过，出现异常现象的时间。

2. 主要临床表现

（1）高血压：若初测血压有升高，需休息1小时后再测，方能正确地反映血压情况。血压达到140/90 mmHg，则可做出诊断。尽可能了解其基础血压并与测得的血压相比较。若测得血压为100/80 mmHg，未达到高血压诊断标准，但其基础血压为90/60 mmHg，其增高已超过30/15 mmHg，则应视为达到诊断标准。

（2）蛋白尿：应取中段尿进行检查，凡24小时尿蛋白定量≥0.5 g为异常。蛋白尿的出现及量的多少，反映肾小动脉痉挛造成肾小管细胞缺氧及其功能受损的程度，应予重视。

（3）水肿：妊娠后期水肿发生的原因，除妊高征外，还可由于下腔静脉受增大子宫压迫使血液回流受阻、营养不良性低蛋白血症以及贫血等引起。因此，水肿的轻重并不一定反映病情的严重程度。水肿并不明显者，有可能迅速发展为子痫。此外，水肿不明显，但体重于1周内增加＞500 g，也应予以重视。

（4）自觉症状：一经诊断为妊高征，应随时注意有无头痛、眼花、胸闷、恶心及呕吐等症状。这些自觉症状的出现，表示病情发展已进入先兆子痫阶段，应及时做相应检查与处理。

（5）抽搐与昏迷：抽搐与昏迷是本病发展到严重阶段的表现，应特别注意发作状态、频率、持续时间及间隔时间，注意神志情况。

3. 辅助检查

（1）血液检查：测定血红蛋白、血细胞比容、血浆黏度、全血黏度，以了解血液有无浓缩；重症患者应测定血小板计数、凝血时间，必要时测定凝血酶原时间、纤维蛋白原和鱼精蛋白副凝试验（3P试验）等，以了解有无凝血功能异常。

（2）肝、肾功能测定：如谷丙转氨酶、血尿素氮、肌酐及尿酸等测定。必要时重复测定或做其他相关性检查，以便综合判断肝、肾功能情况。此外，电解质及二氧化碳结合力等测定也十分重要，以便及时了解有无电解质紊乱及酸中毒。

(3) 眼底检查：视网膜小动脉可以反映体内主要器官的小动脉情况。因此，眼底改变是反映妊高征严重程度的一项重要标志，对估计病情和决定处理均有重要意义。眼底的主要改变为视网膜小动脉痉挛，动静脉管径之比可由正常的2∶3变为1∶2，甚至1∶4。严重时可出现视网膜水肿、视网膜剥离或有棉絮状渗出物及出血，患者可能出现视力模糊或突然失明。这些情况产后多可逐渐恢复。

(4) 其他检查：如心电图、超声心动图、胎盘功能、胎儿成熟度检查、脑血流图检查等，可视病情而定。

四、治疗

(一) 预防

由于妊高征的病因不明，尚不能做到完全预防其发病，但若能做好以下预防措施，对预防妊高征有重要作用。

1. 各级妇幼保健组织应积极推行孕期健康教育，切实开展产前检查，做好孕期保健工作　通过孕期宣传，使广大育龄妇女了解妊高征的知识和对母儿的危害。促使孕妇自觉从妊娠早期开始做产前检查。通过定期检查，可及时发现异常，并给予治疗及纠正，从而减少本病的发生和阻止其发展。

2. 注意孕妇的营养与休息　指导孕妇减少脂肪和过多盐的摄入，增加富含蛋白质、维生素、铁、钙和其他微量元素的食品，对预防妊高征有一定作用。近来，认为从妊娠20周开始，每日补充钙剂2 g，可降低妊高征的发生，可选用含钙量较高、吸收率高的氨基酸钙（乐力）。此外，妊娠期指导孕妇坚持足够的休息和保持情绪愉快，也有助于抑制妊高征的发展。

3. 开展妊高征的预测　对预测为阳性者应密切随诊。预测方法较多，均在妊娠中期进行，常用以下几种：

(1) 平均动脉压：一般在妊娠20～28周进行MAP测定。计算公式为:（收缩压 + 舒张压 ×2）/3，当MAP＞85 mmHg为预测妊高征的分界线，表明孕妇有发生妊高征倾向。

(2) 翻身试验（BOT）：一般在妊娠26～30周进行测定。孕妇左侧卧位时测血压。待舒张压稳定后，翻身仰卧5分钟再测血压。若仰卧位舒张压较左侧卧位高20 mmHg为阳性，提示孕妇有发生妊高征的倾向。

(3) 血液流变学试验：低血容量（血细胞比容≥0.35）及血液黏度高（全血黏度比值≥36；血浆黏度比值≥16）者，提示孕妇有发生妊高征倾向。

(4) 尿钙排泄量：妊高征患者尿钙排泄量明显降低，但为正常孕妇的13%～15%。妊娠24～34周进行，测定尿钙 / 肌酐比值，若尿钙 / 肌酐比值≤0.04时，则有预测妊高征价值。测定尿钙 / 肌酐比值可作为预测妊高征的一种简单、易行、准确的方法。

(二) 护理措施

1. 轻度妊高征　应酌情增加产前检查次数，密切注意病情变化，防止发展为重度，防止子痫发生。

(1) 休息：适当减轻工作，保证充足睡眠。在家休息，必要时住院治疗。

(2) 左侧卧位：休息及睡眠时取左侧卧位。左侧卧位可减轻右旋的子宫对腹主动脉和下腔静脉的压力，增加回心血量，改善肾血流量，增加尿量，并有利于维持正常的子宫胎盘血液循环。

(3) 饮食：应注意摄入足够的蛋白质、维生素，补足铁和钙剂。食盐不必严格限制，长期低盐饮食可引起低钠血症，易发生产后血液循环衰竭。此外，低盐饮食影响食欲，减少蛋白质的摄入，对母儿均不利。全身浮肿者应限制食盐。

(4) 药物：药物治疗并不重要。为保证休息与睡眠，可给镇静剂苯巴比妥或地西泮 2.5 mg，1 日 3 次口服。轻度妊高征患者经上述处理，病情多可缓解。但亦有少数病例，病情会继续发展。

2. 中、重度妊高征 一经确诊，应住院治疗，积极处理，防止子痫及并发症的发生。治疗原则为解痉、降压、镇静、合理扩容及必要时利尿，适时终止妊娠。

【重点提示】

硫酸镁的用药方法及注意事项。

(1) 解痉药物（硫酸镁）：有预防和控制子痫发作的作用，适用于先兆子痫和子痫患者。镁离子能抑制运动神经末梢对乙酰胆碱的释放，阻断神经和肌肉间的传导，从而使骨骼肌松弛，故能有效地预防和控制子痫发作；镁离子可使血管内皮细胞合成前列环素增多，血管扩张，痉挛解除，血压下降；镁依赖的三磷腺苷酶恢复功能，有利于钠泵的运转，达到消除脑水肿、降低中枢神经细胞兴奋性、制止抽搐的目的。临床应用硫酸镁治疗，对宫缩和胎儿均无不良影响。

1) 用药方法：硫酸镁可采用肌内注射或静脉给药。25% 硫酸镁 20 g 加 2% 利多卡因 2 mL，臀肌深部注射，每 6 小时 1 次。缺点是血中浓度不稳定，并有局部明显疼痛，常不易为患者接受。静脉给药：首次负荷剂量 25% 硫酸镁 20 mL 加于 25% 葡萄糖液 20 mL 中，缓慢静脉注入（不少于 10 分钟），继以 25% 硫酸镁 60 g 加于 10% 葡萄糖液 1 000 mL 静脉滴注，滴速以每小时 1 g 为宜，最快不超过 2 g。每日用量 15～20 g。

2) 毒性反应：正常孕妇血清镁离子浓度为 0.75～1 mmol/L，治疗有效血镁浓度为 1.7～3 mmol/L。若高于 3 mmol/L，即可发生中毒症状。硫酸镁过量会使呼吸及心肌收缩功能受到抑制，危及生命。中毒现象首先为膝反射消失，随着血镁浓度增加可出现全身肌张力减退及呼吸抑制，严重者心跳可突然停止。

3) 注意事项：用药前及用药过程中均应注意以下事项：定时检查膝反射，膝反射必须存在；呼吸每分钟不少于 16 次；尿量每 24 小时不少于 600 mL，每小时不少于 25 mL，尿少提示排泄功能受抑制，镁离子易蓄积而发生中毒。治疗时须备钙剂作为解毒剂。当出现镁中毒时，立即静脉注射 10% 葡萄糖酸钙 10 mL。钙离子能与镁离子争夺神经细胞上的同一受体，阻止镁离子继续结合，从而防止中毒反应进一步加重。

（2）镇静药物：

1）地西泮：具有镇静、抗惊厥、催眠和肌松弛等作用。一般口服剂量为 5 mg，每日 3 次，或 10 mg 肌注。对重症患者采用 10 mg 静脉注射。

2）冬眠药物：冬眠药物对神经系统有广泛抑制作用，有利于控制子痫抽搐。此外，还有解痉降低血压的作用。由于使用中可能使血压急速下降，使肾与子宫胎盘血流量不足，对胎儿不利，同时药物对肝有一定损害。因此，现已较少应用，但对硫酸镁治疗效果不佳者仍可应用。常用冬眠1号合剂（哌替啶 100 mg，氯丙嗪 50 mg，异丙嗪 50 mg）加于 10% 葡萄糖液 500 mL 内静脉滴注。紧急情况下，1/3 量加于 25% 葡萄糖液 20 mL 缓慢静脉推注（不少于 5 分钟），余 2/3 量加于 10% 葡萄糖液 250 mL 静脉滴注。

（3）降压药物：降压药物仅适用于血压过高，特别是舒张压高的患者。平均动脉压≥140 mmHg 者，可应用降压药物。选用的药物以不影响心搏出量、肾血流量及子宫胎盘灌注量为宜。

（4）扩容治疗：合理扩容可改善重要器官的血液灌注，纠正组织缺氧，改善病情。扩容治疗的指征是血液浓缩。具体指标为：血细胞比容≥0.8，全血黏度比值≥3.6，血浆黏度比值≥1.6 及尿比重＞1.020 等。禁忌证为：心血管负担过重、肺水肿表现、全身性水肿、肾功能不全及未达上述扩容指征的具体指标者。常用扩容剂有人血白蛋白、血浆、全血、右旋糖酐及平衡液等。扩容剂可根据是否有低蛋白血症、贫血及电解质紊乱加以选择。扩容应在解痉的基础上进行。扩容治疗时，应严密观察脉搏、呼吸、血压及尿量，防止肺水肿和心力衰竭的发生。

（5）利尿药物：近来认为利尿剂的应用，可加重血液浓缩和电解质紊乱，不能缓解病情，有时甚至使病情加重。因此，利尿剂的使用仅限于全身性水肿、急性心力衰竭、肺水肿、脑水肿、血容量过高且伴有潜在肺水肿者。

1）呋塞米：其利尿作用快且较强，对脑水肿、无尿或少尿患者效果显著，与洋地黄类药物合并应用，对控制妊高征引起的心力衰竭与肺水肿效果良好。常用剂量为 20～40 mg，加于 25% 葡萄糖液 20 mL 缓慢静脉注射。该药有较强的排钠、钾作用，易导致电解质紊乱及低氯血症和低钾血症，应加以注意。

2）甘露醇：为渗透性利尿剂。注入体内后由肾小球滤过，极少由肾小管再吸收，排出时带出大量水分，并同时丢失大量钠离子而出现低钠血症。重症患者若有肾功能不全，出现少尿、无尿，或需降低颅内压时，应用甘露醇可取得一定效果。常用剂量为 20% 甘露醇 250 mL，快速静脉滴注，一般应在 15～20 分钟内滴注完，否则利尿作用差。妊高征心力衰竭、肺水肿者禁用。

（6）适时终止妊娠：妊高征患者经治疗后，适时终止妊娠是极为重要的措施之一。

1）终止妊娠的指征：①先兆子痫孕妇经积极治疗 24～48 小时无明显好转者；②先兆子痫孕妇，胎龄已超过 36 周，经治疗好转者；③先兆子痫孕妇，胎龄不足 36 周，胎盘功能检查提示胎盘功能减退，而胎儿成熟度检查提示胎儿已成熟者；④子痫控制后

6～12 小时的孕妇。

2）终止妊娠的方式：

①引产：适用于宫颈条件较成熟，即宫颈柔软且宫颈管已消失时，行人工破膜后加用缩宫素静脉滴注，或单用缩宫素静脉滴注引产。静滴缩宫素时或临产后，应对产妇及胎儿进行严密监护。分娩时，第一产程严密观察产程进展，保持产妇安静；适当缩短第二产程，可用会阴侧切和（或）胎头吸引、低位产钳助娩；第三产程注意胎盘和胎膜及时完整娩出，防止产后出血。

②剖宫产：适用于有产科指征者，即宫颈条件不成熟，不能在短期经阴道分娩者；引产失败者；胎盘功能明显减退，或已有胎儿窘迫征象者。产后 24 小时直至 5 日以内仍有发生子痫的可能。尽管随时间推移，发生子痫的可能性减少，但仍不应放松观察及防治。

（7）子痫的处理：该病为重度妊高征最严重阶段，一旦发生抽搐，母儿病死率均明显增高。因此，除上述治疗外，尚应重视下列情况：

1）控制抽搐：患者应安置于单人暗室，保持室内空气流通，避免一切外来的声、光刺激，绝对安静。一切治疗与护理操作尽量轻柔，相对集中，避免干扰。严密监测血压、脉搏、呼吸、体温及尿量（留置导尿管），记录液体出入量。防止受伤十分重要，必须专人护理，加用床档，以防患者从床上跌落。若有假牙应取出，并于上下臼齿之间放置一缠以纱布的压舌板，以防咬伤唇舌。一旦抽搐发作，应尽快控制。药物首选硫酸镁，必要时加用强有力的镇静药物。若血压过高应加用降压药物静脉滴注。降低颅内压时，给予 20% 甘露醇 250 mL 快速静脉滴注，出现肺水肿时则用呋塞米 20～40 mg 静脉注射。使用抗生素预防感染。

2）严密观察病情，及时进行必要的血、尿化验与特殊检查。及早发现与处理脑出血、肺水肿、急性肾功能衰竭等并发症。

（8）产后处理

1）产褥期处理（产后 6 周内）：重度子痫前期产后应继续使用硫酸镁 24～48 小时预防产后子痫。子痫前期患者产后 3～6 天，高血压、蛋白尿等症状仍可能反复出现甚至加重，如血压≥160/110 mmHg 应继续给予降压治疗。子痫前期患者产前卧床休息时间超过 4 天或剖宫产术后 24 小时，可酌情使用阿司匹林、低分子肝素或者中草药如丹参等抗凝药物以预防血栓形成。

2）远期随访（产后 6 周）：患者产后 6 周血压仍未恢复正常应于产后 12 周再次复查血压，以排除慢性高血压。

第四节　前置胎盘

胎盘在正常情况下附着于子宫体部的后壁、前壁或侧壁。孕 28 周后若胎盘附着于子宫下段，甚至胎盘下缘达到或覆盖宫颈内口，其位置低于胎先露部，称前置胎盘。前置胎盘是妊娠晚期出血的主要原因之一，是妊娠期的严重并发症，处理不当能危及母儿生命。其发生率 20 世纪 60～80 年代为 0.22%～0.27%。1992 年报道为 0.24%～1.57%。前置胎盘患者中 85%～90% 为经产妇，尤其是多产妇，其发生率可高达 5%。

【重点提示】…

前置胎盘的病因。

一、病因与病理

病因可能与下列因素有关：多次流产及刮宫、高龄初产妇（>35 岁）、产褥感染、剖宫产史、多孕产次、孕妇不良生活习惯（吸烟或吸毒妇女）、辅助生殖技术受孕、子宫形态异常、妊娠中期 B 型超声检查提示胎盘前置状态等为高危人群。

1. 子宫内膜病变与损伤，如产褥感染、多产、人工流产、引产、刮宫、剖宫产等，引起子宫内膜炎或子宫内膜受损，使子宫蜕膜生长不全，当受精卵着床后，血液供给不足，为摄取足够营养，胎盘伸展到子宫下段。

2. 胎盘面积过大，如双胎胎盘较单胎胎盘大而伸展到子宫下段。1992 年报道前置胎盘患者中有流产史者占 72.73%。双胎的前置胎盘发生率较单胎高 1 倍。

3. 胎盘异常，如副胎盘，主要胎盘虽在宫体部，而副胎盘则可位于子宫下段近宫颈内口处。膜状胎盘大而薄，直径达 30 cm，能扩展到子宫下段，其原因可能与囊胚在子宫内膜种植过深，使包蜕膜绒毛持续存在有关。

4. 受精卵滋养层发育迟缓，位于宫腔的受精卵尚未发育到能着床的阶段而继续下移至子宫下方，并在该处生长发育形成前置胎盘。

根据胎盘边缘与宫颈内口的关系，将前置胎盘分为 3 种类型：

（1）完全性前置胎盘或称中央性前置胎盘：宫颈内口全部被胎盘组织所覆盖。

（2）部分性前置胎盘：宫颈内口的一部分被胎盘组织所覆盖。

（3）边缘性前置胎盘：胎盘边缘附着于子宫下段甚至达宫颈内口但不超越宫颈内口。

必须指出胎盘组织下缘与宫颈内口的关系，随诊断时期不同而有变化，分类也可随之改变。临产前的完全性前置胎盘，于临产后因宫口扩张可变为部分性前置胎盘。因此，目前均以处理前的最后一次检查来决定其分类。

前置胎盘分类及命名

【重点提示】…

前置胎盘的临床表现。

二、临床表现

1. 症状　妊娠晚期或临产时，发生无诱因无痛性反复阴道流血是前置胎盘的主要症状。出血是由于妊娠晚期或临产后子宫下段逐渐伸展，位于宫颈内口的胎盘不能相应地伸展，导致前置部分的胎盘自其附着处剥离，使血窦破裂而出血。初次流血量通常不多，剥离处血液凝固后，出血可暂时停止，偶尔有第一次出血量多的病例。随着子宫下段不断伸展，出血往往反复发生，且出血量越来越多。阴道流血发生时间早晚、反复发生次数、出血量多少与前置胎盘类型关系密切。由于反复多次或大量阴道流血，患者出现贫血，贫血程度与出血量成正比，出血严重者可发生休克，还能导致胎儿缺氧、窘迫，甚至死亡。

2. 体征　患者一般状况随出血量而定，大量出血呈现面色苍白、脉搏微弱、血压下降等休克征象。腹部检查见子宫大小与停经周数相符，因子宫下段有胎盘占据，影响胎先露部入盆，故先露部高浮，约有 15% 并发胎位异常，尤其为臀先露。临产时检查宫缩为阵发性，间歇期子宫完全放松。有时可在耻骨联合上方听到胎盘杂音。

三、诊断

1. 病史　妊娠晚期或临产时突然发生无诱因、无痛性反复阴道流血，应考虑为前置胎盘，若出血早、量多，则完全性前置胎盘的可能性大。

2. 体征　根据失血量而不同，多次出血呈贫血貌，急性大量出血可致休克。除胎先露部有时高浮，腹部检查与正常妊娠相同。失血过多可使胎儿宫内缺氧，严重者胎死宫内。有时于耻骨联合上方听到胎盘杂音，当胎盘附着在子宫下段后壁时则听不到。

3. 阴道检查　仅适用于终止妊娠前为明确诊断并决定分娩方式。必须在有输液、输血及手术的条件下方可进行。若诊断已明确或流血过多不应再做阴道检查。

4. 超声检查　B 型超声断层显像可清楚看到子宫壁、胎先露部、胎盘和宫颈的位置，并根据胎盘边缘与宫颈内口的关系进一步明确前置胎盘类型。胎盘定位准确率高达 95% 以上，并可重复检查，近年国内外均已广泛应用，取代了放射性同位素扫描定位、间接胎盘造影等方法。

5. 产后检查胎盘及胎膜　对产前出血患者，产后应仔细检查娩出的胎盘，以便核实诊断。前置部位的胎盘有黑紫色陈旧血块附着。若胎膜破口距胎盘边缘距离＜7 cm 则为前置胎盘。若行剖宫产，术中能直接了解胎盘位置，胎膜破口失去诊断意义。

综上所述，多数学者认为，在孕 28 周后，经 B 型超声、阴道检查、剖宫产或经阴道产后确定胎盘附着部位异常者，方可诊断为前置胎盘。孕 28 周前属流产范畴，通常不诊断前置胎盘。但在孕中期引产者，要注意胎盘位置不正常的问题。

母儿影响：①产后出血。分娩后由于子宫下段肌组织菲薄收缩力较差，附着于此处的胎盘剥离后血窦一时不易缩紧闭合，故常发生产后出血。②植入性胎盘。因子宫蜕膜发育不良等原因，胎盘绒毛可植入子宫肌层，使胎盘剥离不全而发生大出血。③产褥感染。前置胎盘的胎盘剥离面接近宫颈外口，细菌易从阴道侵入胎盘剥离面，多数产妇贫血、体质虚弱，容易发生感染。④羊水栓塞。前置胎盘是羊水栓塞的诱因之一。⑤早产及围生儿病死率高。前置胎盘出血多发生于妊娠晚期，被迫早产。同时由于产前出血乃至手术、产妇休克而致发生胎儿窘迫。胎儿严重缺氧可死于宫内，也可因早产儿生活力差而死亡。

【重点提示】

前置胎盘的预防。

四、预防

搞好计划生育，推广避孕，防止多产，避免多次刮宫、引产或宫内感染，减少子宫内膜损伤或子宫内膜炎。加强孕妇管理及宣教。对妊娠期出血，无论量多少均须就医，做到及时诊断，正确处理。

五、治疗

处理原则是止血补血。根据阴道流血量、有无休克、妊娠周数、产次、胎位、胎儿是否存活、是否临产等做出决定。

1. 期待疗法

期待疗法的目的是在保证孕妇安全的前提下保胎。期待不同于等待，期待是积极主动地做转化工作，即减少母亲出血、促进胎儿存活、适时进行分娩 3 个方面。

出血期间强调住院观察，绝对卧床休息，采用左侧卧位，改善子宫胎盘血液循环，孕妇应保持心态平静。可适当用地西泮、苯巴比妥等镇静剂，止血后方可轻微活动。应禁止性生活和阴道检查，以免牵动宫颈引起再次出血，若采用阴道 B 超探查胎盘位置及胎儿情况也应小心轻柔操作。住院期间应纠正贫血，每天吸氧 3 次，每次 20～30 分钟。前置胎盘出血是由于子宫下段伸长与附着的胎盘发生错位而引起，宫缩时加重错位，所以应用宫缩抑制剂非常必要，常用的有硫酸镁，但每日需检查膝反射等可能出现的副反应，另有受体激动剂如沙丁胺醇、特布他林等，能促进肺表面活性物质的释放，但不能促进合成，故短期应用可促肺成熟，长期应用可造成肺表面活性物质缺失。若反复出血需提前终止妊娠时，应用地塞米松促进胎儿肺部成熟。

2. 终止妊娠

(1) 终止妊娠指征：孕妇反复多量出血致贫血甚至休克者，无论胎儿成熟与否，为了母亲安全而终止妊娠；胎龄达 36 周以后；胎儿成熟度检查提示胎儿肺成熟者。

(2) 剖宫产术：剖宫产能迅速结束分娩，达到止血目的，使母儿相对安全，是目前处理前置胎盘的主要手段。完全性和部分性前置胎盘的处理，70%～90% 采用剖宫产。剖宫产中半数以上出血超过 500 mL，因出血行子宫切除达 4%～5%。因此，前置胎盘行剖宫产时一定要做好防止和抢救出血的一切准备，强调有备无患。

术前 B 型超声检查行胎盘定位以利于选择应变措施，积极纠正贫血、预防感染等，在输液备血条件下做好抢救母婴准备。

(3) 阴道分娩：仅适用于边缘性前置胎盘、枕先露、流血不多、估计在短时间内能结束分娩者。决定阴道分娩后，先行人工破膜，破膜后胎头下降压迫胎盘止血，并可促进子宫收缩加速分娩，若破膜后胎先露部下降不理想，仍有出血，或分娩进展不顺利，应立即改行剖宫产术。

(4) 紧急转送的处理：患者阴道大量流血而当地无条件处理，先输液输血，在消毒条件下进行阴道填纱、腹部加压包扎，以暂时压迫止血，并迅速护送转院治疗。

第五节　胎盘早剥

妊娠 20 周后或分娩期，正常位置的胎盘在胎儿娩出前，部分或全部从子宫壁剥离，称为胎盘早剥。轻型胎盘早剥主要症状为阴道流血，出血量一般较多，色暗红，可伴有轻度腹痛或腹痛不明显，贫血体征不显著。重型胎盘早剥主要症状为突然发生的持续性腹痛和（或）腰酸、腰痛，其程度因剥离面大小及胎盘后积血多少而不同，积血越多疼痛越剧烈。临床常分为三种类型：

(1) 显性出血型：当出血将胎膜自宫壁剥离，且从宫颈口阴道流出，大部分胎盘早剥属于这种类型。

(2) 隐性出血型：当出血未能自阴道流出，而聚积在胎盘与子宫壁之间，随着出血增多，压力增大，出血可渗入羊膜腔。

(3) 混合型：当出血达到一定程度，血液冲开胎盘边缘与胎膜而外流。

【重点提示】

胎盘早剥的病因。

胎盘早剥类型

一、病因与病理

（一）病因

胎盘早剥的发病机制尚未完全阐明，其发病可能与以下因素有关。

1. 血管病变　胎盘早剥孕妇并发重度妊高征、慢性高血压、慢性肾脏疾病、全身血管病变者居多。当底蜕膜螺旋小动脉痉挛或硬化，引起远端毛细血管缺血坏死以致破裂出血，血液流至底蜕膜层与胎盘之间，形成血肿导致胎盘自子宫壁剥离。

2. 机械性因素外伤（特别是腹部直接受撞击）、外转胎位术矫正胎位、脐带＜30 cm或脐带绕颈，均可引起胎盘早剥。

3. 子宫体积骤然缩小　双胎妊娠第一胎娩出后，羊水过多破膜时羊水流出过快，使子宫内压骤然降低，子宫突然收缩，胎盘与子宫错位而剥离。

4. 子宫静脉压突然升高 晚期妊娠或临产后，孕产妇长时间取仰卧位，可发生仰卧位低血压综合征。此时巨大妊娠子宫压迫下腔静脉，回心血量减少，血压下降，子宫静脉瘀血，静脉压升高，导致蜕膜静脉瘀血或破裂，而发生胎盘剥离。

（二）病理变化

胎盘早剥的主要病理变化是底蜕膜出血，形成血肿，使胎盘自附着处剥离。若剥离面积小，出血停止血液很快凝固，临床多无症状。若剥离面积大，继续出血形成胎盘后血肿，使胎盘剥离部分不断扩大，当血液冲开胎盘边缘，沿胎膜与子宫壁之间经宫颈管向外流出，即为显性剥离或外出血。若胎盘边缘仍附着于子宫壁上，或胎膜与子宫壁未分离，或胎头固定于骨盆入口，均能使胎盘后血液不能外流，而积聚于胎盘与子宫壁之间，即为隐性剥离或内出血。由于血液不能外流，胎盘后血液越积越多，宫底随之升高。当出血达到一定程度，血液仍可冲开胎盘边缘与胎膜而外流，形成混合性出血。偶有出血穿破羊膜渗入羊水中成为血性羊水。

胎盘早剥发生内出血时，血液积聚于胎盘与子宫壁之间，由于胎盘后血肿的压力加大，使血液浸入子宫肌层，引起肌纤维分离，甚至断裂、变性，当血液浸及子宫肌层至浆膜层时，子宫表面呈现紫色瘀斑，尤以胎盘附着处为著，称子宫胎盘卒中。此时肌纤维受血液浸渍，收缩力减弱。有时血液还可渗入阔韧带及输卵管系膜。

严重的胎盘早剥可以发生凝血功能障碍。从剥离处的胎盘绒毛和蜕膜中释放大量组织凝血活酶，进入母体血循环，激活凝血系统导致弥散性血管内凝血。肺、肾等脏器的毛细血管内有微血栓形成，造成脏器损害。胎盘早剥持续时间长，促凝物质不断进入母血，DIC 继续发展，激活纤维蛋白溶解系统，产生大量的纤维蛋白原降解产物，大量 FDP 具有复杂的抗凝作用，引起继发性纤溶亢进。发生胎盘早剥后，大量消耗凝血因子，并产生高浓度的 FDP，最终导致凝血功能障碍。

二、临床表现

1. 轻型 以外出血为主，胎盘剥离面通常不超过胎盘面积的 1/3，分娩期多见。主要症状为阴道流血，量较多，色暗红，伴轻度腹痛或无腹痛，贫血体征不显著。若在分娩期则产程进展较快。腹部检查：子宫软，宫缩有间歇，子宫大小与妊娠周数相符，胎位清楚，胎心率多正常，若出血量多胎心可有改变。腹部压痛不明显或仅有局部轻压痛(胎盘剥离处)，产后检查见胎盘母体面有凝血块及压迹。有的病例症状与体征均不明显，仅在检查胎盘母体面时发现凝血块及压迹才诊断胎盘早剥。

2. 重型 以内出血和混合性出血为主，胎盘剥离面超过胎盘面积的 1/3，有较大的胎盘后血肿，多见于重度妊高征，主要症状是突然发生的持续性腹痛、腰酸、腰背痛，疼痛程度与胎盘后积血多少呈正相关，严重时可出现恶心、呕吐、面色苍白、出汗、脉弱、血压下降等休克征象。可无阴道流血或少量阴道流血及血性羊水，贫血程度与外出血量不相符。腹部检查：子宫硬如板状，有压痛，以胎盘附着处最著，若胎盘附着于子宫后壁，则子宫压痛不明显，但子宫比妊娠周数大，宫底随胎盘后血肿增大而增高。偶见宫缩，子宫多处于高张状态，子宫收缩间歇期不能放松，因此胎位触不清楚。若剥离面超过胎盘面积的1/2，胎儿因缺氧死亡，故重型患者的胎心多已消失。

三、辅助检查

1. B型超声　检查正常胎盘B型超声图像应紧贴子宫体部后壁、前壁或侧壁，若胎盘与子宫壁之间有血肿时，在胎盘后方出现液性低回声区，暗区常不止一个并见胎盘增厚。

2. 化验检查　主要了解贫血程度与凝血功能。重型胎盘早剥患者应检查肾功能与二氧化碳结合力。若并发DIC时进行筛选试验（血小板计数、凝血酶原时间、纤维蛋白原测定）与纤溶确诊试验（凝血酶时间、优球蛋白溶解时间、血浆鱼精蛋白副凝试验）。

四、诊断与鉴别诊断

依据病史、症状、体征与B型超声检查不难确诊。轻型胎盘早剥的症状主要与前置胎盘相鉴别，其体征不明显，应仔细观察分析，并借助B型超声确定诊断。重型胎盘早剥的症状、体征较典型，故诊断多无困难，应判断其严重程度并借助实验室检查，确定有无凝血功能障碍及肾功能衰竭，主要与先兆子宫破裂相鉴别。附着在子宫后壁的胎盘早剥不易诊断，其特点为原因不明的子宫张力增高并非羊水过多，且未临产，伴妊高征者更应怀疑胎盘早剥。

【重点提示】…

胎盘早剥的并发症。

五、并发症

1. 弥散性血管内凝血　重型胎盘早剥特别是胎死宫内患者可能发生DIC，出现皮下、黏膜、注射部位出血，子宫出血不凝或较软凝血块，另有血尿、咯血及呕血现象，对胎盘早剥患者从入院到产后，均应密切观察，结合化验，积极防治。

2. 产后出血　胎盘早剥可致子宫肌层发生病理改变影响收缩而易出血，一旦发生DIC，产后出血不可避免，必须提高警惕。

3. 急性肾功能衰竭　伴妊高征的胎盘早剥或失血过多及休克以及发生DIC均严重影响肾血流量，造成双侧肾小管或肾皮质缺血坏死，出现急性肾功能衰竭。

4. 胎儿宫内死亡　胎盘早剥面积超过胎盘面积的1/2时，胎儿多缺氧死亡。

六、预防

加强产前检查，积极防治妊高征、高血压、慢性肾炎，并加强孕妇管理。妊娠晚期避免长时间仰卧位与外伤。行外转胎位术纠正胎位时操作必须轻柔，不能强行倒转。对羊水过多与多胎妊娠分娩时，避免宫内压骤减。行羊膜腔穿刺前做胎盘定位，穿刺时避开胎盘。人工破膜时，应选宫缩间歇期高位穿刺，缓慢放出羊水。

七、治疗

1. 纠正休克 患者入院时，情况危重、处于休克状态者，应积极补充血容量，纠正休克，尽快改善患者状况。输血必须及时，尽量输新鲜血，既能补充血容量，又可补充凝血因子。

2. 及时终止妊娠 胎盘早剥危及母儿的生命安全，母儿的预后与处理是否及时有密切关系。胎儿未娩出前，胎盘可能继续剥离，难以控制出血，持续时间越长，病情越严重，并发凝血功能障碍等合并症的可能性也越大。因此，一旦确诊，必须及时终止妊娠。终止妊娠的方法根据胎次、早剥的严重程度、胎儿宫内状况及宫口开大等情况而定。

(1) 经阴道分娩：经产妇一般情况较好，出血以显性为主，宫口已开大，估计短时间内能迅速分娩者，可经阴道分娩，先行破膜，使羊水缓慢流出，缩减子宫容积，必要时配合静脉滴注催产素缩短产程。分娩过程中，密切观察患者的血压、脉搏、宫底高度、宫缩情况及胎心等的变化。

(2) 剖宫产：重型胎盘早剥，特别是初产妇不能在短时间内结束分娩者；胎盘早剥虽属轻型，但有胎儿窘迫征象，需抢救胎儿者；重型胎盘早剥，胎儿已死，产妇严重凝血功能障碍，多脏器功能不全。术中取出胎儿、胎盘后，应及时行宫体肌注宫缩剂、按摩子宫，一般均可使子宫收缩良好，控制出血。若发现为子宫胎盘卒中，同样经注射宫缩剂及按摩等积极处理后，宫缩多可好转，出血亦可得到控制。若子宫仍不收缩，出血多且血液不凝，出血不能控制时，则应在输入新鲜血的同时行子宫切除术。

3. 防止产后出血

胎盘早剥患者容易发生产后出血，故在分娩后应及时应用子宫收缩剂如催产素、麦角新碱等，并按摩子宫。若经各种措施仍不能控制出血，子宫收缩不佳时，须及时做子宫切除术。若大量出血且无凝血块，应考虑为凝血功能障碍，并按凝血功能障碍处理。

4. 凝血功能障碍的处理

(1) 输新鲜血：及时、足量输入新鲜血液是补充血容量及凝血因子的有效措施。库存血若超过 4 小时，血小板功能即受破坏，效果差。

(2) 输纤维蛋白原：若血纤维蛋白原低，同时伴有活动出血，且血不凝，经输入新鲜血等效果不佳时，可输纤维蛋白原 3 g，将纤维蛋白原溶于注射用水 100 mL 中静脉滴注。通常给予 3～6 g 纤维蛋白原即可收到较好效果。每 4 g 纤维蛋白原可提高血纤维蛋白原 1 g/L。

(3) 输新鲜血浆：新鲜冰冻血浆疗效仅次于新鲜血，尽管缺少红细胞，但含有凝血因子，一般 1 L 新鲜冰冻血浆中含纤维蛋白原 3 g，且可将Ⅴ、Ⅷ因子提高到最低有效水平。

(4) 肝素：适用于 DIC 高凝阶段及不能直接去除病因者。胎盘早剥患者 DIC 的处理主要是终止妊娠以中断凝血活酶继续进入血内。对于处于凝血障碍的活动性出血阶段，应用肝素可加重出血，故一般不主张应用肝素治疗。

(5) 抗纤溶剂：6- 氨基己酸等能抑制纤溶系统的活动，若仍有进行性血管内凝血时，用此类药物可加重血管内凝血，故不宜使用。若病因已去除，DIC 处于纤溶亢进阶段，出血不止时则可应用，如 6- 氨基己酸 4～6 g、氨甲环酸 0.25～0.5 g 或对羧基苄胺 0.1～0.2 g 溶于 5% 葡萄糖液 100 mL 内静脉滴注。

5. 预防肾功能衰竭

在处理过程中，应随时注意尿量，若每小时尿量少于 30 mL，应及时补充血容量；少于 17 mL 或无尿时，应考虑有肾功能衰竭的可能，可用 20% 甘露醇 250 mL 快速静脉滴注，或呋塞米 40 mg 静脉推注，必要时可重复使用，一般多能于 1～2 日内恢复。经处理尿量在短期内不见增加，血尿素氮、肌酐、血钾等明显增高，二氧化碳结合力下降，提示肾功能衰竭情况严重，出现尿毒症，此时应进行透析疗法，以抢救产妇生命。

第六节　早产

妊娠满 28 周至不满 37 足周（196～258 日）分娩者称早产（premature delivery）。此时娩出的新生儿称早产儿，出生体重为 1 000～2 499 g，各器官发育尚不够成熟。早产占分娩总数的 5%～15%。早产儿中约有 15% 于新生儿期死亡。除去致死性畸形，75% 以上围生儿死亡与早产有关。

【重点提示】…

早产的病因。

一、病因与病理

1. 孕妇因素

(1) 孕妇合并急性或慢性疾病，如病毒性肝炎、急性肾盂肾炎、急性阑尾炎、妊娠期肝内胆汁淤积症。严重贫血、慢性肾炎、妊娠高血压综合征、心脏病、性传播疾病及重度营养不良等。

(2) 子宫畸形包括双子宫、双角子宫及纵膈子宫等；此外，宫颈内口松弛与子宫肌瘤也易发生早产。

(3) 医源性因素：孕妇患妊高征等产科疾病以及合并有内、外科疾病，因病情需要，必须提前终止妊娠者。

2. 胎儿、胎盘因素

双胎妊娠、羊水过多、胎膜早破、宫内感染、胎盘功能不全、母儿血型不合、前置胎盘及胎盘早剥等。

【重点提示】…

早产的临床表现。

二、临床表现

早产的临床表现主要是子宫收缩，最初为不规则宫缩，并常伴有少许阴道流血或血性分泌物，以后可发展为规则宫缩，与足月临产相似。胎膜早破的发生较足月临产多。宫颈管先逐渐消退，后扩张。

三、诊断

以往有流产、早产史或本次妊娠期有阴道流血史的孕妇容易发生早产。诊断早产一般并不困难，但应与妊娠晚期出现的生理性子宫收缩相鉴别。生理性子宫收缩一般为不规则、无痛感，且不伴宫颈管消退等改变。若子宫收缩较规则，间隔 5～6 分钟，持续 30 秒钟以上，伴以宫颈管消退≥75% 以及进行性宫口扩张 2 cm 以上时，可诊断为早产临产。

四、预防

预防早产是降低围生儿病死率的重要措施之一。

1. 定期产前检查，指导孕期卫生，对可能引起早产的因素应充分重视。

2. 切实加强对高危妊娠的管理，积极治疗妊娠合并症，预防胎膜早破，预防亚临床感染。

3. 宫颈内口松弛者应于妊娠 14～16 周做宫颈内口环扎术。

五、治疗

治疗原则：若胎儿存活，无胎儿窘迫、胎膜未破，应设法抑制宫缩，尽可能使妊娠继续维持。若胎膜已破，早产已不可避免时，应尽力设法提高早产儿的存活率。

1. 卧床休息

一般取左侧卧位，以减少自发性宫缩，提高子宫血流量，改善胎盘功能，增加胎儿氧供与营养。

2. 抑制宫缩药物

（1）肾上腺素受体激动剂：这类药物可激动子宫平滑肌中的受体，抑制子宫平滑肌收缩，减少子宫的活动而延长妊娠期。但其副反应较多，特别是心血管副反应较突出，常使母儿双方的心率增快，孕妇血压下降。此外，尚有恶心、呕吐、头昏、出汗及血糖增高等副反应，应予注意。目前常用药物有以下两种。

1）利托君：150 mg 加于 5% 葡萄糖液 500 mL，稀释为 0.3 mg/mL 的溶液行静脉滴注，保持在 0.15～0.35 mg/min 的滴速，待宫缩抑制后至少持续滴注 12 小时，再改为口服 10 mg，每日 4 次。

2）沙丁胺醇：口服 2.4～4.8 mg，通常首次 4.8 mg，以后每 8 小时口服 2.4～4.8 mg，直至宫缩消除时停药。

（2）硫酸镁：镁离子直接作用于子宫肌细胞，拮抗钙离子对子宫收缩的活性，从而抑制子宫收缩。一般采用 25% 硫酸镁 16 mL 加于 5% 葡萄糖液 100～250 mL 中，在 30～60 分钟内缓慢静脉滴注，然后用 25% 硫酸镁 20～40 mL 加于 5% 葡萄糖液 500 mL 中，以每小时 1～2 g 速度静脉滴注，直至宫缩停止。在用药过程中应注意呼吸（每分钟不少于 16 次）、膝反射（存在）及尿量（每小时不少于 25 mL）等。

（3）前列腺素合成酶抑制剂：前列腺素有刺激子宫收缩和软化宫颈的作用。前列腺素合成酶抑制剂可抑制前列腺素合成酶、减少前列腺素的合成或抑制前列腺素的释放以抑制宫缩。常用药物有吲哚美辛及阿司匹林等。由于药物可通过胎盘抑制胎儿前列腺素的合成与释放，使胎儿体内前列腺素减少，而前列腺素有维持胎儿动脉导管开放的作用，缺乏时导管可能过早关闭而致胎儿血循环障碍。因此，此类药物已较少应用，必要时仅能短期（不超过 1 周）服用。

3. 钙拮抗剂 抑制钙进入子宫肌细胞膜，抑制缩宫素及前列腺素的释放，达到治疗早产的效果。常用硝苯地平 10 mg 舌下含服，每日 3～4 次，对母婴无明显副反应。

4. 镇静剂 镇静剂不能有效抑制宫缩，却能抑制新生儿呼吸，故临产后忌用。仅在孕妇精神紧张时作为辅助用药。

5. 新生儿呼吸窘迫综合征的预防 为避免早产儿发生呼吸窘迫综合征，可在分娩前给予孕妇地塞米松 5 mg 肌内注射，每日 3 次，连用 3 日。紧急时，经羊膜腔内注入地塞米松 10 mg，并行胎儿成熟度检查。

6. 其他 临产后慎用吗啡、哌替啶等抑制新生儿呼吸中枢的药物；产程中应给孕妇氧气吸入；分娩时可做会阴后斜切开以防早产儿颅内出血等。

第七节　过期妊娠

凡平时月经周期规则，妊娠达到或超过 42 周尚未临产，称为过期妊娠。其发生率占妊娠总数的 5%～12%。过期妊娠的围生儿发病率和病死率均增高，并随妊娠期延长而增加。妊娠 43 周时，围生儿病死率为妊娠足月分娩者的 3 倍，且初产妇过期妊娠胎儿较经产妇胎儿危险性增加。需要指出过期妊娠是影响围生儿发育与生存的病理妊娠，然而预防其发生并不困难，只要加强宣教使孕妇及家属认识过期妊娠的危害性，定期进行产前检查，适时结束分娩，不要等到过期妊娠时再处理，即可降低其发生率。

【重点提示】…

过期妊娠的病因。

一、病因与病理

（一）病因

多数学者认为过期妊娠与胎儿肾上腺皮质功能有关，下列情况容易导致过期妊娠。

1. 头盆不称时，由于胎先露部对宫颈内口及子宫下段的刺激不强，容易发生过期妊娠。

2. 无脑儿畸胎不合并羊水过多时，由于胎儿无下丘脑，使垂体-肾上腺轴发育不良，由胎儿肾上腺皮质产生的肾上腺皮质激素及雌三醇的前身物质 16 α- 羟基硫酸脱氢表雄酮减少及小而不规则的胎儿，不足以刺激宫颈内口及子宫下段引起宫缩，孕周可长达 45 周。

3. 缺乏胎盘硫酸酯酶，是一种罕见的伴性隐性遗传病，均见于怀男胎病例，胎儿胎盘单位无法将活性较弱的脱氢表雄酮转变为雌二醇及雌三醇，致使发生过期妊娠。若给孕妇注射硫酸脱氢表雄酮后，血浆雌激素值不见升高，即可确诊。

4. 内源性前列腺素和雌二醇分泌不足而黄体酮水平增高。普遍认为过期妊娠系雌、孕激素比例失调导致孕激素优势，抑制前列腺素和缩宫素，使子宫不收缩，延迟分娩发动。

（二）病理

1. 过期妊娠的胎盘有两种类型：一种是胎盘功能正常，胎盘外观和镜检均与妊娠足月胎盘相似，仅重量略有增加。另一种是胎盘功能减退，胎盘绒毛内血管床减少，间质纤维化增加，合体细胞小结增加，某些合体细胞小结断裂、脱落，绒毛表面出现缺损，缺损部位由纤维蛋白沉积填补并在纤维蛋白沉积表面出现钙化灶，绒毛上皮与血管基底膜增厚。另外有绒毛间血栓、胎盘梗死、绒毛周围纤维素或胎盘后血肿增加等胎盘老化现象，使物质交换与转运能力下降。有资料分析表明，过期妊娠胎盘中的 25%～30% 绒毛和血管正常，15%～20% 仅有血管形成不足，但无缺血影响，另有 40% 出现血流灌注不足而导致缺血，供氧不足，使胎儿在临产后不能适应子宫收缩附加的缺氧而易发生意外。

2. 羊水妊娠 38 周以后，羊水量开始减少，妊娠足月时的羊水量为 1 000 mL，随着妊娠推迟，羊水量越来越少。过期妊娠时，羊水量明显减少，可减少至 500 mL 以下。

3. 过期妊娠胎儿生长模式可能有以下几种。

(1) 正常生长：过期妊娠的胎盘功能正常，胎儿继续生长，体重增加成为巨大胎儿。颅骨钙化明显，不易变形，导致经阴道分娩困难，使新生儿发病率相应增加。

(2) 成熟障碍：由于胎盘血流不足和缺氧及养分的供应不足，胎儿不易再继续生长发育。可分为3期：第Ⅰ期为过度成熟，表现为胎脂消失，皮下脂肪减少，皮肤干燥松弛多皱褶，头发浓密，指（趾）甲长，身体瘦长，容貌似“小老人”。第Ⅱ期为胎儿缺氧，肛门括约肌松弛，有胎粪排出，羊水及胎儿皮肤粪染，羊膜和脐带绿染，围生儿发病率及病死率最高。第Ⅲ期为胎儿全身因粪染历时较长广泛着色，指（趾）甲和皮肤呈黄色，脐带和胎膜呈黄绿色。此期胎儿已经历和渡过Ⅱ期危险阶段，其预后反较Ⅱ期好。

（3）宫内发育迟缓：小样儿可与过期妊娠并存，后者更增加胎儿的危险性。

4. 对母儿影响：过期妊娠时，对母儿影响较大。由于胎盘的病理改变致使胎儿窘迫或胎儿巨大造成难产，二者均使围生儿病死率及新生儿窒息发生率增高。对母体又因胎儿窘迫、头盆不称、产程延长，使手术产率明显增加。

【重点提示】

过期妊娠的临床表现。

二、临床表现

因缺氧胎儿排出胎粪染及羊水、胎儿皮肤、羊膜和脐带，出生时评分低，病死率高。主要有以下6个常见症状：

1. 怀孕期≥42周。
2. 胎动较前减少。
3. 宫底高度、腹围较大或小于孕周。
4. 超声波提示羊水减少。
5. 胎心电子监护仪NST试验出现异常。
6. 尿雌三醇每24小时值偏低。

三、诊断

应正确计算预产期并确定胎盘功能是否正常。

1. 核实预产期

诊断过期妊娠之前必须准确核实预产期，确认妊娠是否真正过期，若平时月经周期不准，推算的预产期不可靠。因此应注意：①详细询问平时月经变异情况，有无服用避孕药等使排卵期推迟；②根据孕前基础体温升高的排卵期推算预产期；③夫妇两地分居，应根据性交日期推算；④根据开始出现早孕反应时间（孕6周出现）加以估计；⑤妊娠早期曾做妇科检查者，按当时子宫大小推算；⑥用听筒经腹壁听到胎心时，孕周至少已18～20周；⑦B型超声检查，早孕期测定妊娠囊直径，孕中期以后测定胎儿头臀长、双顶径、股骨长等，以及晚期根据羊水量的变化推算预产期；⑧子宫符合孕足月大小，宫颈已成熟，羊水量渐减少，孕妇体重不再增加或稍减轻，应视为过期妊娠。

2. 判断胎盘功能

(1) 胎动计数：由于每个胎儿的活动量各异，不同孕妇自我感觉的胎动数差异很大。一般认为12小时内胎动累计数不得少于10次，故12小时内少于10次或逐日下降超过50%，而又不能恢复，应视为胎盘功能不良，胎儿有缺氧存在。

(2) 测定尿雌三醇与肌酐（E/C）比值：采用单次尿测定E/C比值。E/C比值在正常情况下应>15，若E/C比值<10表明胎盘功能减退。

(3) 胎儿监护仪检测：无应激试验（NST）每周2次，NST有反应型提示胎儿无缺氧，NST无反应型需做宫缩应激试验（CST），CST多次反复出现胎心晚期减速者，提示胎儿有缺氧。

(4) 超声监测：每周1～2次B型超声监测，观察胎动、胎儿肌张力、胎儿呼吸样运动及羊水量等。羊水暗区直径<3 cm，提示胎盘功能不全，<2 cm说明胎儿危险。彩色超声多普勒检查尚可通过测定胎儿脐血流来判断胎盘功能与胎儿安危。

(5) 羊膜镜检查：观察羊水颜色，了解胎儿是否因缺氧而有胎粪排出。若已破膜可直接观察到羊水流出及其性状。

3. 了解宫颈成熟度

能对预测引产是否成功起重要作用，通常采用Bishop宫颈成熟度评分法，7～9分的引产成功率约为80%，9分以上均成功。

四、治疗

过期妊娠影响胎儿安危，应力求避免过期妊娠的发生，争取在妊娠足月时及时处理。

1. 产前处理 已确诊过期妊娠，若有下列情况之一应立即终止妊娠：①宫颈条件成熟；②胎儿≥4 000 g或IUGR；③12小时内胎动累计数<10次或NST为无反应型，NST阳性或可疑时；④持续低E/C比值；⑤羊水过少或羊水粪染；⑥并发中度或重度妊高征。终止妊娠的方法应酌情而定。宫颈条件成熟者应人工破膜，破膜时羊水多、清，可在严密监护下经阴道分娩；宫颈条件未成熟者可用促宫颈成熟药物，如普拉睾酮100～200 mg，每日静注一次，连用3日，也可用缩宫素、前列腺素制剂引产；出现胎盘功能不良或胎儿窘迫征象，不论宫颈条件成熟与否，均应行剖宫产尽快结束分娩。

2. 产时处理 胎儿虽有足够储备力，足以保证产前监护试验正常，但临产后宫缩应激力的显著增加超过其储备力，出现隐性胎儿窘迫甚至死亡，对此应有足够认识。适时应用胎儿监护仪，及时发现问题，采取应急措施。适时选择剖宫产结束分娩挽救胎儿。剖宫产指征：①引产失败；②产程长，胎先露部下降不满意；③产程中出现胎儿窘迫征象；④头盆不称；⑤巨大儿；⑥臀先露伴骨盆轻度狭窄；⑦高龄初产妇；⑧破膜后羊水少、黏稠、粪染。

产程中为避免胎儿缺氧，应给产妇吸氧，静脉滴注葡萄糖液，进行胎心监护，对可疑畸胎者行B型超声检查，并做好抢救胎儿的一切准备。过期妊娠时，常伴有胎儿窘迫、羊水粪染，分娩时应做相应准备，要求在胎肩娩出前用负压吸球或吸痰管吸净胎儿鼻咽部分泌物，对于分娩后胎粪超过声带者应用喉镜直视下吸出气管内容物，并做详细记录。过期儿发病率和病死率均高，应及时发现和处理新生儿窒息、脱水、低血容量及代谢性酸中毒等并发症。

第八节　羊水过多

正常妊娠时羊水量随孕周的增加而增多，最后 2～4 周开始逐渐减少。妊娠足月时羊水量约为 800 mL，凡在妊娠任何时期羊水量超过 2 000 mL 者，称羊水过多，最高可达 2 0000 mL。羊水过多的发病率，文献报道为 0.5%～1%，合并妊娠糖尿病者，其发生率高达 20%。羊水过多时羊水的外观、性状与正常者并无异样。双胎妊娠时其中一胎可能发生羊水过多。

【重点提示】…

羊水过多的病因。

一、病因

通过放射性核素示踪测定，证明羊水在胎儿与母体间不断交换，维持动态平衡。胎儿通过吞咽、呼吸、排尿以及角化前皮肤、脐带等进行变换。足月妊娠时胎儿尿量 1 000 mL，24 小时吞咽羊水 450 mL，当羊水交换失去平衡时，出现羊水量异常。羊水过多的确切原因还不十分清楚，临床见于以下几种情况：

1. 胎儿畸形　羊水过多孕妇中，18%～40% 合并胎儿畸形，其中以神经管缺陷性疾病最常见，约占 50%。以无脑儿、脑膨出与脊柱裂胎儿居多，脑脊膜裸露，脉络膜组织增殖，渗出液增加，导致羊水过多。无脑儿和严重脑积水儿，缺乏中枢吞咽功能，无吞咽反射及缺乏抗利尿激素致尿量增多使羊水过多。其次是消化道畸形约占 25%，主要为食管或小肠闭锁，均可因羊水积聚导致羊水过多。

2. 多胎妊娠　多胎妊娠并发羊水过多是单胎妊娠的 10 倍，尤以单卵双胎居多，且常发生在其中体重较大的胎儿。因单卵双胎之间血液循环相互沟通，故占优势胎儿，循环血量多，尿量增加，致使羊水过多。

3. 孕妇和胎儿的各种疾病　如糖尿病、ABO 或 RH 血型不合、重症胎儿水肿、妊高征、急性肝炎、孕妇严重贫血。糖尿病孕妇的胎儿血糖也增高，引起多尿而排入羊水中。母儿血型不合时，胎盘水肿增重，有报道胎盘重量超过 800 g 时，40% 合并羊水过多。绒毛水肿影响液体交换是其病理基础。

4. 胎盘脐带病变　如胎盘绒毛血管瘤、脐带帆状附着有时也能引起羊水过多。

5. 特发性羊水过多　约占 30%，不合并任何孕妇、胎儿或胎盘异常，其原因至今不明。

【重点提示】…

羊水过多的临床表现。

二、临床表现

(1) 急性羊水过多：多发生在妊娠20～24周，由于羊水快速增多，数日内子宫急剧增大，似妊娠足月或双胎妊娠大小，在短时间内由于子宫极度增大，横膈上抬，不能平卧，出现呼吸困难，甚至发绀，孕妇表情痛苦，腹部张力过大感到疼痛，食量减少发生便秘。由于胀大的子宫压迫下腔静脉，影响血液回流，引起下肢及外阴部浮肿及静脉曲张。孕妇行走不便仅能端坐。

(2) 慢性羊水过多：常发生在妊娠28～32周，羊水可在数周内缓慢增多，多数孕妇能适应，在产前检查时，发现宫高、腹围均大于同期孕妇。羊水过多孕妇在体检时，见腹部膨隆大于妊娠月份，妊娠图可见宫高曲线超出正常百分位数，腹壁皮肤发亮、变薄，触诊时感到皮肤张力大，有液体震颤感，胎位不清，有时扪及胎儿部分有浮沉胎动感，胎心遥远或听不到。羊水过多孕妇容易并发妊高征、胎位异常、早产。破膜后因子宫骤然缩小，可引起胎盘早剥，破膜时脐带可随羊水滑出造成脐带脱垂。产后因子宫过大易引起子宫收缩乏力而导致产后出血。

三、诊断及辅助检查

(1) B型超声检查：以最大羊水暗区垂直深度测定表示羊水量的方法（AFV）显示胎儿与子宫壁间的距离增大，＞7 cm考虑为羊水过多（也有学者认为＞8 cm方能诊断为羊水过多）。若用羊水指数（AFI）法，即孕妇头高30°，平卧，以经脐横线与腹白线为标志点，将腹分为4部分测定各象限最大羊水暗区相加而得，国内资料显示，羊水指数＞18 cm为羊水过多。经比较AFI显著优于AFV。羊水过多时，胎儿在宫腔内只占小部分，肢体呈现自由体态，漂浮于羊水中，并可同时发现胎儿畸形、双胎等。

(2) 羊膜囊造影及胎儿造影：为了解胎儿有无消化道畸形，先将76%泛影葡胺20～40 mL注入羊膜腔内；3小时后摄片，羊水中造影剂减少，胎儿肠道内出现造影剂。接着再将40%碘化油20～40 mL（应视羊水多少而定）注入羊膜腔，左右翻身数次，因脂溶性造影剂与胎脂有高度亲和力，注药后半小时、1小时、24小时分别摄片，胎儿的体表包括头、躯干、四肢及外生殖器均可显影。羊膜囊造影可能引起早产、宫腔内感染，且造影剂、放射线对胎儿有一定损害，应慎用。

(3) 神经管缺陷胎儿的检测：该类胎儿畸形易合并羊水过多。除B型超声检查外，最常用的是检测羊水及母血甲胎蛋白（AFP）含量。开放性神经管缺损胎儿，AFP随脑脊液渗入羊膜腔，故羊水值超过同期正常妊娠平均值3个标准差以上。母血清AFP值超过同期正常妊娠平均值2个标准差以上，有助于诊断。诊断羊水过多时注意与双胎妊娠、葡萄胎、巨大儿、胎儿水肿等相鉴别。

四、治疗

羊水过多的围生儿病死率为28%，其处理主要取决于胎儿有无畸形和孕妇自觉症状的严重程度。

1. 羊水过多合并胎儿畸形　处理原则为及时终止妊娠。

(1) 慢性羊水过多孕妇的一般情况尚好，无明显心肺压迫症状，采用经腹羊膜腔穿刺，放出适量羊水后注入依沙吖啶 50～100 mg 引产。

(2) 采用高位破膜器，自宫口沿胎膜向上送入 15～16 cm 刺破胎膜，使羊水以每小时 500 mL 的速度缓慢流出，以免宫腔内压力骤减引起胎盘早剥。破膜放羊水过程中注意血压、脉搏及阴道流血情况。放羊水后，腹部放置沙袋或加腹带包扎以防休克。破膜后 12 小时仍无宫缩，需用抗生素。若 24 小时仍无宫缩，适当应用普拉睾酮促宫颈成熟，或用缩宫素、前列腺素等引产。

(3) 先经腹部穿刺放出部分羊水，使压力减低后再行人工破膜，可避免胎盘早剥。

2. 羊水过多合并正常胎儿　应根据羊水过多的程度与胎龄决定处理方法。

(1) 症状严重孕妇无法忍受（胎龄不足 24 周），应穿刺放羊水，用 15～18 号腰椎穿刺针行羊膜腔穿刺，以每小时 500 mL 的速度放出羊水，一次放羊水量不超过 1 500 mL，以孕妇症状缓解为度。放出羊水太多可引起早产。放羊水应在 B 型超声监测下进行，防止损伤胎盘及胎儿。严格消毒防止感染，酌情用镇静保胎药以防早产。3～4 周后可重复操作以减低宫腔内压力。

(2) 采用前列腺素合成酶抑制剂吲哚美辛治疗。吲哚美辛有抑制利尿的作用，用吲哚美辛期望抑制胎儿排尿治疗羊水过多。具体用量开始时每次服 25 mg，1 日 2～3 次，于孕 22～31 周开始，持续 2～3 周，通常≤3 周。用药一周胎尿减少量最明显，羊水再次增加可重复应用。用药期间，每周做一次 B 型超声检查进行监测。妊娠晚期羊水主要由胎尿形成，孕妇服吲哚美辛后 15 分钟即可在胎盘中检出。鉴于吲哚美辛有动脉导管闭合的副作用，故不宜广泛应用。

(3) 妊娠已近 37 周，在确定胎儿已成熟的情况下，行人工破膜，终止妊娠。

(4) 症状较轻可以继续妊娠，注意休息，低盐饮食，酌情用镇静药，严密观察羊水量的变化。

无论选用何种方式放羊水，均应从腹部固定胎儿为纵产式，严密观察宫缩，注意胎盘早剥症状与脐带脱垂的发生，并预防产后出血。

第九节　羊水过少

妊娠晚期羊水量少于 300 mL 者，称羊水过少，妊娠早、中期的羊水过少，多以流产告终。羊水过少时，羊水呈黏稠、混浊、暗绿色。过去认为羊水过少的发病率约

0.1%，但近年来由于B型超声的广泛应用，羊水过少的检出率为0.4%～4%，发病率有所增加，羊水过少严重影响围生儿的预后而受到重视。B超诊断羊水过少的标准是羊水指数（AFI）<5 cm或最大羊水池深度<2 cm。近些年由于对高危妊娠的产前监测和B超技术的提高和普及，羊水过少的发生率有增加的趋势，可高达5%。若羊水量少于50 mL，胎儿窘迫发生率达50%以上，围生儿病死率达88%。

【重点提示】…

羊水过少的病因。

一、病因

由于羊水生成及循环机制尚未完全阐明，有不少羊水过少的病例原因不明，临床多见下列情况。

1. 胎儿畸形　如胎儿先天肾缺，如肾发育不全、输尿管或尿道狭窄等畸形致尿少或无尿而引起羊水过少。另有肺发育不全、短颈或巨颌畸形也可引起羊水过少。

2. 过期妊娠　过期妊娠时，胎盘功能减退，灌注量不足，胎儿脱水，导致羊水过少。也有学者认为过期妊娠时，胎儿成熟过度，其肾小管对抗利尿激素的敏感性增高，尿量减少导致羊水过少。由过期妊娠导致羊水过少的发生率达20%～30%。

3. 胎儿宫内发育迟缓　羊水过少是胎儿宫内发育迟缓的特征之一，慢性缺氧引起胎儿血液循环重新分配，主要供应脑和心脏，而肾血流量下降，胎尿生成减少致羊水过少。

4. 羊膜病变　电镜观察发现羊膜上皮层在羊水过少时变薄，上皮细胞萎缩，微绒毛短粗，尖端肿胀，数目少，有鳞状上皮化生现象，细胞中粗面内质网及高尔基复合体也减少，上皮细胞和基底膜之间桥粒和半桥粒减少。认为有些原因不明的羊水过少可能与羊膜本身病变有关。

【重点提示】…

羊水过少的病因。

二、临床表现

孕妇经常因胎动而感疼痛，腹围及子宫底高度均小于妊娠月份，胎儿活动受限，自然回转不易，故臀先露多见。妊娠时间延长，常超过预产期2～3周。分娩过程中常出现原发性宫缩乏力或不协调性宫缩，宫口扩张缓慢，易发生第一产程延长。羊水极少、黏稠，多呈黄绿色，可导致胎儿缺氧。由于羊水缺乏造成种种发育畸形，如羊水过少发生于妊娠早期，部分胎儿体表可与羊膜粘连，或形成羊膜带，使手指或肢体离断；如羊水过少发生于妊娠晚期，则胎儿皮肤干燥，如羊皮纸状。因羊水少，胎儿在子宫内处于强制性体位，易受压迫而引起特殊的肌肉骨骼畸形，如手足畸形、背曲、斜颈、上下肢弯曲等。

三、诊断

1. 临床表现　孕妇于胎动时常感腹痛，检查发现腹围、宫高均较同期妊娠者小，子宫敏感性高，轻微刺激即可引起宫缩，临产后阵痛剧烈，宫缩多不协调，宫口扩张缓慢，产程延长。由于胎儿活动受限故臀先露多见。若羊水过少发生在妊娠早期，胎膜可与胎体粘连，造成胎儿畸形，甚至肢体短缺。若发生在妊娠中、晚期，子宫四周的压力直接作用于胎儿，容易引起肌肉骨骼畸形，如斜颈、曲背、手足畸形或胎儿皮肤干燥呈羊皮纸状。

2. B 型超声诊断法　近年来此法对羊水过少的诊断取得很大进展，B 型超声诊断羊水过少的敏感性为 77%，特异性为 95%，但其诊断标准尚有不同意见。妊娠 28～40 周，B 型超声测定最大羊水池径线稳定在 51±21 cm 范围，因此最大羊水池与子宫轮廓相垂直深度测量法<2 cm 为羊水过少；≤1 cm 为严重羊水过少。近年提倡应用羊水指数法（AFI），此法比 AFV 更敏感、更准确。AFI≤8 cm 时为诊断羊水过少的临界值，若 AFI≤5 cm 则诊断为羊水过少的绝对值。除羊水池外，B 型超声还发现羊水和胎儿交界不清，胎盘胎儿面与胎体明显接触以及肢体挤压卷曲等。

3. 羊水直接测量　破膜时以羊水少于 300 mL 为诊断羊水过少的标准，其性质黏稠、混浊、暗绿色。另外，在羊膜表面常可见多个圆形或卵圆形结节，直径 2～4 mm，淡灰黄色，不透明，内含复层鳞状上皮细胞及胎脂。直接测量法最大缺点是不能早诊断。

四、治疗

羊水过少是胎儿危险极其重要的信号。若妊娠已足月，应尽快破膜引产，破膜后羊水少且黏稠，有严重胎粪污染，同时出现胎儿窘迫的其他表现，估计短时间内不能结束分娩，在排除胎儿畸形后，应选择刮宫产结束分娩。剖宫产比阴道分娩可明显降低围生儿病死率。

第十节　多胎妊娠

一次妊娠子宫腔内同时有两个或两个以上胎儿，称为多胎妊娠。多胎妊娠的发生率与种族、年龄及遗传等因素有关。

【重点提示】…

多胎妊娠的病因。

一、病因

（一）遗传因素

多胎妊娠有家庭性倾向，凡夫妇一方家庭中有分娩多胎者，多胎的发生率增加。单卵双胎与遗传无关。双卵双胎有明显遗传史，若妇女本身为双卵双胎之一，分娩双胎的概率比丈夫为双卵双胎之一者更高，提示母亲的基因型影响较父亲大。

（二）年龄及产次

随着产妇年龄增高、产次增多，多胎发生率可能增加，但这样的影响不明显。

（三）内源性促性腺激素

自发性双卵双胎的发生与体内促卵泡激素（FSH）水平较高有关。

（四）促排卵药物的应用

多胎妊娠是药物诱发排卵的主要并发症，与个体反应差异、剂量过大有关。应用人类绝经期促性腺激素（HMG）治疗过程中易发生卵巢过度刺激，以致多发性排卵，发生双胎的机会将增加20%～40%。

【重点提示】…

多胎妊娠的临床表现。

二、临床表现

多胎妊娠多有家族史、孕前应用促排卵药物或体外受精多个胚胎移植史。早孕反应往往较重，持续时间较长；子宫体积明显大于单胎妊娠；妊娠晚期，因过度增大的子宫，使横膈升高，呼吸困难，胃部饱满，行走不便，下肢静脉曲张和水肿等压迫症状。

三、诊断

结合临床症状及影像、产科检查可进行诊断。

1. B超检查　在妊娠早期可以见到两个胎囊；妊娠中、晚期依据胎儿颅骨及脊柱等声像图，B超诊断符合率达100%。膜性的诊断主要依靠妊娠14周前的超声检查：早孕期妊娠囊分开很远，如果在各自的妊娠囊中各有1个羊膜腔，则是双绒毛膜双羊膜囊双胎；如果在胎膜相接部位有“λ”或“双峰”征为双绒毛膜。一个妊娠囊中观察到两个羊膜腔，或在一个绒毛膜腔中同时显示两个卵黄囊，则为单绒毛膜双羊膜囊双胎。如在一个绒毛膜腔中仅显示一个卵黄囊，则为单绒毛膜单羊膜囊双胎。中孕期胎儿性别不同的双胎通常是双绒毛膜（双卵双胎）。妊娠早期进行绒毛膜性诊断对以后围产保健非常重要。

2. 多普勒超声检查　在妊娠12周后听到两个频率不同的胎心音。

3. 产科检查　如有以下情况应考虑双胎：子宫大于孕周；在妊娠中晚期腹部触及多

个肢体及两个或多个胎头；子宫较大，胎头较小，不成比例；在不同部位听到两个不同频率的胎心，或计数 1 分钟同时听胎心率，两音相差 10 次或以上。

四、治疗

（一）妊娠期处理

1. 定期产前检查，双胎妊娠系高危妊娠，母儿结局与孕期保健关系密切，一旦确诊，应做好保健和管理，加强营养，注意补充足够的蛋白质、铁剂、维生素、叶酸、钙剂等。尽量避免过度劳累。妊娠 30 周后应多卧床休息，积极预防妊娠并发症，避免早产的发生。超声监测胎儿宫内生长发育情况。

2. 如果胎儿之一在妊娠早期死亡，死胎可全部吸收，妊娠 3 个月死亡的胎儿，压迫成纸样儿，不需要处理；妊娠晚期死亡，一般不造成母体损害，但如有少量凝血活酶向母体释放，会引起血管内凝血，应监测母体凝血功能。

3. 双胎输血综合征依据超声诊断分为五期，Ⅰ期可以采取动态观察，Ⅱ～Ⅳ期根据情况可以采取选择性减胎术、胎儿镜下胎盘血管交通支凝固术、脐带血管凝固或结扎术、羊水减量术、羊膜隔造口术等。其中胎儿镜下激光阻断胎盘血管交通支是公认有效的治疗方法，但也需要注意胎儿宫内治疗后相关并发症问题。

（二）分娩期处理

双胎妊娠多能经阴道分娩，需做好输血、输液及抢救孕妇的应急设备，并熟练掌握新生儿抢救和复苏的技术。

1. 终止妊娠的指征 ①合并急性羊水过多，引起压迫症状，如呼吸困难、严重不适等；②母体合并严重并发症，如子痫前期或子痫，不允许继续妊娠时；③胎儿畸形；④已达预产期尚未临产，胎盘功能逐渐减退或羊水减少者。

2. 分娩方式选择 结合孕妇年龄、胎次、孕龄、胎先露、不孕史及产科合并症 / 并发症等因素综合考虑，原则上采用阴道试产，适当放宽剖宫产指征。

（三）产程中处理

产程中注意宫缩及产程进展和胎心变化，若出现宫缩乏力，可以给予低浓度的缩宫素缓慢点滴。当第一个胎儿娩出后，在胎盘侧脐带端立即夹紧，以防第二个胎儿失血。同时助手在腹部将第二个胎儿固定成纵产式并听胎心。若无阴道出血，胎心正常，等待自然分娩，一般在 20 分钟左右第二个胎儿可以娩出。若等待 10 分钟仍无宫缩，可以给予人工破膜或给予低浓度缩宫素点滴促进子宫收缩。若发现脐带脱垂或可疑胎盘早剥或胎心异常，立即用产钳或臀牵引，尽快娩出胎儿。

（四）防治产后出血

产程中开放静脉通道，做好输液及输血准备；第二个胎儿娩出后立即给予缩宫素促进子宫收缩；产后严密观察子宫收缩及阴道出血量，尤其注意产后 2～4 小时内的迟缓性出血。必要时抗生素预防感染。

学习检测

一、简答题

1. 按自然流产发展的不同阶段，流产可分为哪些临床类型？
2. 简述流产的病因。
3. 简述流产的治疗原则。
4. 妊高征时患者水肿可分为几度？
5. 硫酸镁治疗妊高征如发生镁中毒有哪些表现？
6. 妊高征的子痫前期治疗原则是什么？
7. 输卵管妊娠在哪几种情况下可采用化学药物保守治疗？
8. 确诊异位妊娠可采用的辅助检查有哪些？
9. 简述妊高征对母儿的影响。
10. 简述妊高征终止妊娠的指征。
11. 简述前置胎盘期待疗法的适应证及主要处理措施。
12. 简述胎盘早剥的常见并发症。
13. 简述前置胎盘和胎盘早剥的异同点。

二、选择题

1. 习惯性晚期流产最常见的原因是（　　）。

A. 孕卵发育异常　　B. 黄体功能不全　　C. 甲状腺功能不全

D. 染色体异常　　E. 子宫颈内口松弛

2. 关于流产的临床表现错误的是（　　）。

A. 流产的主要症状是阴道流血和腹痛

B. 早期流产常先有阴道流血后有腹痛

C. 晚期流产常先有腹痛后有阴道流血

D. 妊娠 8 周前发生流产时由于绒毛膜未发育成熟，易发生不全流产

E. 羊水检查发现胎儿染色体异常者应立即终止妊娠

3. 关于稽留流产，下列错误的是（　　）。

A. 应做凝血功能检查

B. 子宫＜12 周者，可药物保守治疗

C. 术前 5 天用孕激素，以提高子宫肌肉对催产素的敏感性

D. 凝血功能异常者，给予相应处理，待凝血功能改善后再行引产或刮宫

E. 子宫＞12 周者，用催产素促进宫腔内容物排出

4. 关于流产的治疗原则，以下错误的是（　　）。

A. 先兆流产于妊娠早期可肌注黄体酮

B. 难免流产可行吸宫术

C. 不全流产应尽快清宫

D. 感染性流产抗感染及刮宫应同时进行

E. 子宫内口松弛症应在妊娠 16～22 周时行子宫颈内口缝扎术

5. 下述临床表现最能提示难免流产的是（　　）。

A. 下腹痛　　B. 阴道流血

C. 子宫有压痛　　D. 宫颈内口扩张见孕囊组织

E. 尿 HCG 弱阳性

6. 不全流产有活动性出血伴休克，应（　　）。

A. 立即刮宫

B. 输液输血纠正休克

C. 一边纠正休克一边刮宫

D. 纠正输液及抗感染后刮宫

E. 肌注催产素，促残留胚胎组织排出

7. 关于感染性流产的处理，下列错误的是（　　）。

A. 立即刮宫以清除宫腔内容物，同时给予广谱抗生素

B. 原则上先抗生素控制感染，再行刮宫

C. 出血多者在静脉应用抗生素同时取出宫内大块残留以减少出血，感染控制后再行清宫术

D. 患者出现感染性休克，应积极抗休克

E. 如出现盆腔脓肿应行切开引流术

8. 复发性晚期流产最常见的原因是（　　）。

A. 孕卵发育异常　　B. 黄体功能不全　　C. 甲状腺功能不足

D. 染色体异常　　E. 子宫颈内口松弛

9. 28 岁女性，3 年未孕，用促排卵药后停经 50 天，近 10 天有呕吐、恶心不适，近日出现少量阴道流血，以下处理错误的是（　　）。

A. 卧床休息　　B. 必要时抗感染治疗

C. 破膜引产　　D. 口服维生素 E

E. 注射黄体酮

10. 胎盘早剥以下错误的是（　　）。

A. 妊高征患者易发生

B. 主要临床症状是无腹痛和阴道流血

C. 出现胎儿宫内窘迫或死胎

D. 破膜流出的羊水呈血性羊水

E. 重型则以隐性出血较多

11. 前置胎盘的典型临床症状是（　　）。

A. 胎位异常

B. 妊娠晚期无痛性阴道流血

C. 腹痛

D. B 超显示覆盖子宫内口

E. 胎心 / 胎方位不清

12. 前置胎盘，下列检查方法不当的是（　　）。

A. 阴道检查

B. 腹部检查

C. B 超定位

D. 肛门指诊

E. 多普勒胎心仪

13. 输卵管妊娠破裂的原因是（　　）。

A. 输卵管管壁薄，孕卵植入受限

B. 孕卵绒毛侵蚀，穿透管壁

C. 孕卵死亡机化并与周围组织粘连

D. 囊胚从输卵管排出到腹腔内

E. 子宫内膜蜕膜样变，无绒毛

14. 下列不是输卵管妊娠的病因的是（　　）。

A. 口服避孕药

B. 输卵管过长

C. 盆腔子宫内膜异位

D. 慢性输卵管炎

E. 内分泌失调

15. 子宫颈管妊娠的最主要症状是（　　）。

A. 停经史

B. 早孕反应

C. 突然腹痛

D. 阴道不规则出血

E. 出现晕厥及休克

16. 异位妊娠最常见的发病部位是（　　）。

A. 输卵管峡部

B. 输卵管壶腹部

C. 输卵管间质部

D. 卵巢

E. 子宫残角

17. 停经 10 周的宫颈妊娠，其最佳处理是（　　）。

A. 刮宫术后注射催产素

B. 宫颈塞纱条

C. 必要时输血

D. 术前给予 MTX 治疗，再予刮宫处理，刮宫术后宫颈塞纱条

E. 子宫全切除术

18. 输卵管壶腹部妊娠其多见的结果为（　　）。

A. 输卵管妊娠流产

B. 输卵管妊娠破裂

C. 胚胎可发育至 3 个月以上

D. 输卵管妊娠中最危险的一种

E. 胚胎死亡吸收

19. 有关异位妊娠，下述正确的是（　　）。

A. 以间质部妊娠最常见

B. 一般子宫增大情况与停经天数相符

C. 子宫内膜也发生蜕膜变化

D. 阴道流血多，易至失血性休克

E. 后穹隆穿刺阴性可否定异位妊娠

20. 对于异位妊娠的诊断下述最重要的是（　　）。

A. 病史

B. 腹部检查及阴道检查

C. 后穹隆穿刺

D. HCG 测定

E. 诊刮

第八章 妊娠合并内科疾病

学习目标

1. 掌握妊娠合并心脏病、糖尿病、病毒性肝炎、贫血的诊断及治疗。

2. 熟悉妊娠合并心脏病、糖尿病、病毒性肝炎、贫血的概念、病理。

预习案例

某孕妇，29岁，初产妇合并先天性心脏病，心功能Ⅱ级，骨盆及胎位正常，现足月临产3小时，宫口开大2 cm。

思考

（1）心脏病对妊娠有何影响？

（2）对该孕妇应如何处理？

第一节　妊娠合并心脏病

一、概述

妊娠合并心脏病是严重的妊娠合并症，是孕产妇死亡的重要原因之一。我国孕产妇发病率约为 1%，妊娠合并心脏病在我国孕产妇死因中高居第 2 位。临床上以先天性心脏病最常见，其次是风湿性心脏病、妊娠期高血压疾病性心脏病、围生期心肌炎、贫血性心脏病及心肌炎等。国内报道发病率约为 1.06%。只有加强孕期保健，才能降低心脏病孕产妇病死率。

二、心脏病与妊娠的相互影响

（一）妊娠、分娩对心脏病的影响

1. 妊娠期　血容量增加，心排出量增加，心率加快，心肌耗氧量加大，显著加重了心脏负担。血容量增加始于妊娠第 6 周，至 32～34 周达高峰，较妊娠前增加 30%～45%，从而引起心率加快及心排出量增加。妊娠早期以心排出量增加为主，妊娠晚期需增加心率以适应血容量增多。至分娩前 12 个月，心率平均每分钟约增加 10 次，使心脏负担加重。此外，妊娠晚期子宫增大、膈肌上升使心脏向左向上移位，出入心脏的大血管扭曲，机械性地增加心脏负担，更易使心脏病孕妇发生心力衰竭。

2. 分娩期　分娩期为心脏负担最重的时期。在第一产程，子宫收缩能增加周围循环阻力，血压稍升高，幅度为 5～10 mmHg。每次宫缩有 250～500 mL 血液从子宫中被挤出，中心静脉压升高。第二产程时，除子宫收缩外，产妇出现用力屏气，腹壁肌及骨骼肌同时工作，使周围循环阻力及肺循环阻力均增加；同时加腹压能使内脏血液涌向心脏。先天性心脏病患者原有血液自左向右分流，可因肺循环阻力增加、右心房压力增高而转变为血液自右向左分流，出现发绀。第三产程胎儿胎盘娩出后，子宫突然缩小，胎盘循环停止，子宫血窦内大量血液突然进入全身循环。同时腹压骤减，血液向内脏倾流，回心血量急剧减少，使功能不良的心脏易在此时发生心力衰竭。

3. 产褥期　产后 3 日内仍是心脏负担较重的时期。除子宫缩复使一部分血液进入体循环以外，孕期组织间潴留的液体也开始回到体循环，此时的血容量暂时性增加，仍要警惕心力衰竭的发生。

综上可见，妊娠 32～34 周及以后、分娩期及产后 3 日内均是心脏病孕产妇发生心力衰竭的最危险时期，临床上应给予密切监护。

（二）妊娠合并心脏病的种类

风湿性心脏病是以往妊娠合并心脏病中最常见的一种。但近年由于风湿热得到积极和彻底的治疗，妊娠合并风湿性心脏病患者已明显减少，退居第二位。与此同时，由

于先天性心脏病诊断技术的提高和心脏手术的改善，先心病女性生存至育龄且妊娠者逐渐增加。妊娠合并先天性心脏病已跃居首位，占35%～50%。此外，由于诊断水平的提高，妊高征心脏病、围生期心肌病、心肌炎、各种心律失常、贫血性心脏病等在妊娠合并心脏病中也占有一定比例。而二尖瓣脱垂、慢性高血压心脏病、甲状腺功能亢进性心脏病等较少见。

（三）妊娠合并心脏病对胎儿的影响

不允许妊娠的心脏病患者一旦妊娠，或妊娠后心功能恶化者，流产、早产、死胎、胎儿宫内发育迟缓、胎儿窘迫及新生儿窒息的发生率均明显增高。心脏病孕妇心功能良好者，胎儿相对安全，剖宫产的机会多。某些治疗心脏病药物对胎儿也存在潜在的毒性反应，如地高辛可以自由通过胎盘到达胎儿体内。一部分先天性心脏病与遗传因素有关。国外报道，双亲中任何一方患有先天性心脏病，其后代先心病及其他畸形的发生机会较对照组多5倍。如室间隔缺损、肥厚性心肌病、马万综合征等均有较高的遗传性。

三、诊断

1. 妊娠合并心脏病的诊断 由于妊娠本身可以出现一系列酷似心脏病的症状和体征，如心悸、气短、呼吸困难、浮肿、乏力、心动过速等。妊娠还可使原有心脏病的某些体征发生变化，增加了心脏病诊断的难度。诊断时应注意以下有意义的依据：①妊娠前有心脏病的病史及风湿热的病史；②出现心功能异常的有关症状，如劳力性呼吸困难、经常性夜间端坐呼吸、咯血、经常性胸闷胸痛等；③发绀、杵状指，持续颈静脉怒张；④心脏听诊有舒张期杂音或粗糙的全收缩期杂音；⑤心电图有严重的心律失常，如心房颤动、心房扑动、Ⅲ度房室传导阻滞、ST段及T波异常改变等；⑥X线胸片或二维超声心动图检查显示显著的心界扩大及心脏结构异常。

2. 心脏病 纽约心脏病协会将心脏病心功能分为Ⅳ级：

Ⅰ级：一般体力活动不受限制。

Ⅱ级：一般体力活动稍受限制，活动后心悸、轻度气短，休息时无症状。

Ⅲ级：一般体力活动明显受到限制，休息时无不适。轻微日常工作即感不适、心悸、呼吸困难，或既往有心力衰竭史者。

Ⅳ级：不能进行任何活动，休息时仍有心悸、呼吸困难等心力衰竭表现。

心功能分级应动态进行，每月一次。它与决定可否妊娠、分娩时机、分娩方式及判断预后有关。

3. 妊娠期早期心力衰竭的诊断 妊娠合并心脏病孕妇，若出现下述症状与体征，应考虑为早期心力衰竭：①轻微活动后即出现胸闷、心悸、气短；②休息时心率每分钟超过110次，呼吸每分钟超过20次；③夜间常因胸闷而坐起呼吸，或到窗口呼吸新鲜空气；④肺底部出现少量持续性湿啰音，咳嗽后不消失。

4. 心脏病患者对妊娠耐受能力的判断 能否安全渡过妊娠期、分娩及产褥期，取决于心脏病的种类、病变程度、是否手术矫治、心功能级别及具体医疗条件等因素。

(1) 可以妊娠：心脏病变较轻，心功能Ⅰ～Ⅱ级，既往无心衰史，亦无其他并发症者，妊娠后经密切监护、适当治疗多能耐受妊娠和分娩。

(2) 不宜妊娠：心脏病变较重、心功能Ⅲ级或Ⅲ级以上、既往有心衰史、有肺动脉高压、发绀型先心病、严重心律失常、活动性风湿热、心脏病并发细菌性心内膜炎者，孕期极易发生心衰，不宜妊娠。若已妊娠，应在妊娠早期行治疗性人工流产。

四、防治

心脏病孕产妇的主要死亡原因是心力衰竭和严重感染。对于有心脏病的育龄妇女，一定要做到孕前咨询，以明确心脏病的类型、程度、心功能状态，并确定能否妊娠。允许妊娠者一定要从早孕期开始，定期进行产前检查。未经系统产前检查的心脏病孕妇心力衰竭发生率和孕产妇病死率，较经产前检查者高 10 倍。

1. 妊娠期

(1) 终止妊娠：凡不宜妊娠的心脏病孕妇应在孕 12 周前行人工流产。妊娠 12 周以上者可行钳刮术或中期引产。若已发生心衰，须在心衰控制后再终止妊娠。妊娠已达 28 周以上者，引产的危险不亚于继续妊娠，不宜施行引产。对顽固性心衰病例，为减轻心脏负荷，应与内科医生配合，在严格监护下行剖宫产术，常能改善预后。

(2) 心力衰竭的预防：预防心力衰竭是改善母儿预后的关键所在。因此要从以下几个方面入手：

1) 定期产前检查，能及早发现心衰的早期征象。在妊娠 20 周以前，应每 2 周行产前检查 1 次。20 周以后，尤其是 32 周以后，发生心衰的机会增加，产前检查应每周 1 次。发现早期心衰征象应住院治疗。先天性心脏病发绀型孕妇应于预产期前 3 周住院待产。二尖瓣狭窄孕妇，即使未出现症状，亦应于预产期前 2 周住院待产。

2) 应避免过劳及情绪激动。保证有充分的休息，每日至少保证 10 小时睡眠。

3) 保证高蛋白、高维生素、低盐、低脂肪饮食。孕期应适当控制体重，整个孕期体重增加不宜超过 10 kg，以免加重心脏负担。孕 16 周以后，每日食盐量不超过 4 g。

4) 积极预防和及早纠正各种妨碍心功能的因素，如贫血、维生素 B 族缺乏、心律失常、妊高征等。预防各种感染，尤其是上呼吸道感染。

5) 不主张预防性应用洋地黄。对有早期心衰表现的孕妇，常选用作用和排泄较快的地高辛，每日 2 次口服，2～3 日后可根据临床效果改为每日一次，不要求达到饱和量，以备发生病情变化时能有加大剂量的余地。不主张长期应用维持剂量，病情好转后停药。

(3) 急性左心衰竭的紧急处理：原则是减少肺循环血量和静脉回心血量、改善肺气体交换、增加心肌收缩力和减轻心脏前后负荷。取半卧位或坐位，高流量（6～8 L/min）面罩或加压供氧。给呋塞米或依他尼酸 50 mg，以 25% 葡萄糖液稀释后静注，可快速减少血容量（但血容量不足或主动脉狭窄者慎用）。适当应用血管扩张剂，如硝酸甘油或硝酸异山梨酯舌下含服，可降低肺毛细血管楔压或左房压，缓解症状。氨茶碱 0.25 g 稀释后缓慢静注，可解除支气管痉挛，减轻呼吸困难，增强心肌收缩力。速效洋地黄制剂去乙酰毛花苷 0.4 mg 稀释后缓慢静注，以增强心肌收缩力和减慢心率。急性肺水肿时，可用吗啡

3～5 mg 静脉注射（或 5～10 mg 皮下注射），可减少烦躁不安和呼吸困难，并能减少回心血量的作用。地塞米松 10～20 mg 静脉注射可降低外周血管阻力，减少回心血量和解除支气管痉挛。

妊娠晚期心衰的患者，原则是待心衰控制后再行产科处理，应放宽剖宫产指征。如为严重心衰，经内科各种措施均未能奏效，若继续发展必将导致母体死亡时，也可边控制心衰边紧急剖宫产，取出胎儿，减轻心脏负担，以挽救孕产妇生命。

2. 分娩期

(1) 分娩方式的选择：到妊娠晚期应提前选择好适宜的分娩方式。

1) 阴道分娩：心功能Ⅰ～Ⅱ级、胎儿不大、胎位正常、宫颈条件良好者，可考虑在严密监护下经阴道分娩。

2) 剖宫产：胎儿偏大、产道条件不佳及心功能在Ⅲ级及Ⅲ级以上者，均应择期剖宫产。剖宫产可减少产妇因长时间宫缩所引起的血流动力学改变，减轻心脏负担。由于手术及麻醉技术的提高，术中监护措施的完善及高效广谱抗生素的应用，剖宫产已比较安全，故应放宽剖宫产指征。以选择连续硬膜外阻滞麻醉为好，麻醉剂中不应加肾上腺素，麻醉平面不宜过高。为防止仰卧位低血压综合征，可采取左侧卧位，将上半身抬高。术中、术后应严格限制输液量。不宜再妊娠者，应同时行输卵管结扎术。

【重点提示】…

妊娠合并心脏病分娩期的处理。

(2) 分娩期处理：

1) 第一产程：安慰及鼓励产妇，消除其紧张情绪。适当应用地西泮、哌替啶等镇静剂。密切注意血压、脉搏、呼吸、心率，一旦发现心衰征象，应取半卧位、高浓度面罩吸氧，并给毛花苷 C0.4 mg 加 25% 葡萄糖液 20 mL，缓慢静脉注射。必要时 4～6 小时重复给药一次。产程开始后即应给予抗生素预防感染。

2) 第二产程：要避免屏气加腹压，应行会阴后斜切开、胎头吸引或产钳助产术，尽可能缩短第二产程。

3) 第三产程：胎儿娩出后，产妇腹部放置沙袋，以防腹压骤降而诱发心衰。要防止产后出血过多而加重心肌缺血，诱发先心病发生发绀，加重心衰。可静注或肌注缩宫素 10～20 U，禁用麦角新碱，以防静脉压增高。产后出血过多者，应适当输血、输液，但需注意输液速度。

3. 产褥期

产后，尤其 24 小时内仍是发生心衰的危险时期，产妇须充分休息并密切监护。应用广谱抗生素预防感染，直至产后 1 周左右且无感染征象时停药。心功能在Ⅲ级以上者，不宜哺乳。不宜再妊娠者，可在产后 1 周行绝育术。

4. 心脏手术的指征

妊娠期血流动力学的改变使心脏储备能力下降，影响心脏手术后的恢复，加之术中用药及体外循环对胎儿的影响，一般不主张在孕期手术，尽可能在幼年、孕前或延至分娩后再行心脏手术。若妊娠早期出现循环障碍症状，孕妇不愿做人工流产，内科治疗效果不佳，手术操作不复杂，可考虑手术治疗。手术时期宜在妊娠 12 周以前进行，在手术前注意保胎及预防感染。

第二节　妊娠合并病毒性肝炎

一、概述

妊娠合并病毒性肝炎是由多种肝炎病毒引起，以肝实质细胞变性坏死为主要病变的一组传染病。分为甲型（HAV）、乙型（HBV）、丙型（HCV）、丁型（HDV）、戊型（HEV）、庚型（HGV）及输血传播型（TTV）肝炎 7 个类型，其中乙型肝炎病毒最常见。由于妊娠妇女特殊的生理变化，肝炎对母儿健康危害较大，且重症肝炎仍是我国孕产妇死亡的主要原因之一。病毒性肝炎严重威胁孕产妇生命安全，据全国监测资料报道，本病占孕产妇间接死因的第 2 位，仅次于妊娠合并心脏病。

妊娠时肝脏的生理变化

妊娠期肝大小形态不变，组织学正常，肝糖原稍增加。部分正常孕妇的肝功能，于妊娠晚期轻度超过正常值，于分娩后多能迅速恢复正常。

1. 血清蛋白　血清总蛋白值因血液稀释蛋白浓度降低，主要是白蛋白降低。

2. 血清酶活性　谷丙转氨酶（ALT）和谷草转氨酶（AST）多在正常范围内，少数在妊娠晚期稍升高。碱性磷酸酶（AKP）在妊娠前半期轻度升高，妊娠 7 个月后可达非孕时 2 倍，其升高主要来自胎盘。

3. 凝血功能检查　妊娠晚期时，血浆纤维蛋白原较非孕时增加 50%，凝血因子 Ⅱ、Ⅴ、Ⅶ、Ⅷ、Ⅸ、Ⅹ 均增加 0.2～0.8 倍，凝血酶原时间正常。

二、急性病毒性肝炎与妊娠的相互影响

（一）妊娠对病毒性肝炎的影响

妊娠加重肝负担，易感染病毒性肝炎，也易使原有的肝炎病情加重。重症肝炎的发生率较非孕时明显增加，与以下因素有关：①妊娠期新陈代谢明显增加，营养消耗增多，肝内糖原储量降低，不利于疾病恢复。②妊娠期产生多量雌激素需在肝内灭活并妨碍肝对脂肪的转运和胆汁的排泄。③胎儿代谢产物需在母体肝内解毒。④并发妊高征时常使肝脏受损，易发生急性重型肝炎。⑤分娩时体力消耗、缺氧、酸性代谢物质产生增加，加重肝损害。

（二）病毒性肝炎对妊娠的影响

1. 对母体的影响　妊娠早期可使早孕反应加重。妊娠晚期易患妊娠高血压综合征，这可能与患肝炎时醛固酮的灭活能力下降有关。分娩时，因肝功能受损、凝血因子合成功能减退，产后出血率增高。若为重症肝炎，常并发 DIC，出现全身出血倾向，直接威胁母婴生命。有资料报道病毒性肝炎孕妇病死率为 18.3%，明显高于非孕期肝炎对照组的 5.6%，其中重症肝炎 14 例，发生于妊娠晚期的 8 例中死亡 7 例。国内另一资料报道病死率为 8.1%～17%。

2. 对胎儿的影响　妊娠早期患病毒性肝炎，胎儿畸形发病率约高 2 倍。流产、早产、死胎、死产和新生儿病死率明显增高。有资料报道，肝功能异常孕产妇的围生儿病死率高达 46‰。

【重点提示】…

妊娠期病毒性肝炎的诊断。

三、诊断

妊娠期病毒性肝炎诊断比非孕期困难，尤其在妊娠晚期，因可伴有其他因素的肝功能异常，不能仅凭转氨酶升高做出肝炎诊断。

1. 病史

有与病毒性肝炎患者密切接触史，半年内曾接受输血、注射血制品史。

2. 病毒性肝炎的潜伏期

甲型肝炎为 2～7 周（平均 30 日）；乙型肝炎为 1.5～5 个月（平均 60 日）；丙型肝炎为 2～26 周（平均 7.4 周）；丁型肝炎为 4～20 周；戊型肝炎为 2～8 周（平均 6 周）。

3. 临床表现

常出现消化系统症状，如食欲减退、恶心、呕吐、腹胀、肝区痛等，不能用妊娠反应或其他原因加以解释；继而出现乏力、畏寒、发热，部分患者有皮肤巩膜黄染、尿色深黄；可触及肝肿大，肝区有叩击痛。妊娠晚期受增大子宫影响肝脏极少被触及，如能触及应想到异常。

4. 辅助检查

病原学检查，相应肝炎病毒血清学抗原抗体检测出现阳性。血清总胆红素在 17 μmol/L 以上，尿胆红素阳性。凡具有上述不同程度的肝炎症状、体征及化验检查异常结果，则可确诊。

5. 妊娠合并重症肝炎的诊断要点

（1）消化道症状严重，表现为食欲极度减退、频繁呕吐、腹胀、出现腹水。

（2）黄疸迅速加深，血清总胆红素值＞171 μmol/L。

（3）出现肝臭气味，肝呈进行性缩小，肝功能明显异常，酶胆分离，白 / 球蛋白倒置。

(4) 凝血功能障碍，有全身出血倾向。

(5) 迅速出现肝性脑病表现，烦躁不安、嗜睡、昏迷。

(6) 肝肾综合征出现急性肾功能衰竭。

随着分子生物学技术的日趋发展，聚合酶链反应（PCR）等技术逐渐广泛应用于临床。检测病毒 DNA 或 BNA 片段是诊断病毒性肝炎准确而有效的手段。阳性者视为体内有病毒复制。

四、治疗

(一) 预防

孕妇应加强营养，摄取高蛋白、高碳水化合物和高维生素食物。注意个人卫生与饮食卫生。有与甲型肝炎患者密切接触史者，可注射丙种球蛋白。预防乙肝可注射乙肝免疫球蛋白。

1. 加强围生期保健重视孕期监护　将肝功及肝炎病毒血清学抗原、抗体检测列为产前检测常规，并定期复查。对 HBsAg 和 HBeAg 阳性孕妇分娩时，应严格施行消毒隔离制度，防止产伤及新生儿损伤、羊水吸入等，以减少垂直传播。

2. 乙型肝炎的免疫预防　有效办法是注射乙型肝炎血源疫苗。我国新生儿出生后常规进行免疫接种。

(1) 主动免疫：新生儿出生后 24 小时内肌内注射乙型肝炎疫苗，生后 1 个月、6 个月再分别注射。新生儿对疫苗的免疫应答良好，体内产生 HBsAb，可有效保护肝脏不受 HBV 的感染，免疫率达 75%。

(2) 被动免疫：新生儿出生后立即肌内注射，生后 1 个月、3 个月再各肌内注射 0.16 mL/kg，可减少或阻止 HBV 进入肝脏，免疫率达 71%。

(3) 联合免疫：乙型肝炎疫苗按上述方法进行，HBIG 改为出生后 48 小时肌注 0.5 mL 一次。在主动免疫建立之前，先获得被动免疫，使有效保护率达 94%。

3. 丙型肝炎的预防　目前丙型肝炎病毒尚无特异的免疫方法。丙型肝炎以医源性传播为主。在日本经输血感染的急性肝炎中 95% 为丙型肝炎。减少医源性感染是预防丙型肝炎的重要环节。保护易感人群可用丙种球蛋白对人群进行被动免疫。对抗 HCV 阳性母亲的婴儿，在 1 岁前注射免疫球蛋白可对婴儿起保护作用。

(二) 处理

1. 妊娠期病毒性肝炎处理原则　与非孕期相同，应注意休息，加强营养，摄入高维生素、高蛋白、足量碳水化合物、低脂肪饮食。应用中西药物，积极进行保肝治疗。有黄疸者应立即住院，按重症肝炎处理。避免应用可能损害肝的药物（镇静药、麻醉药、雌激素）。注意预防感染，产时严格消毒，并用广谱抗生素，以防内源性感染诱发肝昏迷。

2. 重症肝炎的处理要点

(1) 预防及治疗肝昏迷：重症肝炎时，因蛋白质代谢异常，出现高血氨、高芳香类氨基酸。后者在体内可能转变为胺类化合物，此为假性神经介质，可通过血脑屏障使中枢神经功能紊乱而昏迷。为控制血氨，应限制蛋白质摄入，增加碳水化合物，保持大便通畅，减少氨及毒素的吸收。口服新霉素抑制大肠杆菌、减少游离氨及其他毒素的形成。给谷氨酸钠（钾）每日 23～46 g 或精氨酸 25～50 g 静脉滴注以降低血氨，改善脑功能。高血糖者可用胰岛素 8 U 溶于 10% 葡萄糖 250 mL 内，再加 50% 葡萄糖 20 mL、10% 氯化钾 8 mL 缓慢静滴每日 1～2 次，可促使肝细胞再生，调节肝细胞代谢。每日给予辅酶 A 50 U、三磷腺苷 20 mg 加入输液中以保肝。新鲜血浆 200～400 mL，每周 2～4 次；人血白蛋白 10～20 g，每周 1～2 次，静脉滴注，既补充营养又增强免疫功能。

（2）预防及治疗：DIC 是妊娠期重症肝炎的主要死因，特别在妊娠晚期，应进行凝血功能检查。若有异常应补充凝血因子。如输新鲜血、凝血酶原复合物、纤维蛋白原、抗凝血酶III和维生素 K 等。有 DIC 者可在凝血功能监测下，酌情应用肝素治疗。肝素用量宜小不宜大，可先用 3 750 单位静脉滴注，根据病情和凝血功能调整剂量。产前 4 小时至产后 12 小时内不宜应用肝素，以免发生产后出血。

3. 产科处理

（1）妊娠期：妊娠早期患急性肝炎，应积极治疗，待病情好转行人工流产。妊娠中、晚期给予维生素 C、K，并积极治疗妊高征，若经治疗病情继续发展，应考虑终止妊娠。

（2）分娩期：分娩前准备好新鲜血液，宫口开全后可行胎头吸引术助产，以缩短第二产程。防止产道损伤和胎盘残留。胎肩娩出后立即静注缩宫素以减少产后出血。对重症肝炎，经积极控制 24 小时后迅速终止妊娠。因母儿耐受能力较差，过度的体力消耗可加重肝脏负担。分娩方式以剖宫产为宜。

（3）产褥期：应用对肝脏损害较小的广谱抗生素控制感染，是防止肝炎病情恶化的关键。给予头孢菌素或氨苄西林等。严密观察病情及肝功能变化，予以对症治疗，防止演变为慢性肝炎。

第三节　妊娠合并糖尿病

一、概述

妊娠合并糖尿病属高危妊娠，对母儿均有较大危害。自胰岛素应用于临床以来，糖尿病孕产妇及其围生儿病死率均显著下降。孕妇糖尿病的临床过程较复杂，至今母婴病死率仍较高，必须引起重视。

妊娠期糖尿病与妊娠合并糖尿病

妊娠期糖尿病（GDM）系指在妊娠期首次发现或发生的糖代谢异常。发生率为 1%～5%，其诊断标准只需符合下列任何一项即可：①口服糖耐量试验结果两次异常；②两次空腹血糖≥5.8 mmol/L，且再测空腹血糖≥5.8 mmol/L。妊娠期糖尿病多可在产后恢复，仍有 31.3% 病例于产后 5～10 年转为糖尿病，应定期随访。妊娠合并糖尿病系指在原有糖尿病的基础上合并妊娠者或妊娠前为隐性糖尿病，妊娠后发展为糖尿病。

【重点提示】…

糖尿病对妊娠的影响。

二、糖尿病与妊娠的相互影响

（一）妊娠对糖尿病的影响

1. 妊娠期血容量增加、血液稀释，胰岛素相对不足；胎盘分泌的激素（胎盘生乳素、雌激素、孕激素等）在周围组织中具有抗胰岛素作用，使母体对胰岛素的需要量较非孕时增加近1倍。肾小球滤过率增加和肾小管对糖的再吸收减少，造成肾排糖阈降低，使尿糖不能够正确反映病情，故不宜以此计算胰岛素的需要量。妊娠期间，随妊娠进展，空腹血糖开始下降，胎盘生乳素还具有脂解作用，使身体周围的脂肪分解成碳水化合物及脂肪酸，故妊娠期糖尿病比较容易发生酮症酸中毒。

2. 分娩期宫缩大量消耗糖原以及产妇进食减少，容易发展为酮症酸中毒。

3. 产褥期由于胎盘排出以及全身内分泌激素逐渐恢复到非妊娠期水平，使胰岛素的需要量相应减少，若不及时调整用量，极易发生低血糖症。

（二）糖尿病对妊娠的影响

1. 对孕妇的影响

（1）糖尿病患者多有小血管内皮细胞增厚及管腔变窄的症状，易并发妊高征，其发病率较非糖尿病孕妇高4～8倍。胎盘早剥、脑血管意外发生率也增高。

（2）患糖尿病时，白细胞有多种功能缺陷，趋化性、吞噬作用、杀菌作用均显著降低。糖尿病孕妇极易在妊娠期及分娩期发生泌尿生殖系统感染，甚至发展为败血症。

（3）羊水过多发病率较非糖尿病孕妇增加10倍，原因不明，可能与羊水中糖量过高，刺激羊膜分泌增加有关。羊水过多使胎膜早破及早产发病率增高。

（4）因胎儿发育较大，常导致胎儿性难产及软产道损伤。由于巨大儿或某些胎儿紧急情况，手术产率增高。

（5）由于胰岛素缺乏，葡萄糖利用不足，能量不够，使子宫收缩乏力，常发生产程延长及产后出血。

2. 对胎儿及新生儿的影响

（1）巨大儿发生率高达25%～42%。由于孕妇血糖高，通过胎盘转运，而胰岛素不能通过胎盘，使胎儿长期处于高血糖状态，刺激胎儿胰岛细胞增生，产生大量胰岛素，活化氨基酸转移系统，促进蛋白、脂肪合成和抑制脂肪分解作用，使胎儿巨大。

（2）畸形胎儿发生率为6%～8%，为正常孕妇的3倍。发生机制不清，可能与早孕时的高血糖有关，也可能与治疗糖尿病药物有关。

(3) 死胎及新生儿病死率高。糖尿病常伴有严重血管病变或产科并发症，影响胎盘血供，引起死胎、死产。新生儿主要由于母体血糖供应中断而发生反应性低血糖和由于肺泡表面活性物质不足而发生新生儿呼吸窘迫综合征，增加了新生儿病死率。另外，患糖尿病时由于手术产多、早产多，或因病情严重提前终止妊娠，均可影响新生儿成活率。

三、诊断

1. 病史

有糖尿病家族史、患病史，特别是不明原因的死胎、死产、巨大儿、畸形儿、新生儿死亡等分娩史。

2. 临床表现

妊娠期有“三多”症状，即多饮、多食、多尿，或反复发作的外阴阴道念珠菌感染症状或体征。孕妇体重>90 kg，本次妊娠伴有羊水过多或巨大胎儿者应警惕糖尿病。

3. 实验室检查

(1) 尿糖测定：尿糖阳性者应排除妊娠期生理性糖尿，需做空腹血糖及糖耐量试验确诊。

(2) 糖筛查：孕妇应在妊娠 24～28 周进行糖筛查，将 50 g 葡萄糖粉溶于 200 mL 水中，5 分钟内服完，从开始服糖水时计时，1 小时抽静脉血测血糖值，若≥7.8 mmol/L 为葡萄糖筛查阳性，应进一步做口服糖耐量试验。

(3) 口服葡萄糖耐量试验：糖筛查阳性者，行 75 g 糖耐量试验。禁食 12 小时后，口服葡萄糖 75 g。测空腹血糖及服糖后 1 小时、2 小时、3 小时四个时点血糖，空腹 5.6 mmol/L、1 小时 10.3 mmol/L、2 小时 8.6 mmol/L、3 小时 6.7 mmol/L，若其中有任何两点超过正常值，可诊断为妊娠期糖尿病。仅一点高于正常值，诊断为糖耐量受损。

【知识拓展】

胰岛素需要量的变化

孕早期空腹血糖较低，胰岛素用量比非孕期有所减少，但也有例外。

随着妊娠的进展抗胰岛素物质增加，胰岛素用量需要不断增加，妊娠 32～36 周胰岛素用量达最高峰。妊娠 36 周后用量稍下降，特别是在夜间。

产后随着胎盘排出体外，胎盘所分泌的抗胰岛素物质迅速消失，胰岛素用量应立即减少，否则易出现低血糖休克。

四、治疗

1. 已有严重的心血管病史、肾功能减退或眼底有增生性视网膜炎者应避孕，不宜妊娠；若已妊娠应及早人工终止。

2. 对器质性病变较轻，或病情控制较好者，可继续妊娠。孕期应加强监护，使血糖控制在空腹 5.6 mmol/L。

（1）饮食控制：是糖尿病治疗的基础，其中碳水化合物40%～50%，蛋白质12%～20%，脂肪30%～35%，并应补充维生素、钙及铁剂。适当限制食盐的摄入量。若控制饮食能达到上述血糖水平而孕妇又无饥饿感为理想，否则需增加药物治疗。

（2）药物治疗：不用磺脲类降糖药，因其能通过胎盘，引起胎儿胰岛素分泌过多，导致胎儿低血糖死亡或引起畸形。通常应用胰岛素，剂量应根据血糖值确定。血糖控制标准：0点和三餐前血糖值＜5.6 mmol/L，三餐后1小时≤7.8 mmol/L、2小时＜6.7 mmol/L。应用胰岛素治疗应注意防止低血糖或酮症酸中毒。若出现酮症酸中毒，主张应用小剂量治疗法，首次剂量0.1 U/（kg·h）静脉滴注，直到酸中毒纠正（血pH＞7.34，尿酮体转阴）。若小剂量治疗2小时血糖仍无改变，可增大剂量。

3. 应加强对胎儿的监护，包括胎儿生长发育情况、胎儿成熟度、胎盘功能等监测，预防胎死宫内。

4. 妊娠35周应住院严密监护，同时应促胎肺成熟。每日应静脉滴注地塞米松10～20 mg，连用2日。促进肺泡表面活性物质产生，减少新生儿呼吸窘迫综合征（RDS）的发生。

5. 终止妊娠的指征：①严重妊高征，特别是发生子痫病者；②酮症酸中毒；③严重肝肾损害；④恶性、进展性、增生性视网膜病变；⑤动脉硬化性心脏病；⑥胎儿宫内发育迟缓；⑦严重感染；⑧孕妇营养不良；⑨胎儿畸形或羊水过多，终止妊娠前应加强糖尿病的治疗。

6. 分娩时间及分娩方式的选择

（1）分娩时间的选择：应根据胎儿大小、成熟程度、胎盘功能和孕妇血糖控制及并发症情况综合考虑终止妊娠时间，力求使胎儿达到最大成熟度而又避免胎死宫内。妊娠35周前早产儿病死率较高，而妊娠36周后胎死宫内的发生率又逐渐增加，故主张选择36～38周终止妊娠。伴有增生性视网膜病变者可在34周终止妊娠。在待产中，若有胎盘功能不良或出现胎儿处境危险信号时，应立即终止妊娠。

（2）分娩方式的选择：有巨大儿、胎盘功能不良、糖尿病病情重、胎位异常或其他产科指征者，应行剖宫产。阴道分娩应注意胎心率，若有胎儿窘迫或产程进展缓慢，应行剖宫产。术前3小时需停用胰岛素，以防新生儿发生低血糖。

7. 终止妊娠的注意事项

（1）血糖应控制在接近正常水平，代谢紊乱如尿酮体阳性、酸中毒、低血钾等应及时纠正。

（2）阴道分娩或剖宫产过程中，应定时监测血糖、尿糖和尿酮体，使血糖不低于5.6 mmol/L以防发生低血糖，也可按每4 g糖加1 U胰岛素比例给予补液。

（3）阴道分娩者，产程中应密切监测宫缩、胎心变化，避免产程延长，应在12小时内结束分娩，产程＞16小时易发生酮症酸中毒。

（4）剖宫产麻醉选择连续硬膜外阻滞，影响较小。也可用局部浸润麻醉，但不宜加用肾上腺素。

（5）分娩后由于胎盘排出，抗胰岛素的激素迅速下降，故产后24小时内的胰岛素用量应减至原用量的一半，第 2 日以后约为 2/3 原用量。

(6) 产后应继续注意电解质平衡，预防产后出血，应用广谱抗生素预防创口感染，拆线时间稍延长。

8. 新生儿处理

糖尿病产妇娩出的新生儿抵抗力弱，均应按早产儿处理，注意低血糖、低血钙、高胆红素血症。由于产后血糖来源中断，新生儿本身又有胰岛 B 细胞增生，极易发生低血糖。因此，新生儿娩出后 30 分钟开始定时滴服 25% 葡萄糖液，多数新生儿在生后 6 小时内血糖恢复至正常值。若出生时一般状态较差，应根据血糖值给予 25% 葡萄糖液 40～60 mL 静脉滴注。

第四节　妊娠合并贫血

妊娠合并贫血，属高危妊娠范畴，是妊娠期最常见的合并症。由于妊娠期血容量增加，且血浆增加多于红细胞增加，致使血液稀释。目前国内确定妊娠合并贫血的标准为红细胞计数$<3.5\times10^{12}$/L、血红蛋白<110 g、血细胞比容<0.30。最近 WHO 资料表明，50% 以上孕妇合并贫血，以缺铁性贫血最常见，巨幼红细胞性贫血较少见，再生障碍性贫血更少见。

一、缺铁性贫血

由于胎儿生长发育及妊娠期血容量增加对铁的需要量增加，尤其在妊娠后半期，孕妇对铁摄取不足或吸收不良，发生缺铁性贫血，严重贫血易造成围生儿及孕产妇的死亡，应予以高度重视。

（一）妊娠期缺铁的发生机制

铁是人体的必需元素，是制造血红蛋白的必要原料。正常成年妇女体内铁主要以结合方式存在，是血红蛋白的主要原料，约占 65%，其余 35% 以铁蛋白、肌红蛋白、细胞色素和过氧化氢酶等形式存在，可利用的贮备铁约为 20%。据 WHO 公布的资料，不少妇女在非孕期已存在铁的摄入不足，故孕期可用的贮备铁仅 100 mg 左右。

妊娠妇女对铁的需要量明显增加，胎儿生长发育需铁约 350 mg，母体血容量增加需铁约 650 mg，扣除妊娠全过程无月经来潮的失血，约积存铁 200 mg，故孕期需铁 800 mg。每日饮食中含铁 10～15 mg，吸收利用率仅为 10%，至妊娠后半期铁的最大吸收率可达 40%，仍不能满足需求，若不给予铁剂治疗，很容易耗尽体内的储存铁造成贫血。

【重点提示】…

贫血对妊娠的影响。

（二）贫血对妊娠的影响

1. 对孕妇的影响

轻度贫血影响不大，重度贫血时，心肌缺氧导致贫血性心脏病；胎盘缺氧易发生妊高征或妊高征性心脏病；严重贫血对失血耐受性降低，易发生失血性休克；由于贫血降低产妇抵抗力，易并发产褥感染，危及生命。

2. 对胎儿的影响

孕妇骨髓和胎儿是铁的主要受体组织，在竞争摄取孕妇血清铁的过程中，胎儿组织占优势，而铁通过胎盘又是单向运输，不能由胎儿向孕妇方向逆转转运。因此，一般情况下，胎儿缺铁程度不会太严重。但当孕妇患重症贫血时，会因胎盘供氧和营养不足，引起胎儿发育迟缓、胎儿窘迫、早产或死胎。

（三）诊断依据

1. 病史　既往有月经过多等慢性失血性疾病史，或长期偏食、孕早期呕吐、胃肠功能紊乱导致的营养不良等病史。

2. 临床表现　轻者无明显症状，重者可有乏力、头晕、心悸、气短、食欲不振、腹胀腹泻、皮肤黏膜苍白、皮肤毛发干燥、指甲脆薄以及口腔炎、舌炎等。

3. 实验室检查

（1）外周血象为小红细胞低血红蛋白性贫血。必备条件是血红蛋白 100 g/L，红细胞＜35×10/L，血细胞比容＜0.30，而白细胞计数及血小板计数均在正常范围。

（2）血清铁浓度能灵敏反映缺铁状况，孕妇血清铁＜6.5 μmol/L（35 μg/dl），可诊断为缺铁性贫血。

（3）诊断困难时应做骨髓穿刺，骨髓象为红细胞系统增生，中幼红细胞增多，晚幼红细胞相对减少，铁颗粒减少。

（四）预防

1. 妊娠前积极治疗失血性疾病如月经过多等，以增加铁的贮备。
2. 孕期加强营养，鼓励进食含铁丰富的食物，如猪肝、鸡血、豆类等。
3. 妊娠 4 个月起常规补充铁剂，每日口服硫酸亚铁 0.3 g，同时补充维生素 C，有利于对铁的吸收。给予乐力，每日 1 粒。
4. 在产前检查时，每个孕妇必须检查血常规，尤其在妊娠后期应重复检查，做到早期诊断，及时治疗。

（五）治疗

1. 补充铁剂

当血红蛋白 100 g/L 时应口服铁剂。硫酸亚铁 0.3 g，每日 3 次，同时服维生素 C 或 10% 稀盐酸 0.5～2 mL 促进对铁的吸收。也可选用 10% 枸橼酸铁铵 10～20 mL，每日 3 次口服，同时服稀盐酸。不能口服铁剂时可用右旋糖酐铁 50 mg 深部肌内注射，若无副反应，可增至 100 mg，每日肌注。

2. 输血

当血红蛋白<60 g/L、接近预产期或短期内需行剖宫产术者，应少量多次输血，警惕发生急性左心衰竭。有条件的医院可行成分输血（输浓缩红细胞）。

3. 预防产时并发症

（1）临产后备血，酌情给予维生素等。

（2）严密监护产程，防止产程延长，阴道助产以缩短第二产程。

（3）当胎儿前肩娩出后，肌注或静注宫缩剂（缩宫素 10 U 或麦角新碱 0.2 mg）。或当胎儿娩出后，以防产后出血，出血多时应及时输血。

（4）产程中严格无菌操作，产后给广谱抗生素预防感染。

二、巨幼红细胞性贫血

巨幼红细胞性贫血并不少见，几乎均为叶酸缺乏引起。国外报道其发病率为 0.5%～2.6%，国内报道为 0.7%。

（一）妊娠期叶酸缺乏的原因

叶酸与维生素 B_{12} 都是 DNA 合成过程中的重要辅酶。当叶酸和（或）维生素 B_{12} 缺乏，可使 DNA 合成抑制，导致红细胞核发育停滞，细胞浆中 RNA 大量聚集，RNA 与 DNA 比例失调，使红细胞体积增大，而红细胞核发育处于幼稚状态，形成巨幼红细胞。由于巨幼红细胞寿命短而发生贫血，妊娠期造成叶酸缺乏的原因有：

1. 需要量增加　正常成年妇女每日需补充叶酸，而孕妇每日需补充叶酸量更多，多胎孕妇需要量多于正常孕妇。

2. 吸收减少　孕妇胃酸分泌减少，肠蠕动减弱，影响叶酸吸收，若新鲜蔬菜及动物蛋白摄入不足，叶酸更易缺乏。

3. 排泄增加　孕妇肾血流量增加，肾小管再吸收减少，叶酸从尿中排泄增多。

（二）妊娠期维生素 B_{12} 缺乏的原因

妊娠期维生素 B_{12} 缺乏少见，主要是因胃黏膜壁细胞分泌内因子减少，导致维生素 B_{12} 吸收障碍，加之胎儿大量需要，导致发生维生素 B_{12} 缺乏性的巨幼红细胞性贫血。

（三）巨幼红细胞性贫血对孕妇及胎儿的影响

严重贫血时，贫血性心脏病、妊高征、胎盘早剥、早产、产褥感染等的发病率明显增多。对胎儿影响主要有畸形胎儿（以神经管缺损最常见）、胎儿宫内发育迟缓、死胎等。

（四）诊断依据

叶酸和（或）维生素 B_{12} 缺乏的临床症状、骨髓象及血象的改变均相似，但维生素 B_{12} 缺乏可有神经系统症状，而叶酸缺乏无神经系统症状。

1. 本病多发生于妊娠后半期，贫血程度严重，常感乏力、头昏、心悸、气短、皮肤黏膜苍白、腹泻、舌炎、乳头萎缩等。低热、水肿、脾肿大、表情淡漠也常见。

2. 周围神经变性导致肢端麻木、针刺、冰冷等感觉异常以及行走困难等神经系统症状。

3. 实验室检查：①外周血象为大细胞正常血红蛋白性贫血，红细胞平均血红蛋白（MCH）>32 pg，中性粒细胞分叶过多，网织红细胞正常，即可得出诊断。②骨髓血片呈巨幼红细胞增多，红细胞体积较大，核染色质疏松。

（五）防治

1. 加强孕期营养指导，多食新鲜蔬菜、水果、瓜豆类、肉类、动物肝及肾等食物。

2. 于妊娠后半期每日给予叶酸 5 mg 口服，直至症状消失、贫血纠正。若治疗效果不显著，应检查有无缺铁，可同时补给铁剂。

3. 维生素 B_{12} 肌注，每日 1 次，共 2 周，以后改为每周 2 次，直至血红蛋白恢复正常。有神经系统症状者，单独用叶酸有可能使神经系统症状加重，应引起注意。

4. 血红蛋白<60 g/L 时，可少量间断输新鲜血或浓缩红细胞。

5. 分娩时避免产程延长，预防产后出血，预防感染。

学习检测

一、简答题

1. 简述妊娠、分娩对心脏病的影响。

2. 妊娠合并糖尿病在饮食、运动及用药方面应注意什么？

3. 为预防乙型病毒性肝炎的母婴垂直传播，应采取的措施有哪些？

二、选择题

1. 下列心脏病患者可以妊娠的是（　　）。

A. 风湿性心脏病伴房颤

B. 既往有心慌气短不能平卧即心衰史

C. 发绀型先天性心脏病

D. 曾发生脑梗死，现恢复尚不完全

E. 以上都不是

2. 关于妊娠合并心脏病，下列正确的是（　　）。

A. 总血量于妊娠 37～39 周增加达高峰

B. 分娩方式行剖宫产或宫口开全后尽早阴道助产

C. 为预防产后出血，静脉滴注麦角新碱

D. 若发生产后出血，应快速输血

E. 产时未发生心衰，产后不再发生心衰

3. 心脏病孕妇最易发生心力衰竭的时期是（　　）。

A. 妊娠 20～22 周
B. 妊娠 24～26 周
C. 妊娠 28～30 周
D. 妊娠 32～34 周
E. 妊娠 36～38 周

4. 妊娠合并心脏病者，下列不是早期心衰体征的是（　　）。

A. 轻微活动后即胸闷气急及心悸感
B. 休息时心率＞110 次 / 分
C. 休息时呼吸＞20 次 / 分
D. 肺底有湿啰音，咳嗽后消失
E. 阵发性夜间呼吸困难

5. 心脏病产妇的处理，下列不合适的是（　　）。

A. 临产即用抗生素，至少维持至产后 1 周
B. 可适当应用镇静剂
C. 若非病变需要，不主张长期使用维持剂量洋地黄预防心衰
D. 产程进展慢，估计有头盆不称，早做剖宫产
E. 产后出血较多时尽量避免输血

6. 心脏病患者早孕，终止妊娠的指征下述不适当的是（　　）。

A. 心功能Ⅰ级
B. 风湿活动期
C. 严重心肌损害
D. 伴有肺高压表现者
E. 有心力衰竭史

7. 乙肝传给婴儿的主要方式是（　　）。

A. 粪－口传染
B. 注射血浆制品
C. 输血
D. 母婴垂直传染
E. 密切生活接触

8. 妊娠合并风心病，早期心衰的可靠诊断依据是（　　）。

A. 肺底部持续湿啰音
B. 心尖部闻及二级收缩期杂音
C. 心界扩大
D. 休息时心率＞110 次 / 分
E. 踝部凹陷性水肿

9. 妊娠晚期及分娩期合并急性病毒性肝炎，对产妇威胁最大的是（　　）。

A. 易合并妊高征
B. 易发展为重型肝炎，孕产妇病死率高
C. 易发生产后出血、DIC
D. 易发生宫缩乏力、产程延长
E. 易发生早产、围产儿病死率增加

10. 妊娠合并病毒性肝炎，产褥期的处理原则，下述错误的是（　　）。

A. 预防感染　　B. 以工具避孕为宜

C. 产妇不宜哺乳　　D. 雌激素退乳

E. 新生儿必须隔离

11. 一位早孕合并心脏病的孕妇，决定继续妊娠的主要依据是（　　）。

A. 心脏病的种类　　B. 心功能分级

C. 病变发生部位　　D. 妊娠反应轻重程度

E. 年龄大小

12. 糖尿病孕妇不易发生的合并症是（　　）。

A. 前置胎盘　　B. 胎盘早剥　　C. 急性肾盂肾炎

D. 羊水过多　　E. 肩难产

13. 糖尿病母亲的围生儿不易发生的合并症是（　　）。

A. 巨大儿　　B. 新生儿低血糖　　C. 新生儿呼吸窘迫综合征

D. 胎死宫内　　E. 母儿血型不合

14. 关于妊娠期糖筛查，下列正确的是（　　）。

A. 应在孕 24～28 周进行筛查

B. 应口服 75 g 葡萄糖粉

C. 应在服糖后 2 小时测血糖

D. 血糖若≥6.7 mmol/L 应做口服糖耐量试验

E. 筛查阳性即可诊为妊娠期糖尿病

15. 关于糖尿病孕妇的处理，下列错误的是（　　）。

A. 空腹血糖＞5.6 mmol/L 应控制血糖

B. 治疗首选饮食控制

C. 饮食控制后空腹血糖仍＞5.6 mmol/L 者应口服磺脲类降糖药或使用胰岛素

D. 应加强对胎儿生长发育、成熟度及胎儿－胎盘功能的监测

E. 阴道分娩者产程应＜12 小时

第九章 高危妊娠

学习目标

1. 掌握高危妊娠的概念和范畴；掌握处理措施。
2. 熟悉高危妊娠的主要监护措施。
3. 了解高危妊娠的处理原则。

预习案例

孕妇王某，34岁，初次怀孕，孕16周出现心慌、气短，既往有先天性心脏病史。经检查发现心功能Ⅱ级。

思考

（1）为什么要诊断为高危妊娠？
（2）对该孕妇的处理原则是什么？

第一节　高危妊娠的监测

【重点提示】…

高危妊娠的概念。

哪些情况属于高危妊娠

在妊娠期有某种病理因素或致病因素可能危害孕妇、胎儿与新生儿或导致难产者称为高危妊娠（high risk pregnancy）。

高危妊娠监测包括婚前、孕前的保健咨询工作，对不宜结婚或不宜生育者做好说服教育工作；孕前和早孕期做好优生咨询及产前诊断工作；孕中期注意筛查妊娠并发症或合并症；孕晚期监护及评估胎儿生长发育和安危情况，监测胎儿-胎盘功能及评估胎儿成熟度。

（一）人工监测

1. 确定孕龄　根据末次月经及早孕反应的时间、胎动出现时间推算孕龄。

2. 测量宫底高度及腹围　判断子宫大小是否与停经周数相符，大于或小于正常值 3 cm 者为异常，过大者应排除羊水过多或双胎，过小者警惕胎儿宫内发育迟缓。

3. 高危妊娠评分　为了早期识别高危孕妇，随着妊娠进展，可采用高危评分法对孕妇进行动态评估，属于高危妊娠的孕妇应给予高危监护。

4. 胎动计数监测　可判断胎儿在宫内的状态。一般孕妇于 16～20 周即自觉有胎动，至孕 28 周胎动逐渐加强，次数也增多，足月又稍减少。胎动正常表示胎儿在宫内存活良好。妊娠近足月时胎动＞20 次 /24 小时。

【重点提示】…

妊娠图的绘制。

（二）妊娠图

妊娠图是反映胎儿在宫内发育及孕妇健康情况的动态曲线图。将每次产前检查所得的血压、体重、宫高、腹围、水肿、尿蛋白、胎位、胎心率等数值记录于妊娠图上，绘制成标准曲线，观察动态变化。其中宫高曲线是妊娠图中最主要的曲线。

因腹围曲线常受到孕妇腹壁厚度、腹部外形、腹壁松紧度等的影响，所以其有一定的参考意义，但价值不如宫高曲线。

（三）仪器监测

1. B 超　B 超检查能显示胎儿数目、胎位、有无胎心搏动以及胎盘位置，而且能测量胎头的双顶径、胸径、腹径以评估孕龄及预产期，可评估胎盘成熟度、胎儿体重及有无胎儿体表畸形等，尤其在神经管缺陷，心脏、脑、肾及双胎畸形等诊断方面具有独特的优越性。

2. 胎心听诊　胎心听诊是临床普遍使用的最简单方法，可用听诊器或多普勒胎心仪监测。可判断胎儿是否存活，能帮助了解胎儿宫内有无缺氧，缺点是不能分辨瞬间变化。测胎心时应注意胎心的强弱和节律，有疑问时应延长听诊时间。当胎心率＜120 次 / 分或＞160 次 / 分时，应监测胎心变化，当胎盘功能不良时或子宫胎盘血流有障碍或胎儿脐带循环受阻时，可导致胎儿缺氧出现胎心异常。

【重点提示】…

胎心电子监护方法。

3. 胎心电子监护　胎心电子监护有两种功能：监测胎心率（FHR）及预测胎儿宫内储备能力。监护分产前监护和产时监护，包括内、外监护两种形式。外监护是将宫缩描绘探头和胎心探头直接放在孕妇的腹壁上，其操作方便、无感染，但外界干扰可影响结果；内监护是在宫口开大 1 cm 以上，将单极电极经宫口与胎头直接连接进行监测，此法记录较准确，但在破膜后操作会增加感染的机会。胎心电子监护在使用时一般都是胎心率与子宫收缩频率同步描记，在准确观察和记录胎心率的连续变化的同时能观察到胎动、宫缩对胎心率的影响。目前胎心电子监护已广泛应用于凡有胎动或胎心异常、高危妊娠、妊娠末期及临产后。

胎心仪放置位置

（1）监护仪记录的胎心率（Fetal Heart Rate，FHR）可有两种基本变化：基线胎心率（Baseline Heart Rate，BHR）及周期性胎心率（Periodic Change of FHR，PFHR）。BHR 是在无宫缩或宫缩间歇期记录的胎心率，必须持续观察 10 分钟以上。正常足月胎儿的 FHR 呈小而快的有节律的周期性变化，主要在 120～160 次 / 分之间波动。若 BHR 在 100～120 次 / 分为轻度心动过缓，＜100 次 / 分则为明显心动过缓；160～180 次 / 分为轻度心动过速，＞180 次 / 分为明显心动过速。胎心基线变异又称基线摆动，即在胎心率基线上的上下周期性波动，这是胎儿本身交感与副交感神经间张力调节的变动所表现出的生理性变化。胎心基线变异的存在说明胎儿有一定的储备能力。正常胎心基线变异在 5～25 次 / 分。若基线变异＜5 次 / 分，表示胎心基线率呈平坦型即基线摆动消失，储备能力强；基线变异＞25 次 / 分为变异度增加，基线呈跳跃型。

PFHR 是指与子宫收缩有关的胎心率变化，它有 3 种类型：

1）无变化：子宫收缩后 FHR 仍保持原基线率不变。

2）加速：即在子宫收缩后 FHR 基线逐渐上升，增加的范围为 15～20 次 / 分，很少超过 40 次 / 分。这可能是因为胎儿躯干局部或脐静脉暂时受压的缘故。

3）减速：可分为 3 种：①早期减速。它的发生与子宫收缩几乎同时开始，子宫收缩后即恢复正常。正常减速幅度＜50 次 / 分。这是宫缩时胎头受压，脑血流量一时性减少的表现，不受体位或吸氧而改变。②变异减速。宫缩开始后胎心率不一定减慢。减速与宫缩的关系不恒定，但减速出现后下降幅度大（＞70 次 / 分），持续时间长短不一，恢复也迅速。这是因为子宫收缩时脐带受压兴奋迷走神经所致，嘱孕妇左侧卧位可减轻症状。③晚期减速。指子宫收缩开始后一段时间（一般在高峰后）出现胎心率减慢，但下降缓慢，下降幅度＜50 次 / 分，持续时间长，恢复也缓慢，可能是子宫胎盘功能不良、胎儿缺氧的表现。

【重点提示】…

预测胎儿宫内储备能力的方法。

（2）预测胎儿宫内储备能力的方法：

1）无应激试验（Non Stress Test，NST）：用于观察胎心基线的变异及胎动后胎心率的情况。正常情况下，20 分钟内至少有 3 次以上胎动伴胎心率加速＞15 次 / 分称 NST 有反应。如少于 3 次或胎心率加速不足 15 次 / 分称 NST 无反应，应延长试验时间至 40 分钟，若仍无反应，孕周＞36 周时，应再做催产素激惹试验。

2）宫缩压力试验（Contraction Stress Test，CST）或催产素激惹试验（Oxytocin Challenge Test，OCT）：又称宫缩应激试验。是通过子宫收缩造成的胎盘一过性缺氧负荷试验及测定胎儿储备能力的试验。临产后连续描绘宫缩与胎心率共 10 分钟作为基数，若无宫缩则静脉滴注小剂量催产素使子宫出现规律性收缩，每次收缩 30 秒，再连续观察至少 3 次宫缩以判断结果。CST 阴性：胎心率无晚期减速，胎动后胎心率加快。说明一周内无大的危险。CST 阳性：胎心率晚期减速连续出现，频度占到宫缩的 1/2 以上，至少说明胎儿氧合状态是不理想的。如果 CST 阳性伴胎动后无胎心率改变，说明在慢性缺氧的基础上很容易出现代谢性酸中毒，常需立即剖宫产终止妊娠。催产素激惹试验方法：观察孕妇 10 分钟无宫缩后，给予稀释催产素（1∶2 000）静脉滴注。滴速自 8 滴 / 分开始，逐渐增加，调至有效宫缩 3 次 /10 分后进行监护。

4. 胎儿心电图监测 是通过置电极于母体腹壁或胎儿体表记录胎儿心脏活动的电位变化及其在心脏传导过程的图形。通过胎儿心脏活动的客观指标及早诊断胎儿宫内缺氧及先天性心脏病。如羊水过多时 R 波低；过期妊娠、羊水过少时 R 波可高达 50～60 mV；振幅超过 40 mV 表示胎盘功能不全。

5. 羊膜镜检查 羊膜镜是在胎膜完整时插入子宫颈管观察羊膜及羊水情况的器械。如头位，羊水中混有胎粪或羊水呈黄绿色则提示有胎儿缺氧。在妊娠晚期或分娩期应用羊膜镜观察羊水的性状及颜色，可以早期发现胎儿缺氧，达到监护胎儿的目的。如羊水呈黄绿色，提示胎儿窘迫，因胎儿缺氧可引起迷走神经兴奋，使肠蠕动增加、肛门括约肌松弛致胎粪排于羊水中。胎死宫内时，水呈棕色、紫色或暗红色混浊状。

6. 超声多普勒检查　超声多普勒检查为胎儿血流动力学研究提供了一种更先进、更有效的方法。

（四）实验室检查

1. 胎儿先天性畸形及遗传病的诊断　常用的如甲胎蛋白（AFP）测定，血清标记物妊娠相关蛋白 A（PAPP-A）等。AFP 主要产生于卵黄囊和胎儿肝中，由肝脏进入血循环，经肾排到羊水中，又经胎盘渗透到孕妇血循环或胎血直接通过胎盘进入母体血循环。孕妇血清甲胎蛋白（AFP）升高，且羊水中 AFP 比正常妊娠高 3～30 倍，是胎儿患有开放性神经管缺损的重要指标。多胎妊娠、死胎及胎儿上消化道闭锁等也伴有 AFP 值的升高。早期绒毛和中期羊水细胞染色体分析对遗传病的诊断是安全、准确的方法。

2. 胎儿宫内感染的诊断　宫内感染病毒、弓形虫、支原体、衣原体可导致胎儿生长迟缓（IUGR）及多发畸形。可在超声引导下经腹脐血管穿刺取胎儿血和聚合酶链反应（PCR）技术得到早期诊断。

3. 胎盘功能检查　是围产监测的重要内容。因为胎盘是介于母儿之间的一个重要器官，通过了解其功能状态，可以判断宫内胎儿的安危。临床上常用方法有直接测定和间接测定两种，前者是检查胎盘的产物，后者是监测胎儿是否缺氧（B 超监测羊水量、子宫胎盘血流及胎儿血流等）。

胎盘产物的检查，可以采用胎盘产生的甾体激素，最常用的是孕妇血尿雌三醇（E_3）测定、孕妇血清胎盘生乳素（HPL）测定、孕妇血清妊娠特异性 β 糖蛋白测定、阴道脱落细胞检查、胎盘酶的测定等方法进行判断。

（1）胎盘产生的甾体激素雌三醇（E_3）测定：其诊断宫内窘迫的正确率为 80%～95%。很多学者认为 E_3 是胎儿和胎盘共同产生的，E_3 测定仍是胎儿-胎盘功能判断较为可靠的方法。测 E_3 最好自妊娠 28 周起，每周 1 次，并做记录，与正常值做比较，正常为 15 mg/24 h，10～15 mg/24 h 为警戒值，＜10 mg/24 h 为危险值。如妊娠晚期连续多次测得此值＜10 mg/24 h 表示胎盘功能低下。也可用孕妇随意尿测得雌激素 / 肌酐（E/C）比值，以评价胎盘功能。

尿 E/C 比值正常为＞15 mg，10～15 mg 为警戒值，＜10 mg 为危险值。测定采用放射免疫法。妊娠 31～35 周时，血清游离 E_3 常停止上升，而在 36 周突然上升。因此，连续 3 次确定血清游离 E_3 值可协助确定胎龄。此方法不受孕妇肾功能和尿量的影响，而且标本采集简单，基本取代了尿 E_3 的测定方法。若每周连续测定 2～3 次，E_3 值均在正常范围说明胎儿情况良好；若发现 E_3 值持续缓慢下降可能为过期妊娠；下降较快者可能为重度妊娠高血压综合征或胎儿宫内发育迟缓；急剧下降或下降＞50% 时说明胎儿有宫内死亡危险。

（2）蛋白类激素测定：

1）胎盘生乳素（HPL）：采用放射免疫法，可迅速反映胎盘的功能状态。足月妊娠时应为 4～11 mg/L，38 周达峰值并维持至分娩。临床意义：①正常妊娠值为 4～11 mg/L；②低值多见于重度妊高征、过期妊娠胎盘老化、慢性胎儿窘迫、IUGR；③高值多见于多胎、巨大儿、母儿血型不合、胎盘水肿等。如于足月妊娠时该值＜4 mg/L 或突然降低 50%，表示胎盘功能低下。

2）绒毛膜促性腺激素（HCG）：近年来，HCG 在妊娠晚期的变化已引起重视。用单克隆抗体免疫酶标法测定结果表明：正常妊娠从 16 周后进行性下降，至 32～36 周达最低值，36～40 周轻度回升，40 周后再度下降。重度妊高征及合并 IUGR，76% 孕妇血清值高于正常。

由于胎盘的代偿功能很强，故 HPL 及 HCG 准确度不如 E_3，可作为辅助诊断方法。

（3）胎盘产生的酶：为胱氨酸氨基肽酶（CAP）、亮氨酸氨基肽酶（LAP）。在妊娠中期开始上升，孕 40 周达高峰，以后稍有下降趋势。由于个体差异大，测定值分布广，单次测定意义不大，主张连续测定观察。正常妊娠为上升型，下降型和不稳定型多见于胎盘功能不全、胎儿窘迫和 IUGR。

（4）阴道脱落细胞检查：用于检测胎盘功能。若舟状细胞成堆、无表层细胞、嗜伊红细胞指数（EI）＜10%、致密核少，提示胎盘功能良好；舟状细胞极少或消失、有外底层细胞、嗜伊红细胞指数＞10%、致密核多，提示胎盘功能减退。

4. 胎儿成熟度检查（fetal maturity examination） 即抽取羊水进行分析，是常用的也是正确判断胎儿成熟度的方法。常用的方法有羊水中卵磷脂 / 鞘磷脂比值（L/S）、羊水中肌酐值、胆红素类物质含量、淀粉酶值及脂肪细胞出现率等。羊水检查羊水中卵磷脂 / 鞘磷脂比值（L/S），用于评估胎儿肺成熟度，L/S＞2 提示胎儿肺成熟，是最常用的方法。也可用羊水泡沫试验或振荡试验，得到结果更迅速，羊水混有胎便或血污染时不适用。肌酐值≥176.8 μmol/L 提示胎儿肾成熟；胆红素类物质值＜0.02 提示胎儿肝成熟；淀粉酶值≥460 U/L，提示胎儿唾液腺成熟；脂肪细胞出现率达 20% 则提示胎儿皮肤已成熟。

5. 胎儿缺氧及程度检查

常用的如胎儿头皮血气测定、胎儿头皮血乳酸测定、胎儿血氧饱和度等。

第二节　高危妊娠的处理原则

【重点提示】…

高危妊娠的处理原则。

（一）心理

关心、爱护高危孕妇，给予安慰和支持，不向产妇提出要求或强制其做出决定，接受高危孕妇的各种行为表现，用亲切的语言、和蔼的态度、娴熟的技术赢得高危孕妇及家属的信赖，增加其安全感。对他们提出的问题要详细、礼貌、诚恳、友好回答，消除其紧张心理，使其对高危妊娠有正确认识，指导高危孕妇的家属，要成为他们的精神支柱，及时了解他们的心理需要，给予正确的帮助和引导，求得合作，争取最好的治疗效果。

（二）妊娠期

1. 安置高危孕妇在近护理办公室旁的高危妊娠病房——应安置监护装置，设专护，备抢救器械和药品。

2. 提高胎儿对缺氧的耐受力　间歇给氧，特别对胎盘功能减退的孕妇吸氧可以改善胎儿的血氧饱和度，每日 3 次，每次 30 分钟；遵医嘱给予 10% 葡萄糖 500 mL 加维生素 C 2 g 静脉缓慢滴注，每日 1 次，5～7 天为 1 个疗程，观察用药效果。

3. 增加营养　严重贫血、营养不良、胎盘功能减退及胎儿宫内发育迟缓的孕妇应遵医嘱给予高蛋白、高能量饮食，应补充足够的维生素和铁、钙、碘等矿物质和微量元素。

4. 指导休息　适宜的休息可改善子宫胎盘血循环，增加雌三醇的合成和排出量。通常指导孕妇卧床休息时尽量取左侧卧位，以避免增大的子宫对腹主动脉和下腔静脉大血管的压迫，改善子宫胎盘和肾脏的血循环，减少脐带受压。

5. 预防早产　密切观察病情和孕情变化，指导孕妇避免猛烈的运动和活动，配合医师针对可能发生早产的因素，采取必要的预防措施。

6. 适时终止妊娠　对需终止妊娠而胎儿成熟度较差者，可于终止妊娠前，遵医嘱用肾上腺皮质激素促进胎儿肺表面活性物质的形成和释放，预防新生儿呼吸窘迫综合征。

（三）分娩期

应用电子胎心监护密切观察胎心变化，严密观察产程进展和病情变化，注意给氧，对经阴道分娩者尽量缩短第二产程，对决定采取剖宫产的，应迅速做好手术前准备，同时要做好新生儿的抢救准备工作。

学习检测

一、思考题

1. 何谓高危妊娠？其范畴包括哪些？

2. 应从哪些方面评估胎儿的健康状况？

二、选择题

1. 高危妊娠是指（　　）。

A. 对孕妇有高度危险的妊娠

B. 对胎儿有较高危险的妊娠

C. 可能导致难产的妊娠

D. 对新生儿有较高危险的妊娠

E. 凡能危害母儿或导致难产的妊娠

2. 下面不属于高危妊娠的范围有（　　）。

A. 双胎妊娠　　B. 16 岁初产妇　　C. 25 岁初产妇

D. 慢性高血压　　E. 糖尿病病史

3. 关于高危妊娠的因素，错误的是（　　）。

A. 有不良分娩史　　B. 有妊娠合并症

C. 胎盘功能减退　　D. 早孕反应严重

E. 盆腔手术史

4. 下列不能监测胎儿宫内情况的是（　　）。

A. 尿蛋白测定　　B. 胎动计数　　C. 胎心听诊

D. 胎儿心电图测定　　E. 羊膜镜检查

5. 下列不属于 B 超监测的内容的是（　　）。

A. 胎儿的胸径　　B. 羊水的颜色　　C. 胎头的双顶径

D. 胎盘成熟度　　E. 胎儿的腹径

6. 评估胎儿健康状况的技术，不包括（　　）。

A. 心肺功能检查　　B. 胎盘功能检查

C. 胎儿成熟度检查　　D. 胎儿先天性畸形及遗传性疾病的宫内诊断

E. 胎儿宫内情况的监护

7. 孕妇自我监测胎儿宫内安危最简单、有效的方法是（　　）。

A. 胎动计数　　B. 胎心听诊

C. 胎儿心电图测定　　D. 羊膜镜检查

E. 胎儿监护仪监护

8. 根据胎动计数，下列提示胎儿缺氧的是（　　）。

A. 5 次 /12 h　　B. 6 次 /12 h　　C. 7 次 /12 h

D. 9 次 /12 h　　E. 10 次 /12 h

9. 妊娠中最重要的曲线是（ ）。

A. 胎心率 B. 宫底高度 C. 腹围

D. 胎心音 E. 体重

10. 临床普遍使用最简单的胎儿宫内监护的方法（ ）。

A. 胎动 B. 胎心音听诊

C. 胎儿心电图测定 D. 胎儿电子监护

E. 羊膜镜检查

11. 检查胎儿成熟度，下列方法合适的是（ ）。

A. 测羊水中胆红素 B. 测孕妇尿中雌三醇值

C. OCT D. 阴道脱落细胞检查

E. 测孕妇血清胎盘生乳素值

12. 提示胎儿肾成熟，肌酐值是（ ）。

A. ≥20 mg/L B. ≤20 mg/L C. ＜10 mg/L

D. ＞10 mg/L E. ＜20 mg/L

13. 无应激试验，观察胎动时伴一过性胎心率加快的动态变化是了解胎儿的（ ）。

A. 胎儿的肺成熟度 B. 胎儿的肝成熟度

C. 胎儿的肾成熟度 D. 胎儿的储备能力

E. 胎盘功能

14. 下列可测胎儿肺成熟度的是（ ）。

A. 胆红素的测定 B. 淀粉酶的测定

C. 脂肪细胞的测定 D. 卵磷脂 / 鞘磷脂比值

E. 缩宫素激惹试验

15. 检查胎盘功能，下列方法不合适的是（ ）。

A. 测羊水中肌酐值 B. 测孕妇尿中雌三醇值

C. OCT D. 阴道脱落细胞检查

E. 测孕妇血清胎盘生乳素值

16. 关于孕妇孕期自我监护，下述错误的是（ ）。

A. 胎心音和胎动计数是孕妇自我监护胎儿宫内情况的一种重要手段

B. 嘱孕妇自妊娠 30 周开始，每日早、中、晚各数 1 小时胎动，3 次相加乘以 4，得 12 小时的胎动计数

C. 每小时胎动数应不少于 3 次，12 小时内胎动累计数不得＜10 次

D. 12 小时内胎动累计数＜10 次，或逐日下降＞50% 而不能恢复者，均应视为子宫

胎盘功能不足，胎儿有宫内缺氧

E. 胎心音听诊每分钟应不少于 160 次

17. 胎头双顶径值是评估胎儿发育情况及其成熟度的重要指标，下述正确的是（　　）。

A. 妊娠早期通过 B 型超声可测量胎头双顶径值

B. 从妊娠 16 周起每周增加 0.22 cm

C. 从妊娠 20 周起每周增加 0.22 cm

D. 从妊娠 22 周起每周增加 0.22 cm

E. B 型超声检查测胎头双顶径值＞9.3 cm，提示胎儿成熟

18. 某孕妇，妊娠 38 周，连续 12 小时测胎动数，提示为慢性胎儿窘迫的是（　　）。

A. 10 次以下　　B. 12 次以下　　C. 14 次以下

D. 16 次以下　　E. 18 次以下

19. 产妇王某已临产，宫口开大 3 cm，头先露，胎心率为由快渐慢，听诊由 165 次 / 分逐渐降为 128 次 / 分，提示可能为（　　）。

A. 羊水过多　　B. 羊水过少　　C. 急性胎儿窘迫

D. 慢性胎儿窘迫　　E. 胎儿发育过缓

20. 某女，27 岁，已婚，妊娠 36 周诊断为妊娠合并心脏病，心功能 I 级，现需了解胎儿肝成熟度，应做的检查是（　　）。

A. 卵磷脂 / 鞘磷脂比值　　B. 胆红素值

C. 肌酐值　　D. 淀粉酶值

E. 阴道脱落细胞

第十章
异常分娩

学习目标

1. 掌握产力异常、产道异常的分类、临床表现、对母儿的影响及治疗要点。

2. 熟悉常见胎位异常的分类、临床表现及对母儿的影响。

预习案例

刘某，33岁，宫内妊娠足月初产，规律宫缩7小时入院。查体：宫高32 cm，腹围92 cm，枕左前位，骨盆外测量止常，宫缩30～40秒/（3～4）分，胎心率145次/分，宫口开大4 cm，S－1，2小时后复查：宫缩20～30秒/（4～5）分，胎心率156次/分，宫口大小及胎头位置无变化。

思考

（1）该产妇的宫缩是否正常？

（2）为促进产程进展，首选的处理方案是什么？

影响分娩的主要因素为产力、产道、胎儿及待产妇的精神心理因素，这些因素在分娩过程中相互影响。顺利的分娩将依赖这些因素之间的相互适应和协调，如果这四大因素之间有一个或一个以上的因素发生异常或者各个因素之间不能相互适应时，分娩就不能顺利进行，称为异常分娩，俗称难产。顺产和难产在一定条件下可以相互转换。因此，当出现异常分娩时，要仔细分析四个因素之间的相互关系，及时处理，保证母儿安全。

第一节　产力异常

产力包括子宫收缩力、腹肌及膈肌收缩力、肛提肌收缩力，其中以子宫收缩力为主，子宫收缩力贯穿于分娩全过程。在分娩过程中，子宫收缩的节律性、对称性及极性不正常或强度、频率有改变，称子宫收缩力异常，亦称产力异常。产力异常根据其强度、频率不同可分为子宫收缩乏力和子宫收缩过强两类；根据宫缩是否协调，又分为协调性子宫收缩和不协调性子宫收缩两类（图 10-1）。

- 子宫收缩力异常
  - 子宫收缩乏力
    - 协调性子宫收缩乏力
      - 原发性
      - 继发性
    - 不协调性子宫收缩乏力
  - 子宫收缩过强
    - 协调性子宫收缩过强
      - 急产（无阻力时）
      - 病理缩复环（有阻力时）
    - 不协调性子宫收缩过强
      - 强直性子宫收缩
      - 子宫痉挛性狭窄环

图 10-1　子宫收缩力异常的分类

【重点提示】…

导致子宫收缩乏力的病因。

一、子宫收缩乏力

（一）病因

子宫收缩乏力多由几个因素综合作用引起，常见的原因有以下几种：

1. 头盆不称或胎位异常　胎儿先露部下降受阻，不能紧贴子宫下段及宫颈内口，因而不能引起反射性子宫收缩，是导致继发性宫缩乏力的最常见原因。

2. 子宫因素 子宫发育不良、子宫畸形（如双角子宫等）、子宫壁过度膨胀（如双胎妊娠、巨大胎儿、羊水过多等）、子宫肌纤维变性、结缔组织增生或子宫肌瘤等，均能引起宫缩乏力。

3. 精神因素 初产妇尤其35岁以上高龄初产妇，精神过度紧张使大脑皮层功能紊乱，待产时间长、睡眠减少、疲乏、临产后进食不足以及过多消耗体力，均可导致宫缩乏力。

4. 内分泌失调 临产后，产妇体内雌激素、缩宫素、前列腺素、乙酰胆碱等分泌不足，孕激素下降缓慢，电解质（钾、钠、钙、镁）异常，均可影响子宫肌纤维收缩能力。

5. 药物影响 临产后早期使用大剂量镇静剂与镇痛剂，如吗啡、氯丙嗪、硫酸镁、哌替啶、苯巴比妥钠等均可使宫缩受到抑制。

6. 其他 于第一产程后期过早使用腹压，或膀胱充盈影响胎先露部下降，均可导致继发性宫缩乏力。

【重点提示】…

协调性宫缩乏力和不协调性宫缩乏力的临床表现。

（二）临床表现及诊断

根据发生时期分为原发性和继发性两种。原发性宫缩乏力是指产程开始就出现宫缩乏力，宫口不能如期扩张，胎先露部不能如期下降，导致产程延长；继发性宫缩乏力是指产程开始子宫收缩正常，只是在产程较晚阶段（多在活跃期后期或第二产程），子宫收缩转弱，产程进展缓慢甚至停滞。宫缩乏力有两种类型，其临床表现也不相同。

1. 协调性宫缩乏力（低张性宫缩乏力） 子宫收缩具有正常的节律性、对称性和极性，但收缩力弱，宫腔内压力低，持续时间短，间歇期长且不规律，宫缩<2次/10分。当宫缩高峰时，宫体隆起不明显，用手指压宫底部肌壁仍可出现凹陷。此种宫缩乏力，多属继发性宫缩乏力，即临产早期宫缩正常，但至活跃期后期或第二产程时宫缩减弱，常见于中骨盆与骨盆出口平面狭窄、持续性枕横位或枕后位等头盆不称时。协调性宫缩乏力时由于宫腔内压力低，故对胎儿影响不大。

2. 不协调性宫缩乏力（高张性宫缩乏力） 子宫收缩的极性倒置，宫缩的兴奋点不是起自两侧宫角部，而是来自子宫下段的一处或多处冲动，子宫收缩波由下向上扩散，收缩波小而不规律，频率高，节律不协调；宫腔内压力虽高，但宫缩时宫底部不强，而是子宫下段强，宫缩间歇期子宫壁也不完全松弛，表现为子宫收缩不协调，这种宫缩不能使宫口扩张，不能使胎先露部下降，属无效宫缩。此种宫缩乏力多属原发性宫缩乏力，故需与假临产鉴别。鉴别方法是给予强镇静剂哌替啶100 mg肌内注射，能使宫缩停止者为假临产，不能使宫缩停止者为原发性宫缩乏力。这些产妇往往有头盆不称和胎位异常，使胎头无法衔接，不能紧贴子宫下段及宫颈内口，不能引起反射性子宫收缩。产妇自觉下腹部持续疼痛，拒按，烦躁不安，严重者出现脱水、电解质紊乱、肠胀气、尿潴留；胎儿、胎盘循环障碍，出现胎儿宫内窘迫。产科检查：下腹部有压痛，胎位触不清，胎心不规律，宫口扩张早期缓慢或停止扩张，胎先露部下降延缓或停止，潜伏期延长。

【重点提示】

几种常见的产程曲线异常的定义。

（三）产程曲线异常

协调性子宫收缩乏力和不协调性子宫收缩乏力均可使宫口扩张及胎先露下降缓慢甚至停滞，在产程图上表现为以下 8 种产程曲线异常，可单独存在，也可同时出现。

1. 潜伏期延长　从临产规律宫缩开始至宫口扩张 3 cm 称潜伏期。初产妇潜伏期正常约需 8 小时，最大时限 16 小时，超过 16 小时称潜伏期延长。

2. 活跃期延长　从宫口扩张 3 cm 开始至宫口开全称为活跃期。初产妇活跃期正常约需 4 小时，最大时限 8 小时，超过 8 小时称活跃期延长。

3. 活跃期停滞　进入活跃期后，宫口不再扩张达 2 小时以上，称活跃期停滞。

4. 第二产程延长　第二产程初产妇超过 2 小时、经产妇超过 1 小时尚未分娩，称第二产程延长。

5. 第二产程停滞　第二产程达 1 小时胎头下降无进展，称为第二产程停滞。

6. 胎头下降延缓　活跃期晚期至宫口扩张 9～10 cm，胎头下降速度每小时少于 1 cm，称胎头下降延缓。

7. 胎头下降停滞　活跃期晚期胎头停留在原处不下降达 1 小时以上，称胎头下降停滞。

8. 滞产　总产程超过 24 小时称滞产。

（四）对母儿的影响

1. 对产妇的影响　由于产程延长，产妇休息不好、进食少、精神与体力消耗过大，可出现疲乏无力、肠胀气、排尿困难等，影响子宫收缩，严重时可引起脱水、酸中毒、低钾血症。由于第二产程延长，膀胱被压迫于胎先露部特别是胎头与耻骨联合之间，可导致组织缺血、水肿、坏死，形成膀胱阴道瘘或尿道阴道瘘。胎膜早破以及多次肛查或阴道检查增加感染机会。产后宫缩乏力影响胎盘剥离、娩出和子宫壁的血窦关闭，容易引起产后出血。

2. 对胎儿的影响　协调性宫缩乏力容易造成胎头在盆腔内旋转异常，使产程延长，增加手术产机会，对胎儿不利；不协调性宫缩乏力，不能使子宫壁完全放松，对子宫胎盘循环影响大，胎儿在子宫内缺氧，容易发生胎儿窘迫。胎膜早破易造成脐带受压或脱垂，导致胎儿窘迫甚至胎死宫内。

（五）预防

应对孕妇进行产前教育，进入产程后，重视解除产妇不必要的思想顾虑和恐惧心理，使孕妇了解分娩是生理过程，增强其对分娩的信心。目前国内外均设康乐待产室

（让其爱人及家属陪伴）和家庭化病房，有助于消除产妇的紧张情绪，可预防精神紧张所致的宫缩乏力。分娩前鼓励产妇多进食，必要时静脉补充营养；避免过多使用镇静药物，注意检查有无头盆不称等，均是预防宫缩乏力的有效措施。注意及时排空直肠和膀胱，必要时可行温肥皂水灌肠及导尿。

【重点提示】

协调性宫缩乏力者加强宫缩的方法。

（六）处理

1. 协调性宫缩乏力　一旦出现协调性宫缩乏力，不论是原发性还是继发性，首先应寻找原因，检查有无头盆不称与胎位异常，阴道检查了解宫颈扩张和胎先露部下降情况。若发现有头盆不称，估计不能经阴道分娩者，应及时行剖宫产术；若判断无头盆不称和胎位异常，估计能经阴道分娩者，应采取加强宫缩的措施。

（1）第一产程：

1）一般处理：消除产妇对分娩的顾虑和紧张情绪，指导其多休息，鼓励多进食，注意营养与水分的补充。不能进食者静脉补充营养，静脉滴注 10% 葡萄糖液 500～1 000 mL 内加维生素 C 2 g。如伴有酸中毒时应补充 5% 碳酸氢钠。低钾血症时应给予氯化钾缓慢静脉滴注。产妇过度疲劳，缓慢静脉推注地西泮 10 mg 或哌替啶 100 mg 肌注，经过一段时间充分休息，可使子宫收缩力转强。对初产妇宫口开大不足 4 cm、胎膜未破者，应给予温肥皂水灌肠，促进肠蠕动，排除粪便及积气，刺激子宫收缩。排尿困难者，先行诱导法，无效时及时导尿，因排空膀胱能增宽产道，且有促进宫缩的作用。破膜 12 小时以上应给予抗生素预防感染。

2）加强子宫收缩：经上述一般处理，子宫收缩力仍弱，确诊为协调性宫缩乏力，产程无明显进展，可选用下列方法加强宫缩。

①人工破膜：宫口扩张 3 cm 或 3 cm 以上、无头盆不称、胎头已衔接者，可行人工破膜。破膜后，胎头直接紧贴子宫下段及宫颈内口，引起反射性子宫收缩，加速产程进展。现有学者主张胎头未衔接、无明显头盆不称者也可行人工破膜，认为破膜后可促进胎头下降入盆。破膜时必须检查有无脐带先露，破膜应在宫缩间歇、下次宫缩将要开始前进行。破膜后术者手指应停留在阴道内，经过 1～2 次宫缩待胎头入盆后，术者再将手指取出，以免脐带脱垂，同时观察羊水量、性状和胎心变化。破膜后若宫缩仍不理想，可用缩宫素静脉滴注加强宫缩。

②缩宫素静脉滴注：适用于协调性宫缩乏力、宫口扩张 3 cm 及以上、胎心良好、胎位正常、头盆相称者。原则是以最小剂量获得最佳宫缩。将缩宫素 2.5 U 加于 0.9% 生理盐水 500 mL 内，使每滴液含缩宫素 0.33 mU，从 4～5 滴 / 分即 1～2 mU/ 分开始滴，根据宫缩强弱进行调整，维持宫缩时宫腔内压力达 50～60 mmHg，宫缩间隔 2～3 分钟，

持续 40～60 秒。对于不敏感者，可酌情增加缩宫素剂量。

缩宫素静脉滴注过程中，应有专人观察宫缩、听胎心率及测量血压。若出现宫缩持续 1 分钟以上或胎心率有变化，应立即停止静脉滴注。若 10 分钟内宫缩≥5 次，宫缩持续 1 分钟以上或胎心率异常，应立即停止滴注缩宫素。外源性缩宫素在母体血中的半衰期为 1～6 分钟，故停药后能迅速好转，必要时加用镇静剂。若发现血压升高，应减慢滴注速度。由于缩宫素有抗利尿作用，水的重吸收增加，可出现尿少，需警惕水中毒的发生。有明显产道梗阻或伴瘢痕子宫者不宜应用。

③地西泮静脉推注：地西泮能使宫颈平滑肌松弛，软化宫颈，促进宫口扩张，适用于宫口扩张缓慢及宫颈水肿时。常用剂量为 10 mg，间隔 2～6 小时可重复应用，与缩宫素联合应用效果更佳。

④针刺穴位：有增强宫缩的效果。通常针刺合谷、三阴交、太冲等穴位，用强刺激手法，留针 20～30 分钟。耳针可选子宫、交感、内分泌等穴位。

经上述处理，试产 2～4 小时若产程仍无进展或出现胎儿窘迫征象时，应及时行剖宫产术。

(2) 第二产程：若无头盆不称，于第二产程期间出现宫缩乏力时，也应加强宫缩，给予缩宫素静脉滴注促进产程进展。若胎头双顶径已经通过坐骨棘平面，等待自然分娩，或行会阴后斜切开以胎头吸引术或产钳术助产；若胎头仍未衔接或伴有胎儿窘迫征象，应行剖宫产术。

(3) 第三产程：为预防产后出血，当胎儿前肩娩出时，可静脉推注麦角新碱 0.2 mg 或静脉推注缩宫素 10 U，并同时给予缩宫素 10～20 U 静脉滴注，使宫缩增强。促使胎盘剥离与娩出及子宫血窦关闭。若产程长、破膜时间长，应给予抗生素预防感染。

2. 不协调性宫缩乏力　处理原则是调节子宫收缩，恢复其极性。给予强镇静剂如哌替啶 100 mg、吗啡 10 mg 肌内注射或地西泮 10 mg 静脉推注，使产妇充分休息，醒后不协调性宫缩多能恢复为协调性宫缩。在宫缩恢复为协调性之前，严禁使用缩宫素。若经上述处理，不协调性宫缩未能得到纠正，或伴有胎儿窘迫征象，或伴有头盆不称，均应行剖宫产术。若不协调性宫缩已被控制，但宫缩仍弱时，可用协调性宫缩乏力时加强宫缩的各种方法处理。

【重点提示】

急产的定义。

二、子宫收缩过强

（一）协调性子宫收缩过强

1. 临床表现及诊断

子宫收缩的节律性、对称性和极性均正常，仅子宫收缩力过强、过频（10 分钟内宫缩≥5次），宫腔压力≥60 mmHg，宫口扩张速度≥5 cm/h（初产妇）或10 cm/h（经产妇），产道无阻力，宫口迅速开全，分娩在短时间内结束，总产程不足3小时，称急产，以经产妇多见。若存在产道梗阻或瘢痕子宫，宫缩过强时可能出现病理缩复环，甚至发生子宫破裂。

2. 对母儿的影响

（1）对产妇的影响：宫缩过强、过频，产程过快，可致初产妇宫颈、阴道以及会阴撕裂伤。胎先露下降受阻，可发生子宫破裂。宫缩过强，使宫腔内压力增高，增加羊水栓塞的危险。接产时来不及消毒可致产褥感染。胎儿娩出后子宫肌纤维缩复不良，易发生胎盘滞留或产后出血。

（2）对胎儿及新生儿的影响：宫缩过强、过频影响子宫胎盘血液循环，胎儿在宫内缺氧，易发生胎儿窘迫、新生儿窒息甚至死亡。胎儿娩出过快，胎头在产道内受到的压力突然解除，可致新生儿颅内出血。接产时来不及消毒，新生儿易发生感染，若坠地可致骨折、外伤。

3. 处理

以预防为主，有急产史的孕妇，应提前住院待产。临产后慎用宫缩药及其他促进宫缩的处理方法，如灌肠、人工破膜等。提前做好接产及抢救新生儿窒息的准备。胎儿娩出时，勿使产妇向下屏气。若急产来不及消毒及新生儿坠地者，新生儿应肌注维生素K_1 10 mg预防颅内出血，并尽早肌注精制破伤风抗毒素1 500 U。产后仔细检查宫颈、阴道、外阴，若有撕裂应及时缝合。若属未消毒的接产，应给予抗生素预防感染。

（二）不协调性子宫收缩过强

1. 强直性子宫收缩　其特点为子宫强烈收缩，失去节律性，宫缩无间歇。强直性子宫收缩通常不是子宫肌组织功能异常，几乎均是外界因素异常造成，例如临产后由于分娩发生梗阻，或不适当地应用缩宫素，或胎盘早剥血液浸润子宫肌层，均可引起宫颈内口以上部分的子宫肌层出现强直性痉挛性收缩，宫缩间歇期短或无间歇。

（1）临床表现及诊断：产妇烦躁不安，持续性腹痛，拒按。胎位触不清，胎心听不清。有时可出现病理缩复环、血尿等先兆子宫破裂征象。

（2）处理：一旦确诊为强直性子宫收缩，应及时给予宫缩抑制剂，如25%硫酸镁20 mL加于5%葡萄糖液20 mL内缓慢静脉推注（不少于5分钟），或肾上腺素1 mg加于5%葡萄糖液250 mL内静脉滴注。若属梗阻性原因，应立即行剖宫产术；若胎死宫内可用乙醚吸入麻醉；若仍不能缓解强直性宫缩，应行剖宫产术。

2. 子宫痉挛性狭窄环　其特点为子宫局部平滑肌呈痉挛性不协调性收缩形成的环状狭窄，持续不放松，称子宫痉挛性狭窄环。狭窄发生在宫颈、宫体的任何部分，多在子宫上下段交界处，也可在胎体某一狭窄部，以胎颈、胎腰处常见。大多因精神紧张、过度劳累以及不适当地应用缩宫药物或者粗暴地进行阴道内操作所致。

（1）临床表现及诊断：产妇出现持续性腹痛、烦躁不安、宫颈扩张缓慢、胎先露部下降停滞、胎心时快时慢。阴道检查时在宫腔内触及较硬而无弹性的狭窄环，此环与病理缩复环不同，特点是不随宫缩上升。

(2) 处理：应认真寻找导致子宫痉挛性狭窄环的原因，及时纠正。停止一切刺激，如停止阴道内操作、停用缩宫素等。若无胎儿窘迫征象，给予镇静剂如哌替啶 100 mg 或吗啡 10 mg 肌内注射，25% 硫酸镁 20 mL 加于 25% 葡萄糖液 20 mL 内缓慢静注，等待异常宫缩消失。当宫缩恢复正常时，可行阴道助产或等待自然分娩。若经上述处理，子宫痉挛性狭窄环不能缓解，宫口未开全，胎先露部较高，或出现胎儿窘迫征象，均应立即行剖宫产术。若胎死宫内，宫口已开全，可行乙醚麻醉，经阴道分娩。

第二节　产道异常

产道包括骨产道（骨盆腔）及软产道（子宫下段、子宫颈、阴道及骨盆底软组织），是胎儿经阴道娩出的通道。产道异常可使胎儿娩出受阻，临床上以骨产道异常多见。

一、骨产道异常

骨盆径线过短或形态异常，致使骨盆腔小于胎先露部可通过的限度，阻碍胎先露部下降，影响产程顺利进展，称为狭窄骨盆。狭窄骨盆可以为一个径线过短或多个径线同时过短，也可以为一个平面狭窄或多个平面同时狭窄。当一个径线狭窄时，要观察同一个平面其他径线的大小，再结合整个骨盆腔大小与形态进行综合分析，做出正确判断。

【重点提示】…

狭窄骨盆的分类。

（一）狭窄骨盆的分类

1. 骨盆入口平面狭窄　根据狭窄的程度可分为 3 级：Ⅰ级为临界性狭窄，入口前后径 10 cm（对角径 11.5 cm），绝大多数可以经阴道分娩；Ⅱ级为相对性狭窄，入口前后径 8.5～9.5 cm（对角径 10.0～11.0 cm），阴道分娩的难度明显增加；Ⅲ级为绝对性狭窄，入口前后径≤8.0 cm（对角径≤9.5 cm），必须以剖宫产结束分娩。在临床实践中常遇到的是前两级。我国妇女常见以下两种类型。

(1) 单纯扁平骨盆：骨盆入口呈横扁圆形，骶岬向前下突出，使骨盆入口前后径缩短而横径正常（图 10-2）。

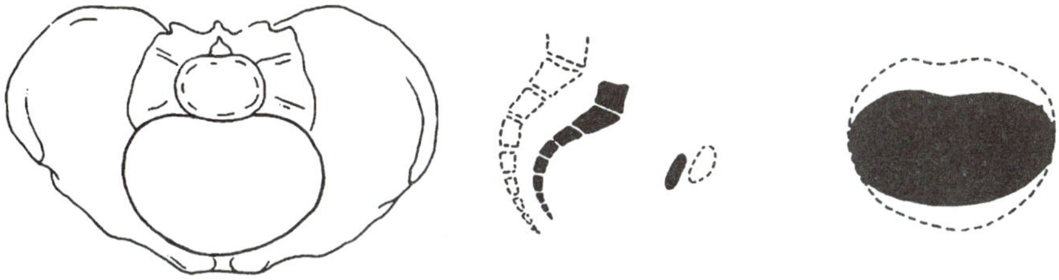

图 10-2　单纯扁平骨盆

(2) 佝偻病性扁平骨盆：童年患佝偻病，骨骼软化使骨盆变形，骶岬被压向前，骨盆入口前后径明显缩短，使骨盆入口呈横的肾形，骶骨下段向后移，失去骶骨正常弯度，变直向后翘。尾骨呈钩状突向骨盆出口平面。由于髂骨外展，使髂棘间径≥髂嵴间径；由于坐骨结节外翻，耻骨弓角度增大，骨盆出口横径变宽（图 10-3）。

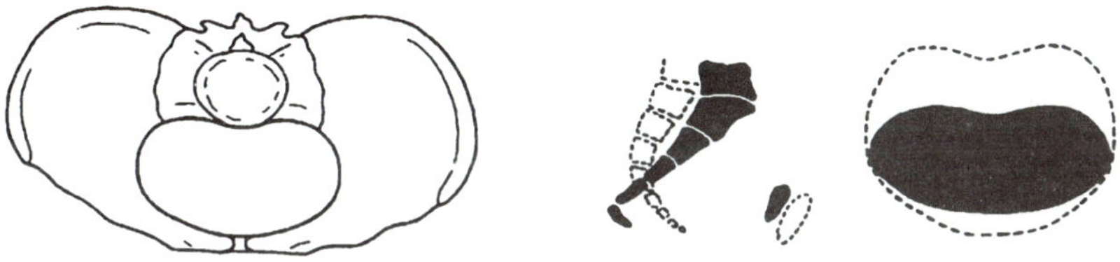

图 10-3　佝偻病性扁平骨盆

2. 中骨盆平面狭窄　中骨盆平面狭窄较入口平面狭窄更常见，主要见于男型骨盆及类人猿型骨盆，以坐骨棘间径及中骨盆后矢状径狭窄为主。中骨盆平面狭窄的程度可分为 3 级：Ⅰ级为临界性狭窄，坐骨棘间径 10 cm，坐骨棘间径 + 中骨盆后矢状径 13.5 cm；Ⅱ级为相对性狭窄，坐骨棘间径 8.5～9.5 cm，坐骨棘间径 + 中骨盆后矢状径 12.0～13.0 cm；Ⅲ级为绝对性狭窄，坐骨棘间径≤8.0 cm，坐骨棘间径 + 中骨盆后矢状径≤11.5 cm。

【重点提示】

漏斗形骨盆的特点。

3. 骨盆出口平面狭窄　常与中骨盆平面狭窄相伴行，主要见于男型骨盆，以坐骨结节间径及骨盆出口后矢状径狭窄为主。骨盆出口狭窄的程度可分为 3 级：Ⅰ级为临界性狭窄，坐骨结节间径 7.5 cm，坐骨结节间径 + 出口后矢状径 15.0 cm；Ⅱ级为相对性狭窄，坐骨结节间径 6.0～7.0 cm，坐骨结节间径 + 出口后矢状径 12.0～14.0 cm；Ⅲ级为绝对性狭窄，坐骨结节间径≤5.5 cm，坐骨结节间径 + 出口后矢状径≤11.0 cm。中骨盆平面和骨盆出口平面狭窄，我国妇女常见以下两种类型。

(1) 漏斗形骨盆：骨盆入口各径线值正常。两侧骨盆壁向内倾斜，形状似漏斗而得名。其特点是中骨盆及骨盆出口平面均明显狭窄，使坐骨棘间径、坐骨结节间径缩短，坐骨切迹宽度（骶棘韧带宽度）<2横指，耻骨弓角度<90°。坐骨结节间径与出口后矢状径之和<15 cm，常见于男型骨盆（图10–4）。

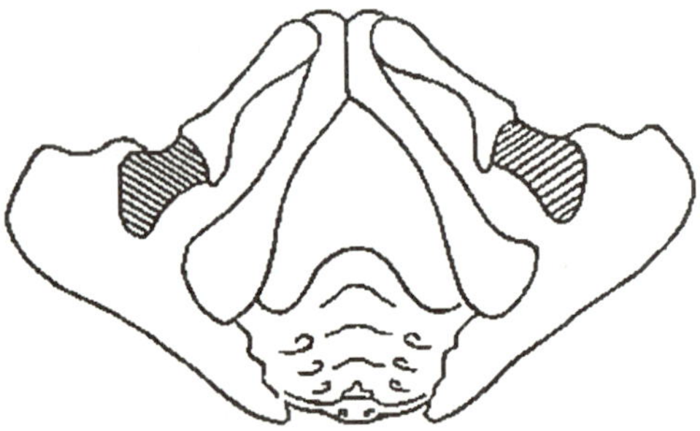

图10–4　漏斗形骨盆

（2）横径狭窄骨盆：与类人猿型骨盆类似。骨盆入口平面、中骨盆及骨盆出口平面横径均缩短，入口平面呈纵椭圆形。常因中骨盆及骨盆出口平面狭窄而导致难产（图10–5）。

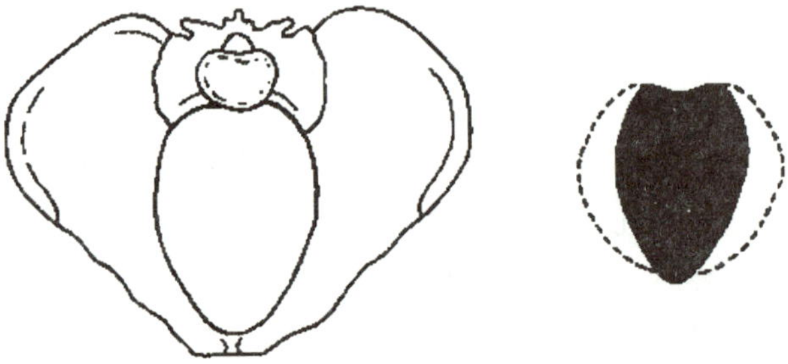

图10–5　横径狭窄骨盆

4. 骨盆三个平面狭窄　骨盆外形属正常女型骨盆，但骨盆入口、中骨盆及骨盆出口平面均狭窄，每个平面径线均小于正常值2 cm或更多，称均小骨盆，多见于身材矮小、体型匀称的妇女（图10–6）。

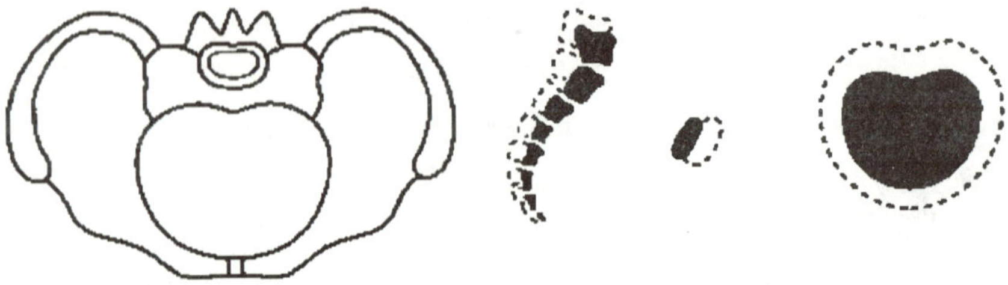

图10–6　均小骨盆

5. 畸形骨盆　指骨盆失去正常形态及对称性，包括跛行及脊柱侧突所致的偏斜骨盆和骨盆骨折所致的畸形骨盆。偏斜骨盆的特征是骨盆两侧的侧斜径（一侧髂后上棘与对侧髂前上棘间径）或侧直径（同侧髂后上棘与髂前上棘间径）之差大于 1 cm，骨盆骨折见于尾骨骨折使尾骨尖前翘或骶尾关节融合使骨盆出口前后径缩短，导致骨盆出口平面狭窄而影响分娩。

（二）狭窄骨盆的临床表现

1. 骨盆入口平面狭窄的临床表现

（1）胎头衔接受阻：一般情况下初产妇在妊娠末期，即预产期前 1～2 周或临产前胎头已衔接，即胎头双顶径进入骨盆入口平面，胎头颅骨最低点达坐骨棘水平。若入口狭窄时，即使已经临产而胎头仍未入盆，经检查胎头跨耻征阳性。胎位异常如臀先露、面先露或肩先露的发生率是正常骨盆的 3 倍。偶有胎头尚未衔接，阴道口见到胎头产瘤的假象，误认为胎头位置较低，此时在耻骨联合上方仍可触及胎头双顶径，多见于扁平骨盆且骨盆较浅时。

（2）若已临产，根据骨盆狭窄程度、产力强弱、胎儿大小及胎位情况不同，临床表现也不尽相同。骨盆临界性狭窄，若胎位、胎儿大小及产力正常，胎头常以矢状缝在骨盆入口横径衔接，多取后不均倾势，即后顶骨先入盆，后顶骨逐渐进入骶凹处，再使前顶骨入盆，则矢状缝位于骨盆入口横径上成头盆均倾势，可经阴道分娩。临床表现为潜伏期及活跃期早期延长，活跃期后期产程进展顺利。若胎头迟迟不入盆，此时常出现胎膜早破及脐带脱垂，其发生率为正常骨盆的 4～6 倍。胎头又不能紧贴宫颈内口诱发反射性宫缩，常出现继发性宫缩乏力。若产力、胎儿大小及胎位均正常，胎头仍不能入盆，常发生梗阻性难产。产妇出现腹痛拒按、排尿困难，甚至尿潴留等症状。检查可见产妇下腹压痛、耻骨联合分离、宫颈水肿，甚至出现病理性缩复环、肉眼血尿等先兆子宫破裂征象，如未及时处理则可发生子宫破裂。如胎先露部嵌入骨盆入口时间较长，血液循环障碍，组织坏死，可形成泌尿生殖道瘘。在强大的宫缩压力下，胎头颅骨重叠，严重时出现颅骨骨折及颅内出血。

2. 中骨盆平面狭窄的临床表现

（1）胎头能正常衔接：潜伏期及活跃期早期进展顺利。当胎头下降达中骨盆时，由于内旋转受阻，胎头双顶径被阻于中骨盆狭窄部位之上，常出现持续性枕横位或枕后位。同时出现继发性宫缩乏力，活跃期后期及第二产程延长甚至第二产程停滞。

（2）当胎头受阻于中骨盆时，有一定可塑性的胎头开始变形，颅骨重叠，胎头受压，使软组织水肿，产瘤较大，严重时可发生脑组织损伤、颅内出血及胎儿宫内窘迫。若中骨盆狭窄程度严重，宫缩又较强，可发生先兆子宫破裂及子宫破裂。强行阴道助产，可导致严重软产道裂伤及新生儿产伤。

3. 骨盆出口平面狭窄的临床表现　骨盆出口平面狭窄与中骨盆平面狭窄常同时存在。若单纯骨盆出口平面狭窄者，第一产程进展顺利，胎头达盆底受阻，第二产程停滞，继发性宫缩乏力，胎头双顶径不能通过出口横径，强行阴道助产，可导致软产道、骨盆底肌肉及会阴严重损伤。

（三）狭窄骨盆的诊断

在分娩过程中，骨盆是个不变因素。狭窄骨盆影响胎位和胎先露部在分娩机制中的下降及内旋转，也影响宫缩。在估计分娩难易时，骨盆是考虑的一个重要因素。在妊娠期间应查清骨盆有无异常，有无头盆不称，及早做出诊断，以决定适当的分娩方式。

1. 病史　询问孕妇幼年有无佝偻病、脊髓灰质炎、脊柱和髋关节结核以及外伤史。若为经产妇，应了解既往有无难产史及其发生原因、新生儿有无产伤等。

2. 一般检查　测量身高，孕妇身高＜145 cm 应警惕均小骨盆。观察孕妇体型，步态有无跛足，有无脊柱及髋关节畸形，米氏菱形窝是否对称，有无尖腹及悬垂腹等。

3. 腹部检查

(1) 腹部形态：观察腹型，尺测子宫长度及腹围，B 型超声观察胎先露部与骨盆关系，还应测量胎头双顶径、胸径、腹径、股骨长，预测胎儿体重，判断能否通过骨产道。

(2) 胎位异常：骨盆入口狭窄往往因头盆不称、胎头不易入盆导致胎位异常，如臀先露、肩先露。中骨盆狭窄影响已入盆的胎头内旋转，导致持续性枕横位、枕后位等。

(3) 估计头盆关系：正常情况下，部分初孕妇在预产期前 1～2 周，经产妇于临产后，胎头应入盆。若已临产，胎头仍未入盆，则应充分估计头盆关系。检查头盆是否相称的具体方法：孕妇排空膀胱，仰卧，两腿伸直。检查者将手放在耻骨联合上方，将浮动的胎头向骨盆腔方向推压。若胎头低于耻骨联合平面，表示胎头可以入盆，头盆相称，称胎头跨耻征阴性；若胎头与耻骨联合在同一平面，表示可疑头盆不称，称胎头跨耻征可疑阳性；若胎头高于耻骨联合平面，表示头盆明显不称，称胎头跨耻征阳性。对出现跨耻征阳性的孕妇，应让其取两腿屈曲半卧位，再次检查胎头跨耻征，若转为阴性，提示为骨盆倾斜度异常，而不是头盆不称。头盆不称提示可能有骨盆相对性或绝对性狭窄，但是不能单凭胎头跨耻征阳性轻易做出临床诊断，需要观察产程进展或试产后方可做出最终诊断（图 10–7）。

4. 评估骨盆大小　利用影像学技术如 X 线、CT 和 MRI 检查可精确测量骨盆腔的大小，但临床未广泛应用。现主要通过产科检查评估骨盆大小。

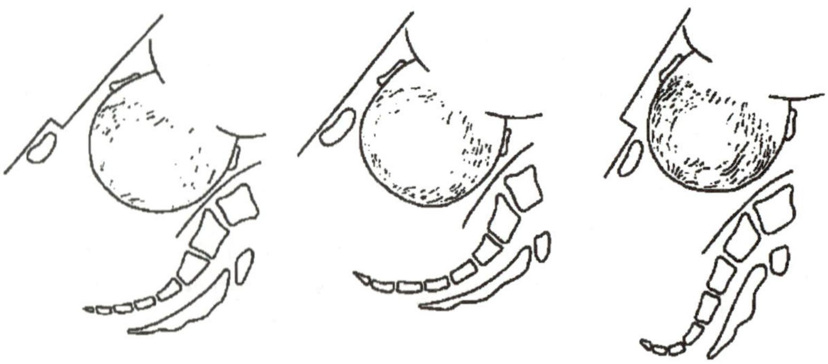

图 10–7　检查头盆相称程度

（四）狭窄骨盆对母儿的影响

1. 对产妇的影响　若为骨盆入口平面狭窄，影响胎先露部衔接，容易发生胎位异常，胎先露部被隔在骨盆入口之上。若为中骨盆平面狭窄，影响胎头内旋转，容易发生持续性枕横位或枕后位。由于胎头下降受阻，常引起继发性宫缩乏力，导致产程延长或停滞，使手术助产、产后出血以及软产道裂伤机会增加。胎头长时间嵌顿于产道内，压迫软组织引起局部缺血、水肿、坏死、脱落，于产后形成生殖道瘘；严重梗阻性难产若不及时处理，可导致先兆子宫破裂，甚至子宫破裂。因胎膜早破、手术助产增加以及产程异常行阴道检查次数过多，产褥感染机会亦增多。

2. 对胎儿及新生儿的影响　头盆不称易发生胎膜早破、脐带脱垂，脐带脱垂发生率是正常产妇的4～6倍，导致胎儿窘迫，甚至胎儿死亡；产程延长，胎头受压，缺血缺氧容易发生颅内出血；产道狭窄，手术助产机会增多，易发生新生儿产伤及感染。

（五）狭窄骨盆分娩时处理

骨盆绝对性狭窄临床已很少见，多见的是骨盆相对性狭窄。分娩时需明确狭窄骨盆类别和程度，了解胎位、胎儿大小、胎心率、宫缩强弱、宫口扩张程度、破膜与否，结合年龄、产次、既往分娩史进行综合判断，决定分娩方式。

【重点提示】…

骨盆入口平面狭窄的处理。

1. 骨盆入口平面狭窄的处理

（1）绝对性骨盆入口狭窄：骨盆入口前后径≤8.0 cm，对角径≤9.5 cm，胎头跨耻征阳性者，足月活胎不能入盆，不能经阴道分娩，应在临产后行剖宫产术结束分娩。

（2）相对性骨盆入口狭窄：骨盆入口前后径8.5～9.5 cm，对角径10.0～11.0 cm，胎头跨耻征可疑阳性。足月活胎体重＜3 000 g，产力、胎位、胎心均正常时，应在严密监护下行阴道试产，试产时间以2～4小时为宜。试产充分与否的判断，除参考宫缩强度外，应以宫口扩张程度为衡量标准。骨盆入口平面狭窄的试产，必须使宫口开大3 cm以上。胎膜未破者可在宫口扩张≥3 cm时行人工破膜。若破膜后宫缩较强，产程进展顺利，多数能经阴道分娩。试产过程中若出现宫缩乏力，可用缩宫素静脉滴注加强宫缩。试产2～4小时，胎头仍迟迟不能入盆，宫口扩张缓慢，或伴有胎儿窘迫征象，应及时剖宫产术结束分娩。若胎膜已破，为了减少感染，应适当缩短试产时间。

2. 中骨盆平面狭窄的处理　中骨盆平面狭窄主要会导致胎头俯屈及内旋转受阻，易发生持续性枕横位或枕后位。产妇多表现活跃期或第二产程延长及停滞、继发性宫缩乏力等。若宫口开全，胎头双顶径达坐骨棘水平或更低，可经阴道助产。若胎头双顶径未达坐骨棘水平，或出现胎儿窘迫征象，应行剖宫产术结束分娩。

3. 骨盆出口平面狭窄的处理　骨盆出口平面狭窄不应行阴道试产。临床上常用坐骨结节间径与出口后矢状径之和估计出口大小。若两者之和>15 cm时，多数可经阴道分娩。

4. 骨盆三个平面狭窄的处理　主要是均小骨盆。若估计胎儿不大，产力、胎位、胎心正常，头盆相称可以行阴道试产，通常可通过胎头变形和极度俯屈，以胎头最小径线通过骨盆腔，可经阴道分娩。若胎儿较大，有明显头盆不称，胎儿不能通过产道，应及时行剖宫产术。

5. 畸形骨盆的处理　根据畸形骨盆种类、狭窄程度、胎儿大小、产力等情况具体分析。若畸形严重、明显头盆不称者，应及时行剖宫产术。

什么是软产道异常

二、软产道异常

软产道包括子宫下段、宫颈、阴道及骨盆底软组织。软产道异常所致的难产少见，容易被忽视。应于妊娠早期常规行双合诊检查，了解软产道有无异常。大多数软产道异常均由先天发育异常及后天疾病引起。

（一）子宫异常

1. 子宫畸形　包括纵膈子宫、双子宫、双角子宫等，子宫畸形时难产发生概率明显增加；胎位和胎盘位置异常的发生率增加；易出现子宫收缩乏力、产程异常、宫颈扩张慢和子宫破裂。子宫畸形合并妊娠者，临产后应严密观察，适当放宽剖宫产手术指征。

2. 瘢痕子宫　包括曾经行剖宫产术、穿过子宫内膜的肌瘤挖除术、输卵管间质部及宫角切除术、子宫成形术的孕妇，瘢痕子宫再孕分娩时子宫破裂的风险增加。

（二）宫颈异常

1. 宫颈粘连和瘢痕　宫颈粘连和瘢痕可为损伤性刮宫、感染、手术和物理治疗所致。宫颈粘连和瘢痕易致宫颈性难产。

2. 宫颈坚韧　常见于高龄初产妇，宫颈成熟不良，缺乏弹性或精神过度紧张使宫颈挛缩，宫颈不易扩张。此时可静脉推注地西泮10 mg。若不见缓解，应行剖宫产术。

3. 宫颈水肿　多见于扁平骨盆、持续性枕后位或滞产，宫口未开全而过早使用腹压，致使宫颈前唇长时间被压于胎头与耻骨联合之间，血液回流受阻引起水肿，影响宫颈扩张。轻者可抬高产妇臀部，待宫口近开全，用手将水肿的宫颈前唇上推，使其逐渐越过胎头，即可经阴道分娩。若经上述处理无明显效果，宫口不继续扩张，可行剖宫产术。

4. 宫颈肌瘤　生长在子宫下段及宫颈部位的较大肌瘤，占据盆腔或阻塞于骨盆入口时，影响胎先露部进入骨盆入口，应行剖宫产术。若肌瘤在骨盆入口以上而胎头已入盆，肌瘤不阻塞产道则可经阴道分娩，肌瘤待产后再行处理。

5. 子宫颈癌　癌肿质硬而脆，缺乏伸展性，临产后影响宫口扩张，若经阴道分娩，有发生大出血、裂伤、感染及癌扩散等危险，不应经阴道分娩，应行剖宫产术，术后放疗。

（三）阴道异常

1. 阴道横膈　阴道横膈较坚韧，多位于阴道上、中段。若横膈高且坚厚，阻碍胎先露部下降，则需行剖宫产术结束分娩。

2. 阴道纵膈　阴道纵膈若伴有双子宫、双宫颈，位于一侧子宫内的胎儿下降，通过该侧阴道分娩时，纵膈被推向对侧，分娩多无阻碍。当阴道纵膈发生于单宫颈时，有时纵膈位于胎先露部的前方，胎先露部继续下降，若纵膈薄可自行断裂，分娩无阻碍；若纵膈厚阻碍胎先露部下降时，须在纵膈中间剪断，待分娩结束后，再剪除剩余的膈，用肠线间断或连续锁边缝合残端。

3. 阴道狭窄　由产伤、药物腐蚀、手术感染致使阴道瘢痕挛缩形成阴道狭窄者，应行剖宫产术结束分娩。

4. 阴道尖锐湿疣　妊娠期尖锐湿疣生长迅速，早期可治疗。体积大、范围广泛的疣可阻碍分娩，易发生裂伤、血肿及感染。为预防新生儿患喉乳头瘤，应行剖宫产术。

5. 阴道囊肿和肿瘤　阴道壁囊肿较大时，阻碍胎先露部下降，此时可行囊肿穿刺抽出其内容物，待产后再选择时机进行处理。阴道内肿瘤阻碍胎先露部下降而又不能经阴道切除者，均应行剖宫产术，原有病变待产后再行处理。

（四）盆腔肿瘤

1. 子宫肌瘤　子宫肌瘤对分娩的影响主要取决于肌瘤大小、数量和生长部位。黏膜下肌瘤合并妊娠，容易发生流产及早产；肌壁间肌瘤可引起子宫收缩乏力，产程延长；宫颈肌瘤或子宫下段肌瘤或嵌顿于盆腔内的浆膜下肌瘤，均可阻碍胎先露衔接及下降，应行剖宫产术，并可同时行肌瘤切除术。若肌瘤在骨盆入口以上而胎头已入盆，肌瘤未阻塞产道则可经阴道分娩，待产后再行处理。

2. 卵巢肿瘤　妊娠合并卵巢肿瘤时，由于卵巢随子宫提升，子宫收缩的激惹和胎儿先露部下降的挤压，卵巢肿瘤容易发生蒂扭转、破裂和感染。卵巢肿瘤位于骨盆入口，阻碍胎先露部衔接者，应行剖宫产术，并同时切除卵巢肿瘤。

第三节　胎位异常

胎位异常是造成难产的常见因素之一。分娩时枕前位（正常胎位）约占 90%，而胎位异常约占 10%，其中胎头位置异常居多，占 6%～7%，有胎头在骨盆腔内旋转受阻的持续性枕横（后）位，有因胎头俯屈不良呈不同程度仰伸的面先露，还有胎头高直位、前不均倾位等。胎产式异常的臀先露占 3%～4%，肩先露已极少见。

一、持续性枕后位、枕横位

在分娩过程中，胎头以枕后位或枕横位衔接。在下降过程中，胎头枕部因强有力宫缩绝大多数能转成枕前位自然分娩，仅有 5%～10% 胎头枕骨持续不能转向前方，直至分娩后期仍位于母体骨盆后方或侧方，致使分娩发生困难者，称为持续性枕后位或持续性枕横位。国外报道发病率均为 5% 左右。

(一) 原因

1. 骨盆异常　常发生于男型骨盆或类人猿型骨盆。这两类骨盆的特点是骨盆入口平面前半部较狭窄，不适合胎头枕部衔接，后半部较宽，胎头容易以枕后位或枕横位衔接。这类骨盆常伴有中骨盆平面及骨盆出口平面狭窄，影响胎头在中骨盆平面向前旋转。为适应骨盆形态而成为持续性枕后位或持续性枕横位。

2. 胎头俯屈不良　若以枕后位衔接，胎儿脊柱与母体脊柱接近，不利于胎头俯屈，胎头前囟成为胎头下降的最低部位，而最低点又常转向骨盆前方，当前囟转至前方或侧方时，胎头枕部转至后方或侧方，形成持续性枕后位或持续性枕横位。

3. 子宫收缩乏力　影响胎头下降、俯屈及内旋转，容易造成持续性枕后位或枕横位。

4. 其他　前壁胎盘、膀胱充盈、宫颈肌瘤、头盆不称等均可影响胎头内旋转，形成持续性枕后位或枕横位。

【重点提示】…

持续性枕横位、枕后位的诊断。

(二) 诊断

1. 临床表现　临产后胎头衔接较晚及俯屈不良，由于枕后位的胎先露部不易紧贴子宫下段及宫颈内口，常导致协调性宫缩乏力及宫口扩张缓慢。因枕骨持续位于骨盆后方压迫直肠，产妇自觉肛门坠胀及排便感，致使宫口尚未开全时过早使用腹压，容易导致宫颈前后水肿和产妇疲劳，影响产程进展。持续性枕后位常致活跃期晚期及第二产程延长。若在阴道口虽已见到胎发，历经多次宫缩时屏气却不见胎头继续顺利下降时，应想到可能是持续性枕后位。

2. 腹部检查　在宫底部触及胎臀，胎背偏向母体后方或侧方，在对侧明显触及胎儿肢体。若胎头已衔接，有时可在胎儿肢体侧耻骨联合上方扪到胎儿颏部。胎心在脐下一侧偏外方听得最响亮，枕后位时因胎背伸直，前胸贴近母体腹壁，胎心在胎儿肢体侧的胎胸部位也能听到。

3. 肛门检查或阴道检查　当肛查宫口部分扩张或开全时，若为枕后位，感到盆腔后部空虚，查明胎头矢状缝位于骨盆斜径上。前囟在骨盆右前方，后囟（枕部）在骨盆左后方则为枕左后位，反之为枕右后位。查明胎头矢状缝位于骨盆横径上，后囟在骨盆左侧方，则为枕左横位，反之为枕右横位。当出现胎头水肿、颅骨重叠、囟门触不清时，需行阴道检查借助胎儿耳郭及耳屏位置及方向判定胎位，若耳郭朝向骨盆后方，诊断为枕后位；若耳郭朝向骨盆侧方，诊断为枕横位。

4. B 型超声检查　根据胎头颜面及枕部位置，能准确探清胎头位置以明确诊断。

(三) 分娩机制

胎头多以枕横位或枕后位衔接，在分娩过程中，若不能转成枕前位时，其分娩机制有：

1. 枕左（右）后位　胎头枕部到达中骨盆向后行 45° 内旋转，使矢状缝与骨盆前后径一致。胎儿枕部朝向骶骨呈正枕后位。其分娩方式有：

(1) 胎头俯屈较好：胎头继续下降，前囟先露抵达耻骨联合下缘时，以前囟为支点，胎头继续俯屈使顶部及枕部自会阴前缘娩出。继之胎头仰伸，相继由耻骨联合下娩出额、鼻、口、颏。此种分娩方式为枕后位经阴道分娩最常见的方式。

(2) 胎头俯屈不良：当鼻根出现在耻骨联合下缘时，以鼻根为支点，胎头先俯屈，从会阴前缘娩出前囟、顶部及枕部，然后胎头仰伸。使鼻、口、颏部相继由耻骨联合下娩出。因胎头以较大的枕额周径旋转，胎儿娩出更加困难，多需手术助产。

2. 枕横位　部分枕横位于下降过程中无内旋转动作，或枕后位的胎头枕部仅向前旋转 45° 成为持续性枕横位。持续性枕横位虽能经阴道分娩，但多数需用手或行胎头吸引术将胎头转成枕前位娩出。

(四) 对母儿的影响

1. 对产妇的影响　胎位异常导致继发性宫缩乏力，使产程延长，常需手术助产，容易发生软产道损伤，增加产后出血及感染机会。若胎头长时间压迫软产道，可发生缺血坏死脱落，形成生殖道瘘。

2. 对胎儿的影响　第二产程延长和手术助产机会增多，常出现胎儿窘迫和新生儿窒息，使围生儿病死率增高。

(五) 处理

持续性枕后位、枕横位在骨盆无异常、胎儿不大时，可以试产。试产时应严密观察产程，注意胎头下降、宫口扩张程度、宫缩强弱及胎心有无改变。

1. 第一产程

(1) 潜伏期：需保证产妇充分营养与休息。若有情绪紧张、睡眠不好可给予哌替啶或地西泮。让产妇朝向胎背的对侧方向侧卧，以利胎头枕部转向前方。若宫缩欠佳，应尽早静脉滴注缩宫素。

(2) 活跃期：宫口开大 3～4 cm 产程停滞，排除头盆不称可行人工破膜，若产力欠佳，静脉滴注缩宫素。若每小时宫口开大大于 1 cm，伴胎先露部下降，多能经阴道分娩。在试产过程中，出现胎儿窘迫征象，应行剖宫产术结束分娩。若经过上述处理效果不佳，每小时宫口开大小于 1 cm 或无进展时，则应剖宫产结束分娩。宫口开全之前，嘱产妇不要过早屏气用力，以免引起宫颈前唇水肿，影响产程进展。

2. 第二产程

若第二产程进展缓慢，初产妇已近 2 小时，经产妇已近 1 小时，应行阴道检查。当胎头双顶径已达坐骨棘平面或更低时，可先行徒手将胎头枕部转向前方，使矢状缝与骨盆出口前后径一致，或自然分娩，或阴道助产（低位产钳术或胎头吸引术）。若转成枕前位有困难时，也可向后转成正枕后位，再以产钳助产。若以枕后位娩出时，需做较大的会阴后侧切开，以免造成会阴裂伤。若胎头位置较高，疑有头盆不称，需行刮宫产术。

3. 第三产程

因产程延长，容易发生产后宫缩乏力，胎盘娩出后应立即静注或肌注子宫收缩剂，以防发生产后出血。有软产道裂伤者，应及时修补。新生儿应重点监护。凡行手术助产及有软产道裂伤者，产后应给予抗生素预防感染。

二、胎头高直位

胎头以不屈不仰姿势衔接于骨盆入口，其矢状缝与骨盆入口前后径相一致，称胎头高直位。发病率国内文献报道为1.08%，国外资料报道为0.06%～1.6%。胎头枕骨向前靠近耻骨联合者称胎头高直前位，又称枕耻位；胎头枕骨向后靠近骶岬者称胎头高直后位，又称枕骶位。胎头高直位对母儿危害较大，应妥善处理。

（一）病因

胎头高直位的病因尚不清楚，可能与下述因素有关：

1. 头盆不称　是胎头高直位发生的最常见的原因。常见于骨盆入口平面狭窄、扁平骨盆、均小骨盆及横径狭窄骨盆，特别是当胎头过大、过小及长圆形胎头时易发生胎头高直位。

2. 腹壁松弛及腹直肌分离　胎背易朝向母体前方，胎头高浮，当宫缩时易形成胎头高直位。

3. 胎膜早破　胎膜突然破裂，羊水迅速流出，宫缩时胎头矢状缝易固定于骨盆入口前后径上，形成胎头高直位。

（二）诊断

1. 临床表现　由于临产后胎头不俯屈，进入骨盆入口的胎头径线增大，胎头迟迟不衔接，使胎头不下降或下降缓慢，宫口扩张也缓慢，致使产程延长，常感耻骨联合部位疼痛。

2. 腹部检查　胎头高直前位时，胎背靠近腹前壁，不易触及胎儿肢体，胎心位置稍高在近腹中线听得最清楚。胎头高直后位时，胎儿肢体靠近腹前壁，有时在耻骨联合上方可清楚触及胎儿下颏。

3. 阴道检查　因胎头位置高，肛查不易查清，此时应做阴道检查。发现胎头矢状缝与骨盆入口前后径一致，后囟在耻骨联合后，前囟在骶骨前，为胎头高直前位，反之为胎头高直后位。

4. B型超声检查　可探清胎头双顶径与骨盆入口横径一致，胎头矢状缝与骨盆入口前后径一致。

（三）分娩机制

胎头高直前位临产后，胎头极度俯屈，以胎头枕骨在耻骨联合后方为支点，使胎头顶部、额部及颏部沿骶岬下滑入盆衔接、下降，双顶径达坐骨棘平面以下时，待胎头极度俯屈的姿势纠正后，胎头不需内旋转或仅转 45°，以正枕前位或枕前位经阴道分娩。若胎头高直前位胎头无法入盆，需行剖宫产术结束分娩。高直后位临产后，胎背与母体腰骶部贴近，妨碍胎头俯屈及下降，使胎头处于高浮状态迟迟不能入盆，即使入盆下降至盆底也难以向前旋转 180°，故以枕前位娩出的可能性极小。

（四）处理

胎头高直前位时，若骨盆正常、胎儿不大、产力强，应给予充分试产机会，加强宫缩促使胎头俯屈，胎头转为枕前位可经阴道分娩或阴道助产，若试产失败再行剖宫产术结束分娩。胎头高直后位因很难经阴道分娩，一经确诊应行剖宫产术。

三、臀先露

臀先露是最常见的异常胎位，占妊娠足月分娩总数的 3%～4%，多见于经产妇。因胎头比胎臀大，分娩时后出胎头无明显变形，往往娩出困难，加之脐带脱垂较多见，使围生儿病死率增高，是枕先露的 3～8 倍。臀先露以骶骨为指示点，有骶左前、骶左横、骶左后、骶右前、骶右横、骶右后 6 种胎位。

（一）原因

妊娠 30 周以前，臀先露较多见，妊娠 30 周以后多能自然转成头先露。临产后持续为臀先露的原因尚不十分明确，可能的因素有：

1. 胎儿在宫腔内活动范围过大　羊水过多、经产妇腹壁松弛以及早产儿羊水相对偏多，胎儿易在宫腔内自由活动形成臀先露。

2. 胎儿在宫腔内活动范围受限　子宫畸形（如单角子宫、双角子宫等）、胎儿畸形（如无脑儿、脑积水等）、双胎妊娠及羊水过少等，容易发生臀先露。胎盘附着在宫底及宫角部易发生臀先露，占 73%；而头先露仅占 5%。

3. 胎头衔接受阻　狭窄骨盆、前置胎盘、肿瘤阻塞骨盆腔及巨大胎儿等，也易发生臀先露。

（二）临床分类

根据胎儿两下肢所取的姿势分为以下 3 类：

1. 单臀先露　胎儿双髋关节屈曲，双膝关节直伸，以臀部为先露，称单臀先露，又称腿直臀先露。此类最多见。

2. 完全臀先露　胎儿双髋关节及双膝关节均屈曲，犹如盘膝坐，以臀部和双足为先露，又称混合臀先露。此类较多见。

3. 不完全臀先露　以一足或双足、一膝或双膝、一足一膝为先露。膝先露是暂时的，产程开始后转为足先露。此类较少见。

【重点提示】…

臀先露的临床表现。

（三）诊断

1. 临床表现　妊娠晚期胎动时，孕妇常有季肋部胀痛感。临产后因胎臀不能紧贴子宫下段及宫颈内口，常导致宫缩乏力，宫口扩张缓慢，致使产程延长。

2. 腹部检查　四步触诊在宫底部触到圆而硬、按压时有浮球感的胎头；若未衔接，在耻骨联合上方触到不规则、软而宽的胎臀，胎心在脐左（或右）上方听得最清楚。衔接后，胎臀位于耻骨联合之下，胎心听诊以脐下最明显。

3. 肛门检查及阴道检查　肛门检查时，触及软而不规则的胎臀或触到胎足、胎膝。若胎臀位置高，肛查不能确定时，需行阴道检查。阴道检查时，了解宫口扩张程度及有无脐带脱垂。若胎膜已破，能直接触到胎臀、外生殖器及肛门，此时应注意与颜面相鉴别。若为胎臀，可触及肛门与两坐骨结节连在一条直线上，手指放入肛门内有环状括约肌收缩感，取出手指可见有胎粪。若为颜面，口与两颧骨突出点呈三角形，手指放入口内可触及齿龈和弓状的下颌骨。若触及胎足时，应与胎手相鉴别。

4. B 型超声检查　能准确探清臀先露类型以及胎儿大小、胎头姿势等。

（四）分娩机制

在胎体各部中，胎头最大，胎肩小于胎头，胎臀最小。头先露时，胎头一经娩出，身体其他部位随即娩出。而臀先露时则不同，较小且软的臀部先娩出，最大的胎头却最后娩出。胎臀、胎肩、胎头需按一定机制适应产道条件方能娩出，故需要掌握胎臀、胎肩及胎头 3 部分的分娩机制。下面以骶右前位为例加以阐述。

1. 胎臀娩出　临产后，胎臀以粗隆间径衔接于骨盆入口右斜径，骶骨位于右前方。胎臀逐渐下降，前髋下降稍快故位置较低，抵达骨盆底遇到阻力后，前髋向母体右前方行 45° 内旋转，使前髋位于耻骨联合后方，此时粗隆间径与母体骨盆出口前后径一致。胎臀继续下降，胎体稍侧屈以适应产道弯曲度，后髋先从会阴前缘娩出，随即胎体稍伸直，使前髋从耻骨弓下娩出，继之双腿双足娩出。当胎臀及两下肢娩出后，胎体行外旋转，使胎背转向前方或右前方。

2. 胎肩娩出　当胎体行外旋转的同时，胎儿双肩径衔接于骨盆入口右斜径或横径，并沿此径线逐渐下降，当双肩达骨盆底时，前肩向右旋转 45° 转至耻骨弓下，使双肩径与骨盆出口前后径一致，同时胎体侧屈使后肩及后上肢从会阴前缘娩出，继之前肩及前上肢从耻骨弓下娩出。

3. 胎头娩出　当胎肩通过会阴时，胎头矢状缝衔接于骨盆入口左斜径或横径，并沿此径线逐渐下降，同时胎头俯屈。当枕骨达骨盆底时，胎头向母体左前方旋转 45°，使枕骨朝向耻骨联合。胎头继续下降，当枕骨下凹到达耻骨弓下时，以此处为支点，胎头继续俯屈，使颏、面及额部相继自会阴前缘娩出，随后枕部自耻骨弓下娩出。

（五）对母儿影响

1. 对产妇的影响　胎臀形状不规则，不能紧贴子宫下段及宫颈内口，容易发生胎膜早破或继发性宫缩乏力，使产后出血与产褥感染的机会增多，若宫口未开全而强行牵拉，容易造成宫颈撕裂甚至延及子宫下段。

2. 对胎儿及新生儿的影响　胎臀高低不平，对前羊膜囊压力不均匀，常致胎膜早破，发生脐带脱垂是头先露的 10 倍，脐带受压可致胎儿窘迫甚至死亡；胎膜早破，使早产儿及低体重儿增多，后出胎头牵出困难，常发生新生儿窒息、臂丛神经损伤及颅内出血，颅内出血的发病率是头先露的 10 倍。臀先露导致围生儿的发病率与病死率均增高。

【重点提示】…

妊娠期矫正臀先露的方法。

（六）处理

1. 妊娠期　于妊娠 30 周前，臀先露多能自行转为头先露。若妊娠 30 周后仍为臀先露应予以矫正。常用的矫正方法有以下几种：

膝胸卧位

（1）胸膝卧位：让孕妇排空膀胱，松解裤带，做胸膝卧位姿势，每日 2～3 次。每次 15 分钟，连做 1 周后复查。这种姿势可使胎臀退出盆腔，借助胎儿重心改变，使胎头与胎背所形成的弧形顺着宫底弧面滑动而完成胎位矫正。成功率 70% 以上。

（2）激光照射或艾灸至阴穴：近年多用激光照射两侧至阴穴（足小趾外侧，距趾甲角 0.1 寸），也可用艾灸条，每日 1 次，每次 15～20 分钟，5 次为一疗程。

（3）外转胎位术：应用上述矫正方法无效者，于妊娠 32～34 周时，可行外转胎位术，因有发生胎盘早剥、脐带缠绕等严重并发症的可能，应用时要慎重，术前半小时口服利托君 10 mg。行外转胎位术时，最好在 B 型超声及胎儿电子监测下进行。孕妇平卧，两下肢屈曲稍外展，露出腹壁。查清胎位，听胎心率。操作步骤包括松动胎先露部（两手插入胎先露部下方向上提拉，使之松动）、转胎（两手把握胎儿两端，一手将胎头沿胎儿腹侧，保持胎头俯屈，轻轻向骨盆入口推移，另一手将胎臀上推，与推胎头动作配合，直至转为头先露）。动作应轻柔，间断进行。若术中或术后发现胎动频繁而剧烈或胎心率异常，应停止转动并退回原胎位观察半小时。

2. 分娩期　应根据产妇年龄、胎产次、骨盆类型、胎儿大小、胎儿是否存活、臀先露类型以及有无合并症，于临产初期做出正确判断，决定分娩方式。

（1）剖宫产：足月臀先露选择性剖宫产的指征如下：狭窄骨盆、软产道异常、胎儿体重大于 3 500 g、胎儿窘迫、高龄初产、有难产史、不完全臀先露等，均应行剖宫产术结束分娩。

（2）阴道分娩：

1）阴道分娩的条件：①孕龄≥36周；②单臀先露；③胎儿体重为2 500～3 000 g；④无胎头仰伸；⑤骨盆大小正常；⑥无其他剖宫产指征。

2）阴道分娩的处理：

①第一产程：产妇应侧卧，不宜站立走动。少做肛查，不灌肠，尽量避免胎膜破裂。一旦破膜，应立即听胎心。若胎心变慢或变快，应行肛查，必要时行阴道检查，了解有无脐带脱垂。若有脐带脱垂，胎心尚好，宫口未开全，为抢救胎儿，需立即行剖宫产术。若无脐带脱垂，可严密观察胎心及产程进展。若出现协调性宫缩乏力，应设法加强宫缩。当宫口开大4～5 cm时，胎足即可经宫口脱出至阴道。为了使宫颈和阴道充分扩张，消毒外阴之后，使用“堵”外阴方法。当宫缩时用无菌巾以手掌堵住阴道口，让胎臀下降，避免胎足先下降，待宫口及阴道充分扩张后才让胎臀娩出。此法有利于后出胎头的顺利娩出。在“堵”的过程中，应每隔10～15分钟听胎心一次，并注意宫口是否开全。宫口已开全再堵易引起胎儿窘迫或子宫破裂。宫口近开全时，要做好接产和抢救新生儿窒息的准备。

②第二产程：接产前，应导尿排空膀胱。初产妇应做会阴后侧切开术。有3种分娩方式：a. 自然分娩：胎儿自然娩出，不做任何牵拉。极少见，仅见于经产妇、胎儿小、宫缩强、骨盆腔宽大者。b. 臀助产术：当胎臀自然娩出至脐部后，胎肩及后出胎头由接产者协助娩出。脐部娩出后，一般应在2～3分钟娩出胎头，最长不能超过8分钟。后出胎头娩出有主张用单叶产钳，效果佳。c. 臀牵引术：胎儿全部由接产者牵拉娩出，此种手术对胎儿损伤大，一般情况下应禁止使用。

③第三产程：产程延长易并发子宫收缩乏力性出血。胎盘娩出后，应肌注缩宫素或麦角新碱，防止产后出血。行手术操作及有软产道损伤者，应及时检查并缝合，给予抗生素预防感染。

四、肩先露

胎体纵轴与母体纵轴相垂直为横产式。胎体横卧于骨盆入口之上，先露部为肩，称为肩先露，占妊娠足月分娩总数的0.25%，是对母儿最不利的胎位。除死胎及早产儿胎体可折叠娩出外，足月活胎不可能经阴道娩出。根据胎头在母体左或右侧和胎儿肩胛朝向母体前或后方，有肩左前、肩左后、肩右前、肩右后4种胎位。若不及时处理，容易造成子宫破裂，威胁母儿生命。

（一）原因

肩先露的常见原因：经产妇所致腹壁松弛，如悬垂腹时子宫前倾使胎体纵轴偏离骨产道，斜向一侧，或称横产式；早产儿，尚未转至头先露时；前置胎盘；骨盆狭窄；子宫异常或肿瘤，影响胎头入盆；羊水过多。

（二）诊断

1. 临床表现 胎先露部胎肩不能紧贴子宫下段及宫颈内口，缺乏直接刺激，容易发生宫缩乏力；胎肩对宫颈压力不均，容易发生胎膜早破。破膜后羊水迅速外流，胎儿上肢或脐带容易脱出，导致胎儿窘迫甚至死亡。随着宫缩不断加强，胎肩及胸廓一部分被挤入盆腔内，胎体折叠弯曲，胎颈被拉长，上肢脱出于阴道口外，胎头和胎臀仍被阻于骨盆入口上方，形成忽略性（嵌顿性）肩先露。子宫收缩继续增强，子宫上段越来越厚，子宫下段被动扩张越来越薄，由于子宫上下段肌壁厚薄相差悬殊，形成环状凹陷，并随宫缩逐渐升高，甚至可以高于脐上，形成病理缩复环，是子宫破裂的先兆，若不及时处理，将发生子宫破裂。

2. 腹部检查　子宫呈横椭圆形，子宫长度低于妊娠周数，子宫横径宽。宫底部及耻骨联合上方较空虚，在母体腹部一侧触到胎头，另一侧触到胎臀。肩前位时，胎背朝向母体腹壁，触之宽大平坦；肩后位时，胎儿肢体朝向母体腹壁，触及不规则的小肢体。胎心在脐周两侧最清楚。根据腹部检查多能确定胎位。

3. 肛门检查或阴道检查　胎膜未破者，因胎先露部浮动于骨盆入口上方，肛查不易触及胎先露部。若胎膜已破、宫口已扩张者，阴道检查可触到肩胛骨或肩峰、肋骨及腋窝。腋窝尖端指向胎儿头端，据此可决定胎头在母体左或右侧。肩胛骨朝向母体前或后方，可决定肩前位或肩后位。例如，胎头在母体右侧，肩胛骨朝向后方，则为肩右后位。胎手若已脱出于阴道口外，可用握手法鉴别是胎儿左手或右手，因检查者只能与胎儿同侧的手相握。例如，肩右前位时左手脱出，检查者用左手与胎儿左手相握，余类推。

4. B 型超声检查　能准确探清肩先露，并能确定具体胎位。

（三）处理

1. 妊娠期　妊娠后期发现肩先露应及时矫正。可采用胸膝卧位、激光照射（或艾灸）至阴穴。上述矫正方法无效，应试行外转胎位术转成头先露，并包扎腹部以固定胎头。若行外转胎位术失败，应提前住院决定分娩方式。

2. 分娩期　根据胎产次、胎儿大小、胎儿是否存活、宫口扩张程度、胎膜是否破裂、有无并发症等，决定分娩方式。

(1) 足月活胎，伴有产科指征（如狭窄骨盆、前置胎盘、有难产史等），应于临产前行择期剖宫产术结束分娩。

(2) 初产妇、足月活胎，临产后应行剖宫产术。

(3) 经产妇、足月活胎，也可行剖宫产。若宫口开大 5 cm 以上，破膜不久，羊水未流尽，可在乙醚深麻醉下行内转胎位术，转成臀先露，待宫口开全助产娩出。若双胎妊娠第二个胎儿为肩先露，可行内转胎位术。

(4) 出现先兆子宫破裂或子宫破裂征象，无论胎儿死活，均应立即行剖宫产术。术中若发现宫腔感染严重，应将子宫一并切除。

(5) 胎儿已死，无先兆子宫破裂征象，若宫口近开全，在全麻下行断头术或碎胎术。术后应常规检查子宫下段、宫颈及阴道有无裂伤。若有裂伤应及时缝合。注意产后出血，给予抗生素预防感染。

学习检测

一、简答题

1. 简述产力异常的分类。

2. 简述协调性子宫收缩乏力和不协调性子宫收缩乏力的临床表现。

二、选择题

1. 下列对臀位妊娠的处理，不当的是（　　）。

A. 新生儿出生后 3 日内肌内注射维生素 K_1

B. 孕 34 周后可施行外倒转术

C. 骨盆入口径度狭窄时行剖宫术

D. 临产后禁止肥皂水洗肠

E. 一旦破水应卧床，抬高臀部

2. 臀位最易发生的并发症是（　　）。

A. 胎儿窘迫　　B. 胎膜早破，脐带脱垂

C. 胎足脱出　　D. 产后出血

E. 产褥感染

3. 病理缩复环，常见于下列（　　）。

A. 羊水过多　　B. 双胎　　C. 巨大儿

D. 胎盘早期剥离　　E. 梗阻性难产

4. 骨盆狭窄的孕妇临产时可“试产”者为（　　）。

A. 骨盆入口轻度狭窄，可疑头盆不称　　B. 臀位，骨盆入口轻度狭窄

C. 头位，中骨盆轻度狭窄　　D. 头位，骨盆出口狭窄

E. 臀位，骨盆出口狭窄

5. 下列描述不正确的是（　　）。

A. 骨盆狭窄可导致宫缩乏力　　B. 胎儿巨大可导致宫缩乏力

C. 宫缩乏力可影响先露下降　　D. 骨盆异常可导致胎位异常

E. 产力异常会导致胎方位异常

6. 易引起子宫破裂的胎位是（　　）。

A. 臀位　　B. 枕横位　　C. 颏前位

D. 枕后位　　E. 横位

7. 高张性子宫收缩乏力，临床表现特点是（　　）。

A. 宫缩没有正常的极性、对称性与节律性

B. 宫腔压力高，使宫颈扩张增快

C. 宫缩时宫底部不硬，间歇时子宫肌张力仍高

D. 在宫缩时腹痛拒按，宫缩间歇消失

E. 以上均不对

8. 不协调性子宫收缩乏力，下列处理正确的是（　　）。

A. 宫口扩大行胎膜剥离术

B. 温肥皂水灌肠

C. 人工破膜

D. 催产素静脉滴注

E. 哌替啶肌内注射

9. 下列与急产有关的是（　　）。

A. 总产程在 6 小时内结束者

B. 易发生新生儿窒息或颅脑出血

C. 发生产后出血

D. 子宫肌肉缩复能力好

E. 经产妇与初产妇发病率相同

10. 治疗原发性宫缩乏力，下列处理正确的是（　　）。

A. 禁忌应用镇静剂

B. 胎膜已破者，给予肥皂水灌肠

C. 催产素肌内注射

D. 人工破膜可加强产力

E. 速行剖宫产

11. 孕妇，32 岁，孕 1 产 0，39 周妊娠，骨盆外测量各径线达正常临界值，估计胎儿重 3 200 g。试产过程中以下情况应行剖宫产术的是（　　）。

A. 临产 4 小时，宫口扩张 2 cm，胎膜未破，胎头浮

B. 临产 6 小时，宫口扩张 5 cm，胎膜未破，胎头先露，S=0

C. 胎膜已破 4 小时，宫缩持续 45～50 秒，间歇 2～3 分钟，头先露，S-2，产程无进展

D. 临产 4 小时，宫缩持续 20 秒，间歇 7～8 分钟，产程无进展

E. 早发性胎心率减慢，宫口已开全，胎先露，S+3

12. 孕妇，27 岁，孕 1 产 0，38 周妊娠，第一产程进展顺利，宫口开全 2 小时，胎心率 110 次 / 分，宫缩持续 20～25 秒，间歇 4～5 分钟。阴道检查：宫口开全，头先露，S+2，胎膜已破，羊水Ⅱ度污染，胎方位 LOT。最合适的处理方法为（　　）。

A. 等待自然分娩

B. 静滴催产素加强宫缩

C. 立即行剖宫产术

D. 胎心率监测

E. 徒手转正胎方位，行产钳助产术

13. 初产妇，28 岁，第一产程中出现继发性宫缩乏力，需用缩宫素加强宫缩，下列用法正确的是（　　）。

A. 静脉推注　　B. 肌内注射

C. 鼻黏膜滴入　　D. 穴位注射

E. 稀释后静脉滴注

14. 孕妇，30 岁，孕 1 产 0，39 周妊娠。阵发性腹痛 5 小时，阴道流水 1 小时入院。骨盆外测量正常，估计胎儿重约 3 700 g。肛门检查：胎头先露，宫口扩张 3 cm，胎先露 S−1 。2 小时后肛门检查情况同前，应诊断为（　　）。

A. 正常产程　　B. 急产

C. 活跃期停滞　　D. 活跃期延长

E. 第二产程延长

15. 孕妇，27 岁，孕 1 产 0，39 周妊娠，规律宫缩 12 小时入院。检查：骨盆外测量正常，宫缩持续 25 秒，间歇 4～5 分钟，强度中弱，胎心率 140 次 / 分，宫口扩张 2 cm，胎先露 S-1 ，羊膜囊鼓起。观察 2 小时产程无进展，给予肌内注射哌替啶 100 mg。4 小时后肛门检查，宫口扩张 2 cm，胎先露仍为 S-1。目前诊断是（　　）。

A. 活跃期延长　　B. 活跃期停滞

C. 潜伏期延长　　D. 正常产程

E. 继发性宫缩乏力

16. 孕妇，25 岁，孕 1 产 0，39 周妊娠，骨盆外测量正常，宫缩持续 45 秒，间歇 2～3 分钟，强度中等，胎心率 140 次 / 分，宫口开全已 2 小时未分娩。阴道检查：宫口开全，胎头 S ，胎膜破裂。骨盆检查无特殊，胎头小囟门位于时钟方向 7～8 点处，大囟门位于 1～2 点处，估计胎儿重 3 300 g。正确的处理方法是（　　）。

A. 行剖宫产

B. 顺时针旋转胎头 90° 后，阴道手术分娩

C. 顺时针旋转胎头 135° 后，阴道手术分娩

D. 逆时针旋转胎头 90° 后，阴道手术分娩

E. 逆时针旋转胎头 135° 后，阴道手术分娩

17. 初产妇，25 岁，孕 1 产 0，40 周妊娠，头先露，宫口开全 2 小时，S+2。选择以下（　　）为妥。

A. 缩宫素静脉滴注　　B. 立即行剖宫产术

C. 会阴侧切产钳助产　　D. 胎儿胎心率监测

E. 等待自然分娩

18. 孕妇，30 岁，孕 1 产 0，40 周妊娠，宫缩持续 50 秒，间歇 2～3 分钟，中等强

度，胎心率 154 次 / 分，胎头拨露已 1 小时 30 分钟无进展，孕妇一直屏气加腹压。最适宜的处理方法为（　　）。

A. 阴道检查　　B. 肌内注射哌替啶　　C. 缩宫素静脉滴注

D. 行剖宫产术　　E. 继续观察

19. 初孕妇，足月妊娠，胎方位为横位，胎膜破裂。检查：宫口扩张 5 cm，胎心率正常。最佳处理方法是（　　）。

A. 静脉滴注催产素加速产程　　B. 等待自然分娩

C. 内倒转术　　D. 外倒转术

E. 剖宫产术

20. 孕妇，34 岁，孕 1 产 0，38 周妊娠，规律性宫缩 14 小时入院。全身检查正常，宫高 34 cm，腹围 98 cm，头先露，胎心率 136 次 / 分，估计胎儿重 2 900 g。肛门检查：宫口扩张 2 cm，S-2，怀疑有头盆不称。骨盆外测量，径线低于正常值的是（　　）。

A. 髂前上棘间径 24 cm　　B. 髂嵴间径 26 cm

C. 骶耻外径 17 cm　　D. 坐骨结节间径 8.5 cm

E. 出口后矢状径 8 cm

第十一章 分娩期并发症

学习目标

1. 掌握胎膜早破、子宫破裂、产后出血、羊水栓塞的概念。

2. 熟悉产后出血与子宫破裂的原因与防治原则。

3. 了解羊水栓塞的病因。

预习案例

王某，女，29岁，无业。因停经38周，阴道流液8小时于2016年2月7日急诊入院。患者平时月经规律，周期30天，LMP：2015年5月4日。既往人流1次。本次妊娠经过顺利，定期行产前检查，未见异常。8小时前突感阴道流液，浸湿内裤，活动时液体增加，不伴腹痛及阴道流血。入院体检：体温36.5 ℃，脉搏98次/分，呼吸20次/分，血压120/70 mmHg，心肺听诊无异常。产科检查：宫高32 cm，腹围96 cm，无宫缩，头先露，LOA，未入盆，胎心率150次/分。消毒后阴道检查：宫颈管未消，宫口未开，头先露S－3，上推胎头见清亮羊水流出。

思考

（1）该患者情况是否正常，为什么？

（2）为该孕妇制定切实可行的处理方案。

第一节　胎膜早破

胎膜早破（premature rupture of membranes，PROM）是指临产前发生胎膜破裂。发生率国外报道为 5%～15%，国内为 2.7%～7%。未足月胎膜早破（preterm premature rupture of the membranes，PPROM ）指在妊娠 20 周以后、未满 37 周胎膜在临产前发生的胎膜破裂。妊娠满 37 周后的胎膜早破发生率为 10%；妊娠不满 37 周的胎膜早破发生率为 2.0%～3.5%。单胎妊娠 PPROM 的发生率为 2%～4%，双胎妊娠为 7%～20%。孕周越小，围产儿预后越差。胎膜早破可引起早产、胎盘早剥、羊水过少、脐带脱垂、胎儿窘迫和新生儿呼吸窘迫综合征，孕产妇及胎儿感染率和围产儿病死率显著升高。

【重点提示】…

胎膜早破的病因及临床表现。

一、病因

导致胎膜早破的因素很多，常是多因素相互作用的结果。

1. 生殖道感染　病原微生物上行性感染，可引起胎膜炎，细菌可以产生蛋白酶、胶质酶和弹性蛋白酶，这些酶可以直接降解胎膜的基质和胶质，使胎膜局部抗张能力下降而破裂。

2. 羊膜腔压力增高　双胎妊娠、羊水过多、巨大儿宫内压力增加，覆盖于宫颈口处的胎膜自然成为薄弱环节而容易发生破裂。

3. 胎膜受力不均　头盆不称、胎位异常使胎先露部不能先衔接，前羊膜囊所受压力不均，导致胎膜破裂。因手术创伤或先天性宫颈组织结构薄弱，宫颈内口松弛，前羊膜囊楔入，受压不均；宫颈过短（＜25 mm）或宫颈功能不全，宫颈锥形切除，胎膜接近阴道，缺乏宫颈黏液保护，易受病原微生物感染，导致胎膜早破。

4. 营养因素　缺乏维生素 C、锌及铜，可使胎膜抗张能力下降，易引起胎膜早破。

5. 其他　细胞因子 IL-6、IL-8、TNF-α 升高，可激活溶酶体酶，破坏羊膜组织导致胎膜早破；羊膜穿刺不当、人工剥膜、妊娠晚期性生活频繁等均有可能导致胎膜早破。

二、临床表现

90% 患者突感有较多液体从阴道流出，有时可混有胎脂及胎粪，无腹痛等其他产兆。肛诊上推胎先露部，见阴道流液增加。阴道窥器检查见阴道后穹隆有羊水积聚或有羊水自宫口流出，即可确诊胎膜早破。伴羊膜腔感染时，阴道流液有臭味，并有发热、母胎心率增快、子宫压痛、白细胞计数增多、C- 反应蛋白及降钙素原（PCT）升高。隐匿性羊膜腔感染时，无明显发热，但常出现母胎心率增快。流液后，常很快出现宫缩及宫口扩张。

三、诊断

胎膜早破的临床表现是诊断的重要依据，大多数胎膜早破的症状和体征是明显的，但有少数患者是隐匿的，需要辅助检查手段才能确诊。

（一）病史

孕妇突然感觉有不能控制的阴道流液，量多少不一，流液持续时间亦不同，有的仅感到少量液体间歇性流出或阴道较平时湿润。

（二）临床检查

1. 直观羊水流出　孕妇取平卧位，两腿屈曲分开，可见液体自阴道流出。液体的性状与孕周及胎儿宫内情况有关，孕周小者羊水色清、稀薄；足月时羊水中常混有乳白色小粒状的胎脂；胎儿有宫内缺氧时，羊水则呈淡黄色、草绿色或混有胎粪。当胎膜破口小时平卧位无液体流出，在改变体位或加大腹压时才可见到。

2. 会阴消毒垫观察　羊水间歇性流出时可用会阴垫连续观察。

3. 窥器检查　必要时可用窥器扩张阴道观察后穹隆有无液池形成，若可见液池并有胎脂样物，或可见液体自宫口流出，则可确诊。可疑时可加压宫底并指导孕妇向下屏气，此时可见液体流出增多。

（三）实验室检查

1. 阴道液酸碱度测定　正常阴道分泌液的 pH 值为 4.5～5.5，羊水 pH 值为 7.0～7.5。若测得阴道流出液的 pH 值＞6.5，可能为胎膜早破，常用石蕊或硝嗪试纸作床旁测定，方法简单，可靠性为 90% 左右。若有血液、宫颈黏液、碱性尿液、精液污染，则可出现假阳性。破膜后时间延长可使假阴性率增加。

2. 羊水结晶检查　阴道液在玻片上自然干燥或烘干后在显微镜下观察，若看到齿状结晶、金鱼草样结晶或小十字形样透明结晶，提示胎膜已破。结晶形成的原理与羊水中含有一定浓度的氯化钠及蛋白质有关。

3. 羊水内容物检查　足月妊娠羊水混有胎脂、胎毛及胎儿上皮，阴道液中出现上述成分即可确定胎膜早破。

（1）直接涂片镜下观察：取阴道液直接涂片或离心沉淀物涂片检查，如发现胎儿物质成分则可确定诊断。

（2）涂片染色后观察：阴道液涂片干燥后，用 0.5% 硫酸尼罗蓝染色后找到成堆的、不规则的橘黄细胞（胎儿脱落的鳞状上皮细胞），用苏丹Ⅲ染色后如发现橘黄色颗粒（脂肪小粒），用 0.5‰的亚甲蓝染色后，如见到浅蓝或不着色的胎儿上皮及胎毛，均提示胎膜早破。

4. 甲胎蛋白（AFP）含量测定　AFP 在羊水中含量很高，而在孕妇尿、正常阴道液中难以测到。因妊娠中期羊水中 AFP 含量最高，所以对＜36 周的胎膜早破的诊断更为敏感。可用乳胶凝集法、免疫酶法测定羊水中 AFP 含量，近年来有学者报道用抗 AFP 单克隆抗体法测定，准确率达 100%。

5. 胎儿纤维结合素（FFN）含量测定

四、治疗

治疗原则为：妊娠＜24 周的孕妇应终止妊娠；妊娠 28～35 周的孕妇若胎肺不成熟、无感染征象、无胎儿窘迫可期待治疗，但必须排除绒毛膜羊膜炎；若胎肺成熟或有明显感染时，应立即终止妊娠；对胎儿窘迫的孕妇，妊娠＞36 周，终止妊娠。

（一）足月胎膜早破的处理

足月胎膜早破常是即将临产的征兆，如检查宫颈已成熟，可以进行观察，一般在破膜后 12 小时内自然临产。若 12 小时内未临产，可予以药物引产。

（二）未足月胎膜早破的处理

1. 期待疗法　适用于妊娠 25～35 周、胎膜早破不伴感染、羊水池深度≥3 cm 者。

（1）一般处理：绝对卧床，保持外阴清洁，避免不必要的肛门及阴道检查，密切观察产妇体温、心率、宫缩、阴道流液性状和血白细胞计数。

（2）预防感染：破膜超过 12 小时，应给予抗生素预防感染，能降低胎儿及新生儿肺炎、败血症及颅内出血的发生率，也能大幅度减少绒毛膜羊膜炎及子宫内膜炎的发生。建议首先静脉应用抗生素 2～3 日，然后改口服抗生素维持。

（3）抑制宫缩：静脉滴注硫酸镁抑制宫缩。

（4）促胎肺成熟：给予地塞米松 5～10 mg 静脉推注或肌内注射。

（5）纠正羊水过少：羊水池深度≤2 cm，妊娠＜35 周，可行经腹羊膜腔输液，有助于胎肺发育，避免产程中脐带受压（CST 显示频繁变异减速）。

2. 终止妊娠

（1）经阴道分娩：妊娠 35 周后，胎肺成熟，宫颈成熟，无禁忌证可引产。

（2）剖宫产：胎头高浮，胎位异常，宫颈不成熟，胎肺成熟，明显羊膜腔感染，伴有胎儿窘迫，抗感染同时行剖宫产术终止妊娠，做好新生儿复苏准备。

五、预防

1. 尽早治疗生殖道感染　妊娠期应及时治疗滴虫阴道炎、细菌性阴道病、宫颈沙眼衣原体感染、淋病奈氏菌感染等。

2. 加强围产期卫生宣教与指导　妊娠晚期禁止性生活，避免突然腹压增加。

3. 注意营养平衡　补充足量的维生素、钙、锌及铜等营养素。

4. 治疗宫颈内口松弛　宫颈内口松弛者，妊娠 14～18 周行宫颈环扎术并卧床休息。

第二节　子宫破裂

子宫破裂

子宫破裂（rupture of uterus）是指子宫体部或子宫下段在妊娠晚期或分娩期发生的破裂，是产科最严重的并发症之一，常引起母儿死亡。其发生率为判断一个地区产科质量的标准之一。随着城乡妇幼卫生三级保健网的建立和逐步完善，子宫破裂的发生率已明显降低。

一、分类

按发生原因的不同，子宫破裂可分为自发性破裂和损伤性破裂；按发生时间的不同，子宫破裂可分为妊娠期破裂和分娩期破裂；按破裂程度的不同，子宫破裂可分为完全性破裂和不完全性破裂；按发生部位的不同，子宫破裂可分为子宫体部破裂和子宫下段破裂。

二、原因

子宫破裂与下列因素有关：

1. 胎先露部下降受阻　当有骨盆狭窄、头盆不称、胎位异常（如忽略性肩先露）、胎儿异常（如脑积水）、软产道阻塞（如卵巢瘤嵌入盆腔）时，均可使胎先露部下降受阻，引起强烈宫缩导致子宫破裂。

2. 子宫瘢痕　临产后子宫壁原有瘢痕（如剖宫产、子宫肌瘤挖除术）因子宫收缩牵拉及宫腔内压力升高而发生断裂。宫体部瘢痕常在妊娠晚期自发破裂，多为完全性破裂；子宫下段瘢痕破裂多发生于临产后，多为不完全性破裂。

3. 手术创伤　多发生于不适当或粗暴的阴道助产手术（如宫口未开全时行产钳或臀牵引术）中，常可发生宫颈撕裂，严重时可波及子宫下段，发生子宫下段破裂。忽略性肩先露强行内转胎位术操作不慎，或植入胎盘强行剥离，也可造成子宫破裂。

4. 子宫收缩剂使用不当　未正确掌握缩宫素引产的适应证，或缩宫素剂量过大，或子宫对缩宫素过于敏感，均可引起子宫收缩过强，加之胎先露部下降受阻时，可发生子宫破裂。

三、临床表现

子宫破裂可发生于子宫体部或子宫下段，大多发生于分娩期，发生于妊娠晚期者较为少见，经产妇发生率高于初产妇。子宫破裂大多分为先兆子宫破裂和子宫破裂两个阶段。有时先兆子宫破裂阶段很短，表现不明显，一开始就是子宫破裂的表现，如手术瘢痕破裂等。

（一）先兆子宫破裂

先兆子宫破裂常见于产程长、有梗阻性难产因素的产妇，子宫呈强直性或痉挛性过强收缩，产妇烦躁不安，呼吸、心率加快，下腹剧痛难忍，出现少量阴道流血。当产程延长、胎先露部下降受阻时，强有力的阵缩使子宫下段逐渐变薄，而宫体更加增厚变短，两者间形成明显环状凹陷，随着产程进展，此凹陷会逐渐上升，达脐平甚至脐上，称为病理缩复环（pathologic retraction ring）（图 11-1）。此时子宫下段膨隆，压痛明显，子宫圆韧带极度紧张，可明显触及并有压痛。产妇自述下腹剧痛难忍，烦躁不安、呼叫，呼吸脉搏加快。膀胱受胎先露部压迫充血，出现排尿困难、血尿。由于宫缩过频，胎儿供血受阻，胎心改变或听不清。这种状况若不迅速解除，子宫将在病理缩复环处及其下方发生破裂。

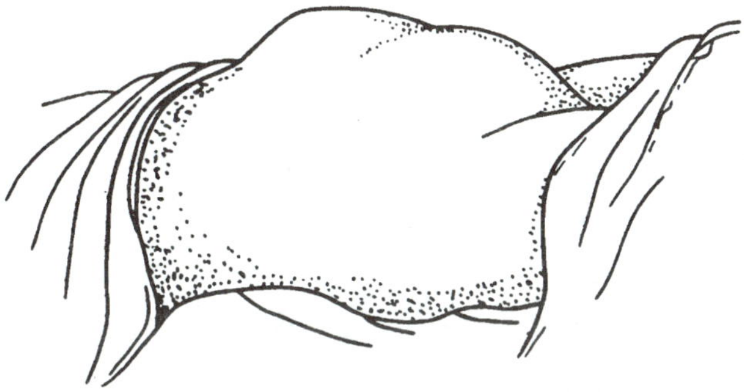

图 11-1　先兆子宫破裂时的腹部外观

（二）子宫破裂

根据破裂程度的不同，可分为完全性与不完全性子宫破裂两种。

1. 完全性子宫破裂　指子宫肌壁全层破裂，使宫腔与腹腔相通。子宫破裂时，产妇突感腹部如撕裂样剧痛，破裂后产妇感觉腹痛骤减，宫缩停止，但不久腹痛又呈持续性加重，很快进入休克状态，面色苍白、出冷汗、呼吸表浅、脉搏细数、血压下降。检查时有全腹压痛及反跳痛，在腹壁下清楚地扪及胎体，缩小的宫体位于胎儿侧方，胎心消失，阴道可能有鲜血流出，量可多可少。拨露或下降中的胎先露部消失（胎儿进入腹腔内），曾扩张的宫口可回缩。子宫前壁破裂时，裂口可向前延伸致膀胱破裂。若已确诊为子宫破裂，则不必再经阴道检查子宫破裂口。若因缩宫素注射导致子宫破裂者，产妇在注药后感到子宫强烈收缩，突然剧痛，胎先露部随即上升、消失，腹部检查如上所见。

子宫瘢痕破裂者可发生在妊娠后期，但更多发生在分娩过程中。开始时腹部剧痛，子宫切口瘢痕部位有压痛，此时子宫瘢痕可能有开裂，但胎膜未破，胎心良好。若不立即行剖宫产术，胎儿可能经破裂口进入腹腔，产生类似上述子宫破裂的症状和体征。

2. 不完全性子宫破裂　指子宫肌层全部或部分破裂，浆膜层尚未穿破，宫腔与腹腔未相通，胎儿及其附属物仍在宫腔内，多见于子宫下段剖宫产切口瘢痕破裂，常缺乏先兆破裂症状，腹部检查仅在子宫不完全破裂处有明显压痛。若破裂口累及两侧子宫血管，可导致急性大出血或形成阔韧带内血肿，可在宫体一侧扪及逐渐增大且有压痛的包块，胎心多不规则。

四、诊断及鉴别诊断

根据病史、分娩经过、临床表现，典型的子宫破裂诊断并不困难。但若破裂口被胎盘覆盖，或在子宫后壁破裂，或无明显症状的不完全性子宫破裂，诊断比较困难。此时阴道检查不可少，发现宫口缩小，胎先露部上移，甚至有时能触到破裂口。B 型超声检查可协助诊断。

个别难产病例经多次阴道检查，可能感染出现腹膜炎而表现为类似子宫破裂征象。阴道检查时由于胎先露部仍高、子宫下段菲薄，双合诊时双手指相触犹如只隔腹壁，有时容易误诊为子宫破裂，这种情况胎体不会进入腹腔，妊娠子宫也不会缩小而位于胎体旁侧。

五、治疗

发现先兆子宫破裂，应立即采取措施抑制宫缩，肌注哌替啶 100 mg，或静脉全身麻醉，以缓解宫缩，同时应尽快行剖宫产术，防止子宫破裂。一旦确诊子宫破裂，无论胎儿是否存活，均应在输液、输血、吸氧和抢救休克的同时及时进行手术治疗，以抢救产妇的生命。需根据产妇的状态、子宫破裂程度、感染程度及产妇有无子女决定是否保留子宫。若为第一胎，破口小且整齐，感染轻微，可行裂口修补术。对破口大且不整齐或感染明显者，大多行子宫次全切除术。若破口延长至宫颈，应行子宫全切术。无论有无感染，术后均应给予抗生素预防感染。

六、预防

子宫破裂会危及孕产妇及胎儿的生命，故积极预防十分重要。做好各项预防工作，绝大多数子宫破裂是可以避免的。预防措施如下：①加强计划生育宣传及实施。②做好产前检查，及时诊断胎位异常、胎儿异常及产道异常。对有上述异常的孕妇要提前入院，并及时处理。③严格掌握缩宫素引产指征，产前应用缩宫素，要先行阴道检查，了解骨产道、软产道有无异常。缩宫素引产时要有专人观察或仪器监控。④对于有子宫瘢痕、子宫畸形的产妇试产，要严密观察，试产时间不宜过长，应放宽剖宫产指征。⑤严密观察产程，尤其对先露高、有胎位异常的试产产妇更应仔细观察。⑥避免损伤性较大的阴道助产及操作，如中高位产钳；宫口未开全时尽量避免助产；忽略性肩先露不宜做内转胎位术；人工剥离胎盘困难时，严禁用手强行挖取。

第三节　产后出血

产后出血（postpartum hemorrhage，PPH）指胎儿娩出后 24 小时内产妇出血量超过 500 mL，剖宫产时超过 1 000 mL，是分娩期的严重并发症，居我国目前孕产妇死亡原因的首位，其发生率占分娩总数的 2%～3%。产后出血的预后随失血量、失血速度及产妇体质不同而有所不同。若短时间内大量失血可迅速发生失血性休克，严重者危及产妇的生命，休克时间过长可引起脑垂体缺血坏死，继发严重的腺垂体功能减退——希恩综合征（sheehan's syndrome）。应重视产后出血的防治。

一、病因

引起产后出血的原因主要有子宫收缩乏力、胎盘因素、软产道裂伤和凝血功能障碍。其中以子宫收缩乏力所致者最常见，占产后出血总数的70%～80%。

1. 子宫收缩乏力（uterine atony）　是产后出血最常见的原因。妊娠足月时，血液以平均600 mL/min的速度通过胎盘，胎儿娩出后，子宫肌纤维的收缩和缩复使胎盘剥离面迅速缩小；同时，其周围的螺旋动脉得到生理性结扎，血窦关闭，出血控制。所以，任何影响子宫肌收缩和缩复功能的因素，均可引起子宫收缩乏力性出血。常见因素有：

（1）全身因素：产妇精神过度紧张，临产后过多使用镇静剂、麻醉剂；产程过长或难产，产妇体力衰竭；合并急慢性全身性疾病，等等。

（2）局部因素：子宫过度膨胀，如双胎妊娠、巨大胎儿、羊水过多，使子宫肌纤维过度伸展；子宫肌纤维发育不良，如子宫畸形或合并子宫肌瘤等，可影响子宫肌正常收缩；子宫肌水肿及渗血，如妊高征、严重贫血、子宫胎盘卒中，以及前置胎盘附着于子宫下段血窦不易关闭等，均可发生宫缩乏力，引起产后出血。

2. 胎盘因素　根据胎盘剥离情况，胎盘因素所致产后出血可分为以下几种类型：

（1）胎盘剥离不全：多见于宫缩乏力，或胎盘未剥离而过早牵拉脐带或刺激子宫，使胎盘部分自宫壁剥离。由于部分胎盘尚未剥离，影响宫缩，剥离面血窦开放引起出血不止。

（2）胎盘剥离后滞留：由于宫缩乏力、膀胱膨胀等因素的影响，胎盘从宫壁全部剥离后未能排出而潴留在宫腔内，影响子宫收缩。

（3）胎盘嵌顿：由于使用宫缩剂不当或粗暴按摩子宫等，引起宫颈内口附近子宫肌呈痉挛性收缩形成狭窄环，使已全部剥离的胎盘嵌顿于宫腔内，影响宫缩引起出血。

（4）胎盘粘连：胎盘全部或部分粘连于宫壁不能自行剥离为胎盘粘连。全部粘连时无出血，部分粘连时因胎盘剥离面血窦开放以及胎盘滞留影响宫缩易引起出血。子宫内膜炎症或多次人工流产导致子宫内膜损伤，是胎盘粘连的常见原因。

（5）胎盘植入：由于子宫蜕膜发育不良等因素影响胎盘绒毛植入子宫肌层者为胎盘植入，临床少见。根据植入面积大小，可将胎盘植入分为完全性与部分性两类，前者因胎盘未剥离不出血，后者往往发生大量出血。

（6）胎盘和（或）胎膜残留：部分胎盘小叶、副胎盘或部分胎膜残留于宫腔内，影响子宫收缩而出血，常因过早牵拉脐带、过早用力揉挤子宫所致。

3. 软产道裂伤　子宫收缩力过强、产程进展过快、胎儿过大、接产时未保护好会阴或阴道手术助产操作不当等，均可引起会阴、阴道、宫颈裂伤，严重者裂伤可达阴道穹隆、子宫下段，甚至盆壁，形成腹膜后血肿或阔韧带内血肿。过早行会阴后斜切开术也可引起失血过多。

4. 凝血功能障碍　较少见，包括妊娠合并凝血功能障碍性疾病以及妊娠并发症导致凝血功能障碍两类情况。前者如血小板减少症、白血病、再生障碍性贫血、重症肝炎等疾病在孕前已存在，为妊娠禁忌证。后者常因重度妊高征、重型胎盘早剥、羊水栓塞、死胎滞留过久等影响凝血功能，发生弥散性血管内凝血。凝血功能障碍所致的产后出血常为难以控制的大量出血。

二、临床表现

胎儿娩出后阴道流血及出现失血性休克、严重贫血等相应症状，是产后出血的主要临床表现。

1. 阴道流血　胎儿娩出后立即发生阴道流血，色鲜红，应考虑软产道裂伤；胎儿娩出后数分钟出现阴道流血，色暗红，应考虑胎盘因素；胎盘娩出后阴道流血较多，应考虑子宫收缩乏力或胎盘、胎膜残留；胎儿娩出后阴道持续流血，且血液不凝，应考虑凝血功能障碍；失血表现明显，伴阴道疼痛而阴道流血不多，应考虑隐匿性软产道损伤，如阴道血肿。

剖宫产时主要表现为胎儿胎盘娩出后胎盘剥离面的广泛出血，宫腔不断被血充满或切口裂伤处持续出血。

2. 低血压症状　患者出现头晕、面色苍白、烦躁、皮肤湿冷、脉搏细数、脉压缩小时，产妇已处于休克早期。

三、诊断

主要根据临床表现，估计出血量，明确原因，及早处理。但需要注意的是，估测的出血量往往低于实际失血量。

1. 估测失血量有以下几种方法

(1) 称重法：失血量（mL）=[胎儿娩出后接血辅料湿重（g）－接血前辅料干重（g）]/1.05（血液比重 g/mL）。

(2) 容积法：用产后接血容器收集血液后，放入量杯测量失血量。

(3) 面积法：可按接血纱布血湿面积粗略估计失血量。

(4) 休克指数法（shock index，SI）：休克指数 = 脉率 / 收缩压（mmHg），SI=0.5 时为正常；SI=1 时则为轻度休克；SI=1.0～1.5 时，失血量为全身血容量的 20%～30%；SI=1.5～2.0 时，失血量为全身血容量的 30%～50%；若 SI=2.0 以上时，为全身血容量的 50% 以上，属重度休克。

上述方法检测人员的可因不同的而仍有一定的误差。

2. 失血原因的诊断

根据阴道流血发生时间、出血量与胎儿、胎盘娩出之间的关系，能初步判断引起产后出血的原因。有时产后出血原因互为因果。

(1) 子宫收缩乏力：常为分娩过程中宫缩乏力的延续。由于宫缩乏力，患者常发生产程延长、胎盘剥离延缓、阴道流血过多等，出血多为间歇性阴道流血，血色暗红，有血凝块，宫缩差时出血量增多，宫缩改善时出血量减少。有时阴道流血量不多，但按压宫底有大量血液或血块自阴道涌出。若出血量多，出血速度快，产妇可迅速出现休克表现，如面色苍白、头晕心慌、出冷汗、脉搏细弱、血压下降等。检查宫底较高，子宫松软如袋状，甚至子宫轮廓不清，摸不到宫底，按摩推压宫底将积血压出。

根据分娩前已有宫缩乏力表现及上述症状与体征，不难做出诊断。但应注意目测估计阴道失血量远少于实际失血量，因此应做好收集血工作以准确测量失血量，还应警惕存在隐性产后出血和宫缩乏力、产道裂伤，或胎盘因素同为产后出血原因的可能。

(2) 胎盘因素：胎盘娩出前阴道流血量多时，首先考虑为胎盘因素所致。胎盘部分粘连或部分植入时，胎盘未粘连或植入部分可发生剥离而出血不止；胎盘剥离不全或剥离后滞留宫腔，常表现为胎盘娩出前阴道流血量多伴有子宫收缩乏力；胎盘嵌顿时在子宫下段可发现狭窄环。

根据胎盘尚未娩出，或徒手剥离胎盘时胎盘与宫壁粘连面积大小、剥离难易程度，以及通过仔细检查娩出的胎盘胎膜，容易做出诊断。但应注意与软产道裂伤性出血鉴别。胎盘因素所致出血在胎盘娩出、宫缩改善后常立即停止。

(3) 软产道裂伤：出血发生在胎儿娩出后，持续不断，血色鲜红，能自凝。出血量与裂伤程度以及是否累及血管相关。裂伤较深或波及血管时，出血较多。检查子宫收缩良好，仔细检查软产道可明确裂伤及出血部位。

宫颈裂伤多发生在两侧。也可呈花瓣状，严重者延及子宫下段。阴道裂伤多发生在侧壁、后壁和会阴部，多呈不规则裂伤。会阴裂伤按程度分为三度：Ⅰ度裂伤指会阴皮肤及阴道入口黏膜撕裂，未达肌层，一般出血不多。Ⅱ度系指裂伤已达会阴体肌层，累及阴道后壁黏膜，甚至阴道后壁两侧都向上撕裂，裂伤多不规则，使原解剖结构不易辨认，出血较多。Ⅲ度裂伤系肛门外括约肌已断裂，甚至阴道直肠膈及部分直肠前壁有裂伤。此种情况虽严重，出血量不一定多（图 11-2）。

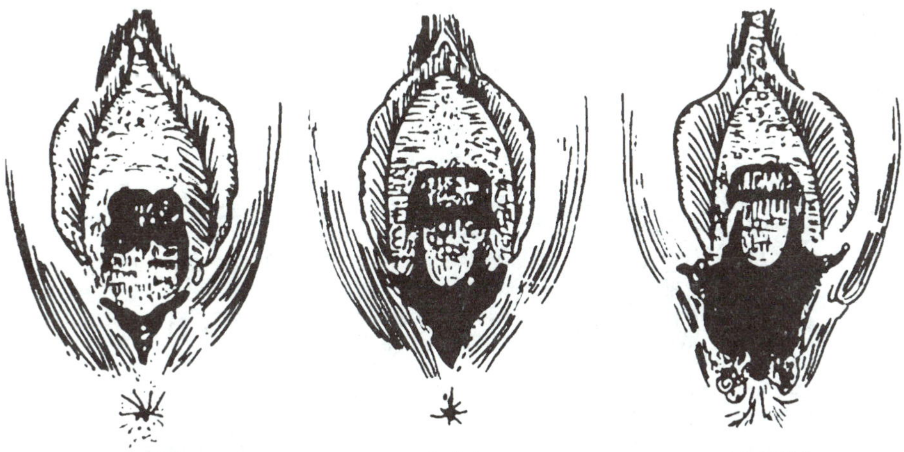

图 11-2　会阴裂伤

(4) 凝血功能障碍：在孕前或妊娠期已有易于出血倾向，胎盘剥离或软产道有裂伤时，由于凝血功能障碍，表现为全身不同部位的出血，最多见为子宫大量出血或少量持续不断出血，血液不凝，不易止血。根据病史、出血特点及血小板计数、凝血酶原时间、纤维蛋白原等有关凝血功能的实验室检查可做出诊断。

四、治疗

治疗原则：针对出血原因，迅速止血、补充血容量、纠正失血性休克及防治感染。

1. 胎盘因素出血

(1) 若胎盘已剥离未排出，膀胱过度膨胀应导尿排空膀胱，用手按摩使子宫收缩，另一手轻轻牵拉脐带协助胎盘娩出。

(2) 胎盘剥离不全或粘连伴阴道流血，应人工徒手剥离胎盘。

(3) 胎盘植入的处理：徒手剥离胎盘时发现胎盘与宫壁关系紧密，界线不清，难以剥离，牵拉脐带，子宫壁与胎盘一起内陷，可能为胎盘植入，应立即停止剥离，考虑行子宫切除术，若出血不多，需保留子宫者，可保守治疗，目前用甲氨蝶呤治疗，效果甚佳。

(4) 残留胎盘胎膜组织徒手取出困难时，可用大号刮匙清除。

(5) 胎盘嵌顿在子宫狭窄环以上者，可在静脉全身麻醉下，待子宫狭窄环松解后用手取出胎盘。

2. 子宫收缩乏力性出血

加强宫缩是最迅速有效的止血方法，具体方法有：

(1) 按摩子宫：①腹壁按摩宫底：胎盘娩出后，术者一手的拇指在前壁、其余四指在后壁，在下腹部按摩并压迫宫底，挤出宫腔内积血，按摩子宫应均匀而有节律（图 11-3）。若效果不佳，可选用腹部-阴道双手压迫子宫法。②腹部-阴道双手压迫子宫法：一手戴无菌手套伸入阴道，握拳置于阴道前穹隆，顶住子宫前壁，另一手在腹部按压子宫后壁，使宫体前屈，两手相对紧压并均匀有节律地按摩子宫（图 11-4）。剖宫产时用腹壁宫底的手法直接按摩子宫。注意：按摩子宫一定要有效，评价有效的标准是子宫轮廓清楚、收缩有皱褶、阴道或子宫切口出血减少。按压时间以子宫恢复正常收缩，并能保持收缩状态为止。按摩时应注意无菌操作。

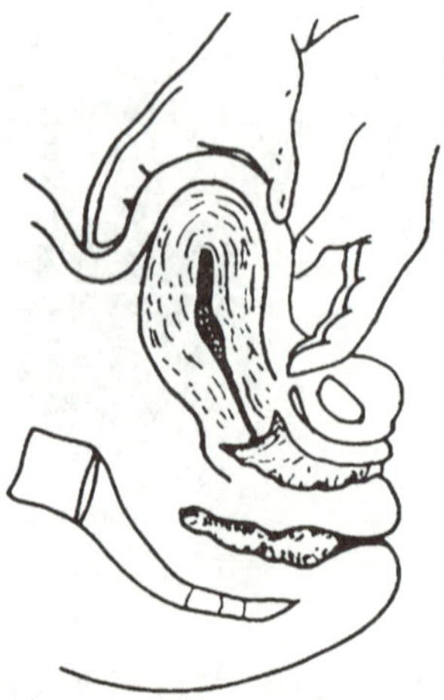

图 11-3 腹壁按摩宫底

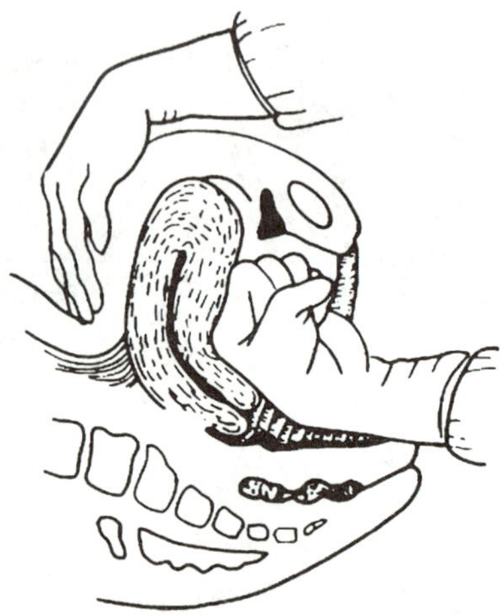

图 11-4 腹部-阴道双手按摩子宫法

(2) 应用宫缩剂：按摩子宫底给予机械刺激的同时，应用各种宫缩剂，可减少出血量。常用宫缩剂及使用方法有：①缩宫素。作用快但持续时间短。肌注或静脉缓慢推注缩宫素 10 U（加入 10% 或 25% 葡萄糖液 20 mL 内），然后将缩宫素 10～30 U 加入 10% 葡萄糖液 500 mL 内静脉滴注，以维持子宫处于良好收缩状态。②麦角新碱。作用强，持续时间长。肌内或宫体直接注射麦角新碱 0.2～0.4 mg（心脏病、高血压患者慎用），麦角新碱可引起宫体肌肉及子宫下段甚至宫颈的强烈收缩，前置胎盘胎儿娩出后出血时应用效果较佳。③前列腺素制剂。采用地诺前列酮 0.5～1 mL 经腹或直接注入子宫肌层使子宫肌发生强烈收缩而止血。

(3) 宫腔纱条填塞：应用无菌纱布条填塞宫腔，有明显局部止血作用。方法为术者一手在腹部固定宫底，另一手持卵圆钳将无菌特制宽 6～8 cm、长 1.5～2 cm、4～6 层不脱脂棉纱布条自宫底由内向外有序地填紧宫腔，压迫止血（图 11-5）。24 小时后取出纱布条，取出前应先肌注宫缩剂，并给予抗生素预防感染。宫腔填塞纱布条后应密切观察生命体征及宫底高度和大小，警惕因填塞不紧，宫腔内继续出血而阴道不流血的止血假象。

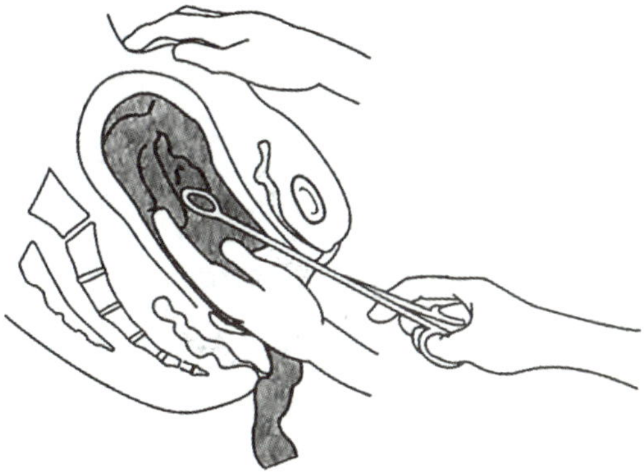

图 11-5　宫腔纱条填塞

(4) 子宫压缩缝合止血：常用 B-Lynch 缝合法。适用于子宫乏力性产后出血，在剖宫产时使用更方便。首先将子宫从腹壁切口托出，用两手托住并挤压子宫体，观察出血情况，判断缝合成功的概率。加压后出血明显减少或停止，成功可能性大。可按照图 11-6 进行缝合。

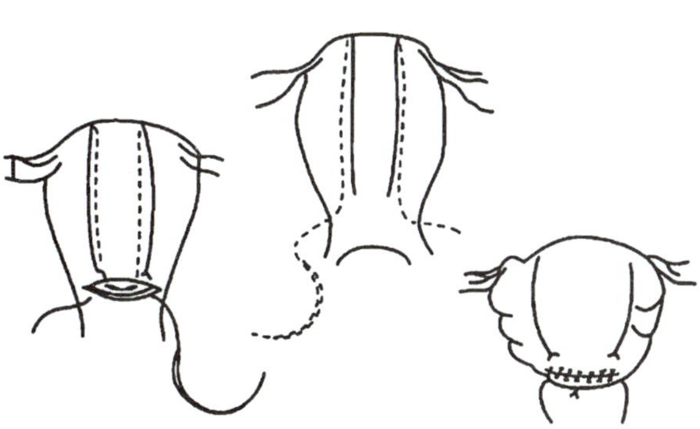

图 11-6　子宫压缩缝合术

(5) 结扎盆腔血管止血：主要用于子宫收缩乏力、前置胎盘及 DIC 等所致的严重产后出血而又迫切希望保留生育功能的产妇。可采用：①结扎子宫动脉上行支：消毒后用两把长鼠齿钳钳夹宫颈前后唇，轻轻向下牵引，在宫颈阴道部两侧上端用 2 号肠线缝扎双侧壁，深入组织约 0.5 cm 处，如无效应迅速开腹，结扎子宫动脉上行支，即在宫颈内口平面距宫颈侧壁 1 cm 处，触之无输尿管始进针，缝扎宫颈侧壁，进入宫颈组织约 1 cm。两侧同样处理，若见到子宫收缩则有效。②结扎髂内动脉：经上述处理无效，可分离出髂内动脉起始点，以 7 号丝线结扎。结扎后一般可见子宫收缩良好。此法可保留子宫，在剖宫产时易于实行。

(6) 髂内动脉栓塞术：近年髂内动脉栓塞术治疗难以控制的产后出血受到重视。该法经股动脉穿刺，将介入导管直接导入髂内动脉或子宫动脉，有选择性地栓塞子宫的供血动脉。选用中效可溶解的物质作栓塞剂，常用明胶海绵颗粒，在栓塞后 2～3 周可被吸收，血管复通。若患者处于休克状态应先积极抗休克，待一般情况改善后才行栓塞术，且应行双侧髂内动脉栓塞以确保疗效。

(7) 切除子宫：应用于难以控制并危及产妇生命的产后出血。在积极输血补充血容量同时施行子宫次全切除术，若合并中央性或部分性前置胎盘应施行子宫全切术。

3. 软产道裂伤出血

及时准确地修补、缝合裂伤可有效地止血。

(1) 宫颈裂伤：疑为宫颈裂伤时应在消毒下暴露宫颈，用两把卵圆钳并排钳夹宫颈前唇并向阴道口方向牵拉，顺时针方向逐步移动卵圆钳，直视下观察宫颈情况，若裂伤＜1 cm 且无活动性出血，可不予缝合并不做宫颈裂伤诊断；若裂伤＞1 cm 且有活动性出血需用肠线或化学合成可吸收缝线缝合。缝时第一针应从裂口顶端稍上方开始，常用间断缝合，最后一针应距宫颈外侧端 0.5 cm 处止，以减少日后发生宫颈口狭窄的可能性。若裂伤累及子宫下段，缝合第一针应超过裂伤顶端，不留死腔，避免缝线穿透直肠黏膜。软产道血肿应切开血肿、清除积血，彻底止血、缝合，必要时可置橡皮引流。

(2) 阴道裂伤：缝合时应注意缝至裂伤底部，避免遗留死腔，更要避免缝线穿过直肠，缝合要达到组织对合好及止血的效果。

(3) 会阴裂伤：按解剖部位缝合肌层及黏膜下层，最后缝合阴道黏膜及会阴皮肤。

4. 凝血功能障碍出血

如患者所患的全身出血性疾病为妊娠禁忌证，在妊娠早期，应在内科医师协助下，尽早行人工流产术终止妊娠。于妊娠中、晚期发现者，应积极治疗，争取去除病因，尽量减少产后出血的发生。对分娩期已有出血的产妇除积极止血外，还应注意对病因治疗，如血小板减少症、再生障碍性贫血等患者应输新鲜血或成分血等，如发生弥散性血管内凝血应尽力抢救。各种方法无效时应及时果断切除子宫。

5. 失血性休克处理

(1) 密切观察患者生命体征，发现早期休克，做好记录，去枕平卧，保暖、吸氧。

(2) 呼叫相关人员，建立有效静脉通道，及时快速补充晶体平衡液及血液、新鲜冷冻血浆等，纠正低血压；有条件的医院应做中心静脉压指导输血补液。

(3) 血压仍低时应用升压药物及肾上腺皮质激素，改善心、肾功能。

(4) 抢救过程中随时做血气检查，及时纠正酸中毒。

(5) 防治肾衰，如尿量少于 25 mL/h，尿比重高，应积极快速补充液体，视尿量是否增加。尿比重在 1.010 或以下者，输液要慎重，利尿时注意高血钾。

(6) 保护心脏，出现心衰时应用强心药物同时加用利尿剂，如呋塞米 20～40 mg 静脉滴注，必要时 4 小时后可重复使用。

(7) 抢救过程中，应注意无菌操作，并给予大剂量广谱抗生素，预防感染。

五、预防

预防工作能明显降低产后出血发病率，应贯穿下列环节。

1. 产前预防

(1) 做好孕前及孕期保健工作，对于合并凝血功能障碍、重症肝炎等不宜继续妊娠的妇女，及时在早孕时终止妊娠。

(2) 积极治疗血液系统疾病及各种妊娠合并症。对有可能发生产后出血的孕妇，如多孕、多产及多次宫腔手术者，羊水过多、妊高征、子宫发育不全、有子宫肌瘤剔除史者，合并糖尿病、血液病等，应提前收入院。对胎盘早剥、死胎不下、宫缩乏力产程延长等应及时处理，防止产后出血的发生。

2. 产时预防

(1) 第一产程密切观察产妇情况，消除其紧张情绪，保证充分休息，注意饮食，密切观察产程进展，防止产程延长。

(2) 重视第二产程处理，指导产妇适时正确使用腹压，防止胎儿娩出过快，掌握会阴后斜切开术或正中切开术的适应证及手术时机，接产操作要规范，防止软产道损伤。对已有宫缩乏力者，当胎肩娩出后，立即肌注缩宫素 10 U，并继续静脉滴注缩宫素，以增强子宫收缩减少出血。

(3) 正确处理第三产程，准确收集并测量产后出血量。若胎盘未娩出前有较多阴道流血，或胎儿娩出后 30 分钟未见胎盘自然剥离征象，应行宫腔探查及人工剥离胎盘术。剥离有困难者，切勿强行挖取。胎盘娩出后应仔细检查胎盘、胎膜是否完整，检查软产道有无撕裂或血肿，检查子宫收缩情况并按摩子宫以促进子宫收缩。

3. 产后预防

因产后出血约 80% 发生在产后 2 小时内，故胎盘娩出后，产妇应继续留在产房观察 2 小时，严密观察产妇一般情况、生命体征、宫缩和阴道流血情况。失血较多应及早补充血容量；产后鼓励产妇及时排空膀胱，不能排空者应予导尿；早期哺乳可刺激子宫收缩，减少阴道流血量。

第四节　羊水栓塞

羊水栓塞抢救流程

羊水栓塞（amniotic fluid embolism，AFE）是指在分娩过程中羊水进入母体血循环引起的肺栓塞导致出血、休克和发生弥散性血管内凝血等一系列病理改变。它是严重的分娩并发症，产妇病死率高达60%以上。也可发生于早孕大月份钳刮术时，但病情缓和，极少造成产妇死亡。

近年研究认为，羊水栓塞主要是过敏反应，建议命名为“妊娠过敏反应综合征”。

一、病因

羊水主要经宫颈黏膜静脉、胎盘附着处的静脉窦进入母体血循环。胎膜破裂后，胎膜与宫颈壁分离使血管损伤，或当宫口扩张时引起宫颈壁损伤，均可使宫颈黏膜静脉开放，强烈宫缩使羊膜腔内压过高使胎膜破裂时羊水更易进入母体。羊水也易在宫颈撕裂、子宫破裂、前置胎盘、胎盘早剥或剖宫产术中，通过病理性开放的子宫血窦进入母体血循环。羊水还能在胎膜早破或破膜后进入子宫壁与胎膜之间，宫缩时宫腔内压增高，羊水通过子宫壁静脉进入母体血循环。此外，羊膜腔穿刺、大月份钳刮术也可使羊水进入母体血循环。综上所述，高龄产妇、多产妇、过强宫缩、急产是羊水栓塞的好发因素。胎膜早破、前置胎盘、胎盘早剥、子宫破裂、剖宫产术是发生羊水栓塞的诱因。

二、病理生理变化

羊水进入母体血液循环，可通过阻塞肺小血管，引起机体的变态反应和凝血机制异常而引起机体的一系列病理生理变化。

1. 肺动脉高压　羊水内有形成分如胎脂、胎粪、角化上皮细胞等，经肺动脉进入肺循环阻塞小血管引起肺动脉高压；羊水内含有大量激活凝血系统的物质，启动凝血过程，使小血管内形成广泛的血栓阻塞肺小血管，反射性引起迷走神经兴奋，使肺小血管痉挛加重；更重要的是，羊水内抗原成分引起Ⅰ型变态反应，很快地使小支气管痉挛，支气管内分泌物增多，使肺通气、肺换气减少，反射性地引起肺内小血管痉挛。这种变态反应引起的肺动脉压升高有时起主要作用，这也可解释早孕钳刮时虽羊水内有形成分很少甚至没有，但也发生羊水栓塞。肺动脉高压可引起急性右心衰竭，继而使呼吸循环功能衰竭。

2. 过敏性休克　羊水有形物质成为致敏原作用于母体，引起Ⅰ型变态反应，导致过敏性休克。

3. 弥散性血管内凝血（DIC）　羊水中某些成分可激发外源性凝血系统，使血管内产生广泛微血栓，消耗大量凝血因子。羊水也存在激活纤溶系统的物质，并且血液凝固产生的纤维蛋白代谢产物也可激活纤溶系统，因而使纤溶活动增强以至于发生纤溶亢进。此时因大量凝血物质消耗，最终导致全身性出血。

4. 急性肾衰竭　由于休克和DIC使得母体多脏器受累，常见为急性肾缺血导致肾功能障碍和衰竭。

三、临床表现及诊断

羊水栓塞的临床特征

羊水栓塞起病急骤、临床表现复杂是其主要特点。多发生于分娩过程中，尤其是胎儿娩出前后的短时间内，但也有极少数病例发生于羊膜腔穿刺术中、外伤时或羊膜腔灌注等情况下。

1. 典型羊水栓塞　是以骤然的血压下降（血压与失血量不符合）、组织缺氧（hypoxia）和消耗性凝血病（consumptive coagulopathy）为特征的急性综合征。一般经过3个阶段：

（1）心肺功能衰竭和休克：由肺动脉高压引起的心力衰竭、急性循环呼吸衰竭及变态反应引起的休克，分娩过程中一般发生在第一产程末、第二产程宫缩较强时，有时也发生在胎儿娩出后短时间内。开始出现烦躁不安、寒战、恶心、呕吐、气急等先兆症状，继而出现呛咳、呼吸困难、发绀，肺底部出现湿啰音、心率加快、面色苍白、四肢厥冷、血压下降等。严重者发病急骤，甚至没有先兆症状，仅惊叫一声或打一哈欠，血压迅速下降或消失，产妇多于数分钟内迅速死亡。

（2）出血：患者渡过心肺功能衰竭和休克阶段后，进入凝血功能障碍阶段，继之发生难以控制的全身广泛性出血，大量阴道流血、切口渗血、全身皮肤黏膜出血，甚至出现消化道大出血。

（3）急性肾功能衰竭：羊水栓塞后期患者出现少尿或无尿和尿毒症的表现。这主要由于循环功能衰竭引起的肾缺血及DIC前期形成的血栓堵塞肾内小血管，引起肾脏缺血、缺氧，导致肾脏器质性损害。

羊水栓塞临床表现的三个阶段通常按顺序出现，有时也可不完全出现。

2. 不典型羊水栓塞　有些病情发展缓慢，症状隐匿。缺乏急性呼吸循环系统症状或症状较轻；有些患者羊水破裂时突然一阵呛咳，之后缓解，未在意；也有些仅表现为分娩或剖宫产时的一次寒战，几小时后才出现大量阴道出血，无血凝块，伤口渗血、酱油色血尿等，并出现休克症状。

根据分娩及钳刮时出现的上述临床表现，可初步诊断，并立即进行抢救。在抢救同时应抽取下腔静脉血，镜检有无羊水成分。同时可做如下检查，以帮助诊断及观察病情的进展情况：①床边胸部X线平片见双肺有弥散性点片状浸润影，沿肺门周围分布，伴有右心扩大。②床边心电图提示右心房、右心室扩大。③与DIC有关的实验室检查。

四、治疗

一旦出现羊水栓塞的临床表现，应立即给予紧急处理。最初阶段主要是抗休克、抗过敏，解除肺动脉高压，纠正缺氧及心衰。DIC阶段应早期抗凝，补充凝血因子，晚期抗纤溶同时也补充凝血因子。少尿或无尿阶段要及时应用利尿剂，预防及治疗肾功能衰竭。紧急处理还包括下腔静脉保留插管，既可测量中心静脉压指导补充血容量，又可抽血找羊水成分及做其他必要的血化验。

1. 吸氧　行气管插管，正压供氧，必要时行气管切开，保证供氧，减轻肺水肿，改善脑缺氧。

2. 抗过敏　立即静脉推注地塞米松 20～40 mg，以后依病情继续静脉滴注维持；也可用氢化可的松 500 mg 静脉推注，以后静脉滴注 300 mg 维持。

3. 解痉药的应用　解除支气管平滑肌及血管平滑肌痉挛，纠正机体缺氧。常用药物有：①阿托品：心率慢时应用，1 mg 加于 10%～25% 葡萄糖液 10 mL 中，每 10～20 分钟静注 1 次，直至患者面色潮红，微循环改善为止。②盐酸罂粟碱：与阿托品合用扩张肺小动脉效果更佳。30～90 mg 加于 25% 葡萄糖液 20 mL 中静脉推注，能解除平滑肌张力，扩张肺、脑血管及冠状动脉。③氨茶碱：松弛支气管平滑肌及冠状动脉血管，250 mg 加于 25% 葡萄糖液 10 mL 中缓慢静注。

4. 抗休克　在用低分子右旋糖酐补足血容量后血压仍不回升，可用多巴胺 20 mg 加于 5% 葡萄糖液 250 mL 中静脉滴注，以 20 滴 / 分开始，根据病情调节滴速。

5. 纠正心衰　用毛花甙 C0.2～0.4 mg 加入 50% 葡萄糖液 20 mL 中静脉推注，必要时 1～2 小时后可重复应用，一般于 6 小时后再重复一次以达到饱和量。

6. 利尿剂的应用　呋塞米 20～40 mg 静推有利于消除肺水肿，并防治急性肾功能衰竭。

7. 纠正酸中毒　早期及时应用能较快纠正休克和代谢失调。常用 5% 碳酸氢钠 250 mL 静脉滴注。

8. 肝素、抗纤溶药物的应用及凝血因子的补充　羊水栓塞发生 10 分钟内，DIC 高凝阶段应用肝素效果佳；在 DIC 纤溶亢进期可给予抗纤溶药物、凝血因子合并应用防止大量出血。

9. 抗生素的应用　应选用对肾脏毒性较小的广谱抗生素，剂量要大。

10. 产科处理　原则上应在产妇呼吸循环功能得到明显改善，并已纠正凝血功能障碍后进行。在第一产程发病应立即考虑剖宫产以去除病因。在第二产程发病应在抢救产妇的同时，及时阴道助产结束分娩。对一些无法控制的产后出血，即使在休克状态下亦应在抢救休克的同时行子宫全切术。

学习检测

一、简答题

1. 简述产后出血的概念、主要原因及治疗原则。
2. 先兆子宫破裂的征象有哪些？
3. 羊水栓塞的临床表现是什么？
4. 胎膜早破的常见因素有哪些？

二、选择题

1. 产后出血是指（ ）。

A. 胎盘娩出后 2 h 内阴道出血量超过 500 mL

B. 产后阴道出血量超过 500 mL

C. 胎儿娩出后 24 h 内阴道出血量超过 500 mL

D. 胎儿娩出后 2 h 内阴道出血量超过 500 mL

E. 胎盘娩出后 24 h 内阴道出血量超过 500 mL

2. 产后出血的最常见原因是（ ）。

A. 胎盘滞留　B. 凝血功能障碍　C. 胎盘植入

D. 子宫收缩乏力　E. 软产道裂伤

3. 子宫收缩乏力性产后出血的病因不正确的是（ ）。

A. 子宫过度膨胀　B. 子宫破裂　C. 产后尿潴留

D. 过度使用镇静剂　E. 产妇体力过度消耗

4. 产后出血的预防措施错误的是（ ）。

A. 孕期加强监护，积极治疗贫血

B. 胎肩娩出后立即肌内注射缩宫素

C. 第二产程肌内注射缩宫素

D. 产后观察 2 h

E. 胎盘未剥离前不可过早牵拉脐带

5. 会阴 II 度裂伤是指（ ）。

A. 会阴皮肤撕裂　B. 直肠前壁撕裂　C. 肛门括约肌撕裂

D. 皮肤黏膜撕裂　E. 会阴体肌层撕裂

6. 胎盘粘连引起的产后出血应立即协助医生（ ）。

A. 按摩子宫　B. 注射缩宫素

C. 应用抗生素　D. 行人工剥离胎盘术

E. 做好切除子宫的准备

7. 产后出血最易发生的时间是在产后（ ）。

A. 2 h 内　B. 8 h 内　C. 12 h 内

D. 24 h 内　E. 48 h 内

8. 与产后出血不相关的疾病是（ ）。

A. 羊水过多　B. 巨大胎儿　C. 多胎妊娠

D. 早产　E. 前置胎盘

9. 产后出血须切除子宫止血的是（　　）。

A. 凝血功能障碍　　B. 软产道裂伤

C. 胎盘粘连　　D. 胎盘植入

E. 子宫收缩乏力

10. 属于会阴Ⅲ度裂伤的是（　　）。

A. 会阴皮肤撕裂　　B. 阴道黏膜撕裂

C. 会阴体筋膜撕裂　　D. 会阴体肌层撕裂

E. 肛门外括约肌撕裂

11. 引起我国孕产妇死亡的主要原因是（　　）。

A. 产后出血　　B. 羊水栓塞

C. 妊娠合并心脏病　　D. 妊娠合并高血压

E. 子宫破裂

12. 软产道裂伤导致产后出血的止血措施是（　　）。

A. 缝合伤口　　B. 纱布条压迫止血

C. 按摩子宫　　D. 肌内注射硫酸镁

E. 注射子宫收缩剂

13. 引起产后出血最常见的胎盘因素不包括（　　）。

A. 胎盘滞留　　B. 胎盘钙化

C. 胎盘粘连　　D. 胎盘残留

E. 胎盘植入

14. 不属于胎膜早破原因的是（　　）。

A. 胎位异常　　B. 下生殖道感染

C. 创伤　　D. 宫颈口松弛

E. 羊水过少

15. 胎膜早破的并发症不包括（　　）。

A. 早产　　B. 脐带脱垂

C. 宫腔感染　　D. 子宫破裂

E. 胎儿窘迫

16. 胎膜早破指（　　）。

A. 胎膜在第二产程破裂　　B. 胎膜在临产前破裂

C. 胎膜在宫缩开始时破裂　　D. 胎膜在第一产程末破裂

E. 胎膜在胎儿娩出中破裂

17. 先兆子宫破裂首选的正确处理方法是（　　）。

A. 止痛　B. 输血

C. 阴道分娩　D. 行胎头吸引术

E. 用镇静剂抑制子宫收缩，同时行剖宫产术

18. 预防羊水栓塞不正确的措施是（　　）。

A. 防止宫颈裂伤

B. 正确掌握缩宫素的使用指征

C. 人工破膜宜在两次宫缩的间歇期

D. 应在宫缩时人工破膜

E. 防止宫缩过强

19. 产后出血休克患者不正确的护理是（　　）。

A. 立即平卧、吸氧、保暖

B. 迅速建立静脉通路

C. 密切观察出血量及血压、脉搏、呼吸

D. 立即切除子宫制止出血

E. 配合医生采取有效止血措施

20. 病理性缩复环常见于（　　）。

A. 羊水过多　B. 双胎　C. 巨大儿

D. 胎盘早剥　E. 先兆子宫破裂

第十二章
异常产褥

学习目标

1. 掌握产褥感染、产褥病率、晚期产后出血的概念；产褥感染途径；晚期产后出血的诊断依据。

2. 熟悉产褥感染的病因与治疗方法。

预习案例

江某，女，26岁，自然分娩后14天，畏寒发热，腹痛1天入院。查体：体温39.8℃，血压120/80 mmHg。急性痛苦面容，下腹压痛，宫底于耻骨联合上2横指扪及。妇科检查：阴道内恶露暗红色，臭，子宫增大如孕3个月，压痛明显。

思考

（1）该患者情况是否正常，为什么？

（2）为该孕妇制定切实可行的处理方案。

第一节 产褥感染

产褥感染（puerperal infection）系指分娩及产褥期生殖道受病原体感染，引起局部或全身的炎症变化，其发病率为6%。产褥病率（puerperal morbidity）与产褥感染的含义不同，它是指分娩24小时以后的10日内，用口表每日测量体温4次，间隔时间4小时，有2次体温≥38℃。虽然造成产褥病率的原因以产褥感染为主，但也包括生殖道以外感染，如急性乳腺炎、上呼吸道感染、泌尿系统感染、血栓静脉炎等。产褥感染与产科出血、妊娠合并心脏病及严重的妊娠期高血压疾病，是导致孕产妇死亡的四大原因。

一、病因

1. 诱因　正常女性阴道对外界致病因子侵入有一定防御能力。其对入侵病原体的反应与病原体的种类、数量、毒力和机体的免疫力有关。妇女的阴道有自净作用。羊水中含有抗菌物质。妊娠和正常分娩通常不会给产妇增加感染的机会。只有在机体免疫力、细菌毒力、细菌数量三者之间的平衡失调时，才会增加感染的机会，导致感染发生。若产妇体质虚弱、营养不良、孕期贫血、妊娠晚期性生活、胎膜早破、羊膜腔感染、慢性疾病、产科手术操作、产程延长、产前产后出血过多等，机体抵抗力下降，均可成为产褥感染的诱因。

2. 病原体种类　正常女性阴道寄生大量微生物，包括需氧菌、厌氧菌、真菌、衣原体及支原体，可分为致病微生物和非致病微生物。有些非致病微生物在一定条件下可以致病称为条件性病原体，但即使致病微生物也需要达到一定数量或机体免疫力下降时才会致病。

(1) 需氧性链球菌：是外源性产褥感染的主要致病菌。溶血性链球菌致病性最强，能产生外毒素与溶组织酶，引起严重感染，病变迅速扩散，严重者可致败血症。其临床特点为发热早，体温超过38℃，有寒战、心率快、腹胀，子宫复旧不良、子宫旁或附件区触痛，甚至并发败血症。

(2) 厌氧性链球菌：存在于正常阴道中，以消化链球菌和消化球菌最常见。当产道损伤、胎盘残留、局部组织坏死缺氧时，细菌迅速繁殖，与大肠杆菌混合感染，放出异常恶臭气味。

(3) 大肠杆菌：大肠杆菌与其相关的革兰阴性杆菌、变形杆菌是外源性感染的主要致病菌，是菌血症和感染性休克最常见的病原菌。它寄生在阴道、会阴、尿道口周围，在不同环境对抗生素敏感性有很大差异，需行药物敏感试验。

(4) 葡萄球菌：主要致病菌是金黄色葡萄球菌和表皮葡萄球菌。金黄色葡萄球菌多为外源性感染，容易引起伤口严重感染。表皮葡萄球菌存在于阴道菌群中，引起的感染较轻。

(5) 厌氧类杆菌：为一组厌氧的革兰阴性杆菌，有加速血液凝固的特点，可引起感染邻近部位的血栓性静脉炎。

此外，梭状芽孢杆菌、淋病奈氏菌均可导致产褥感染，但较少见。支原体和衣原体引起的感染近年明显增多。

3. 感染途径　分娩后产道创伤，创面被病原体感染，来源有二：一是内源性感染，正常孕妇生殖道或其他部位寄生的病原体，多数并不致病，当抵抗力降低等感染诱因出现时可致病。二是外源性感染，被污染的衣物、用具、各种手术器械、物品等均可造成感染。近年研究表明，内源性感染更重要，因孕妇生殖道病原体不仅可以导致产褥感染，而且还能通过胎盘、胎膜、羊水间接感染胎儿，导致流产、早产、胎儿发育不良、胎膜早破、死胎等。

二、临床表现

发热、疼痛、异常恶露，为产褥感染三大主要症状。产褥早期发热的最常见原因是脱水，但在2～3日低热后突然出现高热，应考虑感染可能。由于感染部位、程度、扩散范围不同，其临床表现也不同。依感染发生部位，分为会阴、阴道、宫颈、腹部伤口、子宫切口局部感染，急性子宫内膜炎、急性盆腔结缔组织炎、腹膜炎，脓毒血症及败血症等。

1. 急性外阴、阴道、宫颈炎　分娩时会阴部损伤或手术产导致感染，表现为局部灼热、疼痛、下坠。局部伤口红肿、发硬、伤口裂开，脓液流出。阴道裂伤及挫伤感染表现为黏膜充血、溃疡、脓性分泌物增多，日后导致阴道壁粘连甚至闭锁。宫颈裂伤感染向深部蔓延，可达宫旁组织，引起盆腔结缔组织炎。

2. 急性子宫内膜炎、子宫肌炎　病原体经胎盘剥离面侵入，扩散到子宫蜕膜层称为子宫内膜炎，侵及子宫肌层称子宫肌炎。两者常伴发。表现为发热、恶露增多有臭味、下腹疼痛及压痛、白细胞增高。

3. 急性盆腔结缔组织炎、急性输卵管炎　病原体沿宫旁淋巴和血行达宫旁组织，出现急性炎性反应而形成炎性包块。同时波及输卵管系膜、管壁。产妇表现为寒战、高热、下腹痛，严重者侵及整个盆腔形成“冰冻骨盆”。淋病奈氏菌沿生殖道黏膜上行感染，达输卵管与盆腹腔，形成脓肿后，高热不退。

4. 急性盆腔腹膜炎及弥漫性腹膜炎　炎症继续发展，扩散至子宫浆膜，形成盆腔腹膜炎，继而发展成弥漫性腹膜炎，出现全身中毒症状，如高热、恶心、呕吐、腹胀，检查时下腹部有明显压痛、反跳痛。腹膜面分泌大量渗出液，纤维蛋白覆盖引起肠粘连，也可在直肠子宫陷凹处形成局限性脓肿，若脓肿波及肠管与膀胱则可出现腹泻、里急后重与排尿困难。急性期治疗不彻底可发展成慢性盆腔炎而导致不孕。

5. 血栓静脉炎　盆腔内栓塞静脉炎常侵及子宫静脉、卵巢静脉、髂内静脉、髂总静脉及阴道静脉，厌氧性细菌为常见病原体，这类细菌分泌肝素酶分解肝素，促成凝血。病变单侧居多，产后1～2周多见，表现为寒战、高热并反复发作，持续数周，局部检查不易与盆腔结缔组织炎鉴别。下肢血栓静脉炎，病变多在股静脉、腘静脉及大隐静脉，表现为弛张热，下肢持续性疼痛，局部静脉压痛或触及硬索状，使血液回流受阻，引起下肢水肿，皮肤发白，习称“股白肿”。病变轻时无明显阳性体征，彩色超声多普勒检查可协助诊断。下肢血栓静脉炎多继发于盆腔静脉炎。

6. 脓毒血症及败血症　感染血栓脱落进入血循环可引起脓毒血症。若细菌大量进入血循环并繁殖形成败血症，表现为持续高热、寒战、全身明显中毒症状，可危及生命。

【重点提示】…

产褥感染的诊断。

三、诊断

1. 病史　详细询问病史及分娩全过程，对产后发热者，首先考虑为产褥感染，再排除引起产褥病率的其他疾病。

2. 全身及局部检查　仔细检查腹部、盆腔及会阴伤口，确定感染部位和严重程度。

3. 确定病原体　病原体的鉴定对产褥感染诊断与治疗非常重要。方法有：病原体的培养、分泌物涂片检查、病原体抗原和特异抗体检测。

4. 辅助检查　B 型超声、彩色超声多普勒、CR、磁共振等检测手段，能够对感染形成的炎性包块、脓肿及静脉血栓做出定位和定性诊断。检测血清急性期反应物质中的 C- 反应蛋白＞8 mg/L，有助于早期诊断感染。

四、治疗

1. 支持疗法　加强营养，增强全身抵抗力，纠正水、电解质失衡，病情严重或贫血者，多次少量输血或血浆。

2. 切开引流　会阴伤口或腹部切口感染，及时行切开引流术；疑盆腔脓肿可经腹或后穹隆切开引流。

3. 胎盘胎膜残留处理　经有效抗感染同时，行清除宫腔内残流术；疑盆腔脓肿可经腹或后穹隆切开引流。

4. 应用抗生素　应按药敏试验选用广谱高效抗生素，注意需氧菌、厌氧菌及耐药菌株问题。中毒症状严重者，短期选用肾上腺皮质激素，提高机体应激能力。

5. 肝素治疗　血栓性静脉炎时，在应用大量抗生素的同时，可加用肝素，即 150 U/(kg·d) 肝素加于 5% 葡萄糖液 500 mL 静脉滴注，每 6 小时一次，体温下降后改为每日 2 次，连用 4～7 日；尿激酶 40 万 U 加入 0.9% 氯化钠注射液或 5% 葡萄糖注射液 500 mL 中，静脉滴注 10 日。用药期间监测凝血功能，口服双香豆素、双嘧达莫等，也可用活血化瘀中药及溶栓类药物治疗。

五、预防

加强孕期卫生宣传，临产前 2 个月避免性生活及盆浴，加强营养，增强体质。及时治疗外阴阴道炎及宫颈炎等慢性疾病和并发症，避免胎膜早破、滞产、产道损伤与产后出血。消毒产妇用物，接产严格无菌操作，正确掌握手术指征，保持外阴清洁。必要时给予抗生素预防感染。

第二节　晚期产后出血

产后出血

分娩 24 小时后，在产褥期内发生的子宫大量出血，称为晚期产后出血（late puerperal hemorrhage）。以产后 1～2 周发病最常见，亦有迟至产后 6 周发病者。阴道流血可为少量或中量，持续或间断；亦可表现为急剧大量流血，同时有血凝块排出。产妇多伴有寒战、低热，且常因失血过多导致严重贫血或休克。

一、病因

1. 胎盘、胎膜残留　为阴道分娩最常见的原因，多发生于产后 10 日左右，黏附在宫腔内的残留胎盘组织发生变性、坏死、机化，形成胎盘息肉，当坏死组织脱落时，暴露基底部血管，引起大量出血。

2. 蜕膜残留　正常蜕膜多在产后 1 周内脱落，并随恶露排出。若蜕膜剥离不全长时间残留，也可影响子宫复旧，继发子宫内膜炎症，引起晚期产后出血。

3. 子宫胎盘附着面感染或复旧不全　子宫胎盘附着面血管在分娩后即有血栓形成，继而血栓机化，出现玻璃样变，血管上皮增厚，管腔变窄、堵塞。胎盘附着部边缘有内膜向内生长，底蜕膜深层的残留腺体和内膜亦重新生长，使子宫内膜得以修复，此过程需 6～8 周。

4. 感染　以子宫内膜炎症多见。

5. 剖宫产术后子宫伤口裂开　多见于子宫下段剖宫产横切口两侧端。近年子宫下段横切口剖宫产广泛开展，有关横切口裂开引起大出血的报道屡见不鲜，应引起重视。引起切口愈合不良造成出血的原因主要有：

（1）子宫下段横切口两端切断子宫动脉向下斜行分支，造成局部供血不足。术中止血不良，形成局部水肿。

（2）横切口选择过低或过高：①横切口过低，宫颈侧以结缔组织为主，血供较差，组织愈合能力差，且靠近阴道，增加感染机会。②横切口过高，切口上缘宫体肌组织与切口下缘子宫下段肌组织厚薄相差大，缝合时不易对齐，愈合不良。

（3）缝合技术不当：组织对位不佳；手术操作粗暴；出血血管缝扎不紧；切口两侧角部未将回缩血管缝扎形成血肿；缝扎组织过多过密，切口血循环供应不足等，均影响切口愈合。

（4）切口感染：因子宫下段横切口与阴道靠近，术前有胎膜早破、产程延长、多次阴道检查、前置胎盘、术中出血多或贫血，易发生切口感染。

上述因素均可因肠线溶解脱落，血窦重新开放，出现大量阴道流血，甚至休克。

6. 其他　产后子宫滋养细胞肿瘤、子宫黏膜下肌瘤等均可引起晚期产后出血。

二、临床表现

1. 胎盘、胎膜残留　临床表现为血性恶露持续时间延长，以后反复出血或突然大量流血。检查发现子宫复旧不全，宫口松弛，有时可触及残留组织。

2. 蜕膜残留　临床表现与胎盘残留不易鉴别，宫腔刮出物病理检查可见坏死蜕膜，混以纤维素、玻璃样变的蜕膜细胞和红细胞，但不见绒毛。

3. 子宫胎盘附着面感染或复旧不全　若胎盘附着面感染、复旧不全引起出血，多发生在产后 2 周左右，表现为突然大量阴道流血，检查发现子宫大而软，宫口松弛，阴道及宫口有血块堵塞。

4. 感染　感染引起胎盘附着面复旧不良和子宫收缩欠佳，血窦关闭不全导致子宫出血。

三、诊断

1. 病史　若为阴道分娩，应注意产程进展及产后恶露变化，有无反复或突然阴道流血病史；若为剖宫产，应了解手术指征、术式及术后恢复情况。

2. 症状和体征

(1) 阴道流血：胎盘胎膜残留、蜕膜残留引起的阴道流血多在产后 10 日发生。胎盘附着部位复旧不良常发生在产后 2 周左右，可以反复多次阴道流血，也可突然大量阴道流血。剖宫产子宫切口裂开或愈合不良所致的阴道流血，多在术后 2～3 周发生，常常是子宫突然大量出血，可导致失血性休克。

(2) 腹痛和发热：常合并感染，伴发恶露增加、恶臭。

(3) 全身症状：继发性贫血，严重者因失血性休克危及生命。

(4) 体征：子宫复旧不佳可扪及子宫增大、变软，宫口松弛，有时可触及残留组织和血块，伴有感染者子宫明显压痛。

3. 辅助检查

(1) 血常规：了解贫血和感染情况。

(2) B 型超声检查：了解子宫大小、宫腔有无残留物及子宫切口愈合情况。

(3) 病原菌和药敏试验：宫腔分泌物培养、发热时行血培养，选择有效广谱抗生素。

(4) 血 HCG 测定：有助于排除胎盘残留及绒毛膜癌。

(5) 病理检查：宫腔刮出物或切除子宫标本，应送病理检查。

四、治疗

1. 少量或中等量阴道流血，应给予足量广谱抗生素、子宫收缩剂以及支持疗法及中药治疗。

2. 疑有胎盘、胎膜、蜕膜残留或胎盘附着部位复旧不全者，刮宫多能奏效，操作力求轻柔，备血并做好开腹手术的术前准备。刮出物应送病理检查，以明确诊断。术后继续给予抗生素及子宫收缩剂。

3. 刮宫产术后阴道流血，少量或中等量应住院给予抗生素并严密观察。阴道大量流血需积极抢救，此时刮宫手术应慎重，因剖宫产组织残留机会甚少，刮宫可造成原切口再损伤导致更多量流血。近年来，经皮股动脉插管行子宫动脉栓塞及髂内动脉栓塞治疗晚期产后出血效果较好。必要时应开腹探查，若组织坏死范围小，炎性反应轻，患者又无子女，可选择清创缝合以及髂内动脉、子宫动脉结扎法止血而保留子宫。否则，宜切除子宫。由于病灶在子宫下段，切除子宫必须包括子宫体及部分宫颈，故宜行低位子宫次全切除术，或行子宫全切术。

4. 肿瘤引起的阴道流血，应按肿瘤性质、部位做相应处理。

五、预防

剖宫产时做到合理选择切口，避免子宫下段横切口两侧角部撕裂及合理缝合。晚期产后出血的产妇往往可以追溯到第三产程和产后 2 小时阴道流血较多或怀疑胎盘胎膜残留的病史。因此，产后应仔细检查胎盘、胎膜，如有残缺，应及时取出；在不能排除胎盘残留时，以进行宫腔探查为宜。术后应用抗生素预防感染。

学习检测

一、简答题

1. 产褥感染的病因及治疗方法是什么？

2. 何谓晚期产后出血？预防晚期产后出血的措施有哪些？

二、选择题

1. 产褥感染是指（　　）。

A. 分娩 24 小时后的 10 天内体温连续 2 次达到或超过 38 ℃

B. 分娩 24 小时后的 30 天内体温连续 2 次达到或超过 38 ℃

C. 分娩时及产褥期生殖道受病原体感染所引起的局部和全身的炎症变化（除乳房外）

D. 分娩后 3 天内体温超过 38.5 ℃，但在 24 小时内降低至正常

E. 分娩后至子宫内膜完全修复时发生的感染

2. 以下关于产褥感染的表述正确的是（　　）。

A. 指产前、产时、产后致病菌侵入生殖道感染引起的疾病

B. 多为某一种细菌感染所致

C. 感染来源多为产妇自体感染

D. 产后 24 小时后的 4～5 天内，两次体温达到或超过 38 ℃

E. 以上都不对

3. 下列不是产褥感染的原因的是（　　）。

A. 产道本身存在细菌

B. 妊娠末期性交、盆浴

C. 医务人员的手、呼吸道以及各种手术器械的接触

D. 缩宫素的使用

E. 产程延长及手术助产

4. 产褥感染最常见的病原体是（　　）。

A. 需氧菌　B. 厌氧菌　C. 衣原体

D. 支原体　E. 真菌

5. 最常见的产褥感染是（　　）。

A. 外阴、阴道、宫颈炎　B. 急性子宫内膜炎、子宫肌炎

C. 急性输卵管炎　D. 急性盆腔结缔组织炎

E. 血栓性静脉炎

6. 产褥感染的产妇最适合的体位是（　　）。

A. 侧卧位　B. 半卧位　C. 平卧位

D. 头低脚高位　E. 截石位

7. 导致产褥病率主要的原因是（　　）。

A. 上呼吸道感染　B. 乳腺炎

C. 手术切口感染　D. 泌尿系统感染

E. 产褥感染

8. 产后如会阴切口处疼痛剧烈或有肛门坠感应怀疑（　　）。

A. 会阴部伤口血肿　B. 会阴部伤口水肿

C. 产后出血　D. 胎盘残留

E. 体位不妥

9. 引起产后出血最常见的原因是（　　）。

A. 产道裂伤　B. 胎盘剥离不全　C. 宫缩乏力

D. 凝血机制障碍　E. 滞产

10. 晚期产后出血多发生在产后（　　）。

A. 24 小时　B. 45 小时　C. 1～2 周

D. 2～3 周　E. 3～4 周

11. 发生于产后 10 天左右的晚期产后出血原因是（　　）。

A. 胎盘胎膜残留　B. 蜕膜残留

C. 子宫胎盘附着面感染或复旧不全　D. 剖宫产术后子宫伤口裂开

E. 其他

12. 对晚期产后出血处理不当的是（　　）。

A. 中等量阴道流血，用宫缩剂以促进子宫复旧

B. 胎盘、胎膜残留者，在备血并做好开腹手术准备的条件下行清宫术

C. 子宫胎盘附着部位复旧不全者，在备血并做好开腹手术准备的条件下行清宫术

D. 疑有剖宫产术后子宫伤口裂开，仅有少量阴道流血者，应行剖腹探查

E. 若为肿瘤者按肿瘤处理

13. 晚期产后出血怀疑有宫内残留者应首选（　　）。

A. 观察病情变化　　B. 给予广谱抗生素　　C. 刮宫

D. 开腹手术　　E. 测量体温

14. 某女，足月产后 3 天，出现下腹痛，体温不高，恶露多，有臭味，子宫底脐上一指，子宫体软。考虑其最可能的病理是（　　）。

A. 子宫内膜炎　　B. 子宫肌炎　　C. 盆腔结缔组织炎

D. 急性输卵管炎　　E. 腹膜炎

15. 王女士，产后 2 周出现弛张热，下腹疼痛并且压痛明显。下肢肿胀、疼痛，皮肤紧张发白。最可能的诊断是（　　）。

A. 子宫肌炎　　B. 血栓性静脉炎　　C. 急性盆腔结缔组织炎

D. 急性盆腔腹膜炎　E. 产后关节炎

16. 唐某，产后第 3 天突然出现畏寒、高热，体温 40℃，伴有恶心、呕吐，下腹剧痛、压痛、反跳痛，腹肌紧张感明显。最可能的诊断是（　　）。

A. 下肢血栓性静脉炎　　B. 子宫内膜炎

C. 产后宫缩　　D. 急性盆腔腹膜炎

E. 急性盆腔结缔组织炎

17. 某女，产后 2 周突然出现阴道大量出血，伴血块排出，体温 37.7℃，子宫大、软，宫口松弛，有轻度压痛。最可能的诊断是（　　）。

A. 子宫肌炎　　B. 血栓性静脉炎

C. 急性盆腔结缔组织炎　　D. 急性盆腔腹膜炎

E. 晚期产后出血

18. 某产妇，27 岁，于 7 月 25 日正常分娩，现为产后 10 天，2 小时前突然出现口渴、多汗、恶心、胸闷、四肢无力。查体：面色潮红，呼吸急促，体温 38.9℃，子宫复旧良好，无压痛。入院时以厚物包头，盖棉被，着长衣裤，袖口、裤脚紧扎。首先考虑的诊断为（　　）。

A. 胃肠炎　　B. 盆腔炎　　C. 产褥中暑

D. 产后抑郁症　　E. 产褥感染

第十三章 新生儿与新生儿疾病

学习目标

1. 掌握足月新生儿和早产儿的特点；新生儿常见疾病的临床表现。

2. 熟悉新生儿常见的几种特殊状态；新生儿常见症状的临床表现；新生儿常见疾病的病因及治疗。

3. 了解新生儿常见疾病的发病机制。

预习案例

患儿，男，20天。第一胎第一产，足月剖腹生。生后母乳喂养至今，吃奶好。生后3天出现皮肤黏膜黄染，至今患儿皮肤黏膜黄染一直未消退，轻至中度黄染，巩膜无黄染。现患儿大小便正常。体格检查：神志清楚，精神及反应正常，呼吸平稳，口周及甲床红润，双肺呼吸音清，心率正常，肝肋下1 cm，其余正常。

思考

（1）该患儿的初步诊断是什么？

（2）是否需进一步检查明确？如何处理？

第一节　新生儿的护理

新生儿刚脱离母体，为适应周围环境，在生后第 1 个月内生理上需要做出重大调整。因此，应对其精心护理和喂养。

【重点提示】

皮肤护理和喂养。

一、日常护理

新生儿护理：婴儿被动操

（一）保持呼吸道通畅

新生儿娩出后迅速清理呼吸道，以免引起吸入性肺炎或窒息。避免物品遮挡新生儿口鼻或压迫其胸部，不能挖鼻腔。哺乳后多采取右侧卧位，尽量少翻动新生儿，避免其溢乳或乳汁引起吸入性肺炎或窒息。经常巡视，及时排除危险因素。

（二）维持体温稳定

1. 适宜的环境温度　保持室温在 22～24 ℃，相对湿度保持在 50%～60%，使新生儿体温维持在 36～37.2 ℃（腋下温度），且一日内体温差不超过 1 ℃。如没有条件者，可采用与母亲裸体接触保暖。

2. 监测体温变化　每日测体温 2 次，如果体温＜36 ℃或＞37.5 ℃，应每 4 小时测量 1 次，直至体温正常。由于新生儿体温调节功能不健全，如室温过高、穿衣或包裹过多、蓝光灯治疗及哭闹严重等均可使体温升高，感染也可致体温升高；如室温过低、天气寒冷、洗澡时裸露时间过长或有感染时，体温也可低于正常范围。因此，无论体温过高或过低，均应及时报告医生，以便寻找原因及时处理。对体温过低的新生儿应及时置入暖箱进行复温，并根据新生儿体重、日龄变化及时调整暖箱温度，以维持体温在正常范围。若用热水袋保暖时应严格控制水温，并外加布套。

（三）皮肤护理

1. 皮肤及臀部护理　新生儿娩出后应尽快抹净皮肤表面血迹，产后 6 小时或第一次沐浴时去除胎脂，剪去过长的指（趾）甲，用纱布包裹局部皮肤如脚跟处，预防摩擦破损。为避免发生红臀溃疡或皮疹，应定时更换尿布，大便后用温水清洗臀部，揩干后涂上软膏。尿布使用松紧合适，不宜用橡皮布或塑料纸作为婴儿床垫。一旦发生红臀，可用红外线照射，10～20 分钟 / 次，2～3 次 / 天，如皮肤糜烂，可用消毒植物油或鱼肝油纱布敷于患处。

2. 沐浴　在医院内以淋浴为主，在家里以盆浴为主。沐浴注意事项：室温 26～28 ℃，水温 38～42 ℃，一般用手腕测试至较暖即可；沐浴前不要喂奶；新生儿出生后体温未稳定前不宜沐浴；在医院内沐浴要防止交叉感染；沐浴过程中不能离开婴儿并始终用手接触和保护婴儿；动作轻而敏捷，防止婴儿受凉及损伤。

3. 脐部护理　断脐后要密切观察脐部出血情况，保持脐部清洁干燥，每次沐浴后用 75% 酒精消毒脐带残端及脐轮周围，然后用无菌纱布覆盖包扎。保持包扎敷料的干燥清洁。如脐部有分泌物，用酒精消毒后涂 1% 甲紫使其干燥，脐部感染用抗生素。脐带脱落处如有红色肉芽组织增生，可用 2.5% 硝酸银溶液灼烧，并用生理盐水棉签擦洗局部。注意勿灼烧正常组织以免引起烧灼伤。尿布使用时注意勿让其超越脐部，以免尿粪污染脐部。

4. 眼、耳、口、鼻护理　眼部应保持清洁，如有分泌物，可用生理盐水或 3% 硼酸棉球由内向外轻轻拭净，再滴 0.25% 氯霉素眼药水或金霉素眼膏，2 次 / 天。新生儿口腔黏膜柔软，不宜擦洗，以免损伤感染。如发生鹅口疮，可于哺乳后半小时，用 4% 苏打水清洗创面，再涂以制霉菌素甘油，或用 1% 甲紫溶液涂局部。如耳鼻有污物，可用棉签蘸温开水轻轻揩去。

二、喂养

母乳，妈妈给孩子最好的礼物

合理喂养是保证新生儿健康生长发育的关键。正常足月儿出生后半小时左右即可进行哺乳，以促进乳汁分泌，鼓励按需哺乳。在无法母乳喂养的情况下可给配方乳，每 3 小时 1 次，乳量根据所需热量及耐受情况计算，遵循从小量渐增的原则，以奶后安静、无腹胀和理想的体重增长（20～30 g/d，生理性体重下降期除外）为标准。早产儿亦首选母乳喂养，对吸吮能力差、吞咽功能不协调的小早产儿，可由母亲挤出乳汁行管饲喂养。亦可人工喂养，开始试喂 5% 葡萄糖水，耐受后行早产儿配方乳喂养。原则上胎龄越小，出生体重越低，每次哺乳量越少，间隔时间越短。开始按 1∶1 稀释，以后渐增至 3∶1，体重＜1 500 g 者，每次给奶量 2～5 mL，间隔时间为 1～2 小时；体重＞1 500 g 者，每次给奶量 5～8 mL，间隔时间为 2～3 小时。喂奶后根据有无呕吐、腹胀、胃内残留及体重增长情况（每天增长 10～15 g）调整。哺乳量不足所需热量部分可辅以静脉营养。为防止乳液反流入气管应在哺乳后右侧卧位。足月新生儿生后立即肌内注射维生素 K_1 0.5～1 mg 1 次，早产儿常有出血倾向，故应连续肌内注射 3 天，每日 1 次。生后 4～5 天即可给维生素 C 50～100 mg/d，2 周后加维生素 A 500～1 000 IU/d，维生素 D 400～1 000 IU /d，4 周后添加铁剂，足月儿给元素铁 2 mg/（kg·d），极低出生体重儿给元素铁 3～4 mg/（kg·d），同时加用维生素 E 25 U 和叶酸 2.5 mg。

三、预防接种

1. 出生后 3 天内接种卡介苗，预防结核病。早产儿、有皮肤病变、发热等其他疾病患儿应暂缓接种；对疑有先天性免疫缺陷的新生儿，绝对禁忌接种卡介苗，以免引起全身感染危及患儿生命。

2. 出生 1 天内、1 个月和 6 个月时应各注射重组乙肝病毒疫苗 1 次。母亲为乙肝病毒携带者或乙肝患者，婴儿出生后应立即肌内注射高价乙肝免疫球蛋白（HBIg）0.5 mL，同时换部位注射重组乙肝病毒疫苗。

四、新生儿筛查

应开展先天性甲状腺功能减退症及苯丙酮尿症等先天性代谢缺陷病的筛查和听力筛查。

第二节　新生儿常见症状

新生儿疾病初起症状常不典型，且变化快，稍有疏忽，即可能造成严重后果，应严密观察。因此，对新生儿常见症状应有所了解。

一、发热

正常新生儿肛温在 36.2～37.8 ℃之间，腋下温度为 36～37 ℃，当体温超过此范围时即称为发热。

（一）病因

1. 非感染性发热　光疗时热输入过多，或暖箱温度过高；保暖过多或夏季室内环境温度过高；窒息影响了体温调节功能。

2. 感染性发热　新生儿感染性疾病如败血症、化脓性脑膜炎、肺炎、脐炎、肠炎、尿路感染等。

（二）处理

1. 保持室内温度的恒定，居住室温应在 22～25 ℃为宜，使新生儿体温保持在 36～37 ℃。

2. 新生儿发热应以物理降温为主。①首先可打开包被，解开衣服以散热。②当体温超过 39 ℃时可予温水浴或温水擦浴，水温为 33～35 ℃，擦浴部位为前额、四肢、腹股沟及腋下，忌用酒精擦浴，要防止体温急剧下降。③物理降温后，应密切观察降温情况，半小时后复测体温。

3. 补充营养和水分，不能进食者，可给予鼻饲补充营养，以增加机体抵抗力和补充消耗，必要时可通过静脉输液来补充水分、营养物质和电解质。

4. 加强皮肤护理，发热新生儿在退热过程中大量出汗，应及时擦干汗液和更换衣服，防止受凉。

二、低体温

新生儿体温降至 35 ℃以下即为低体温。

(一) 病因

1. 身体受寒冷刺激　环境温度过低，包被单薄。

2. 新生儿肝脏储存的糖原量少　摄食不足，未给予合理的喂养。

3. 疾病影响　败血症、肺炎等。

(二) 处理

主要是复温，主张逐渐复温。

三、青紫

当毛细血管还原血红蛋白达 50 g/L 时可出现青紫。青紫是新生儿期最常见的症状之一，有生理性的因素也有病理性的因素。

(一) 分类

1. 生理性　正常新生儿在出生 5 分钟内，有时可呈现青紫，是由于动脉导管与卵圆孔尚未关闭造成的，多数在 5 分钟后口唇和甲床变成粉红色。但若出生后未及时保暖，肢端仍呈明显青紫，称为周围性青紫，经保暖后减轻或好转。明显的局部青紫还需与某些皮肤色素着色区别。面先露分娩的新生儿在头面部可见由挤压造成的瘀血、水肿，局部皮肤甚至口唇可呈青紫，应与中心性青紫区别。有时正常新生儿啼哭时偶可见青紫，但这种青紫在停止啼哭后消失。

2. 病理性

(1) 中心性青紫：常见于肺源性青紫，如新生儿窒息、肺透明膜病等；心源性青紫，如法洛四联症、大血管移位等。

(2) 周围性青紫：常见于全身性疾病，如心力衰竭、硬肿症等；局部血流障碍，如先露受到挤压等；其他，如低血糖、低血钙等。

(二) 处理

一旦发现青紫应及早吸氧，尽快使青紫消除。使 PaO_2 维持在 6.66 kPa (50 mmHg)，同时进行病因治疗，并注意保暖、应用强心剂改善心功能、纠正休克和微循环障碍。

四、呕吐

新生儿呕吐在临床上时有发生，其原因复杂，与新生儿的解剖、生理特点及出生后内、外环境的变化和脏器的发育有关。新生儿胃容量较小，食管括约肌较松弛，胃呈水平位，贲门括约肌发育较差，使初生新生儿，尤其是早产儿很容易发生呕吐。

(一) 病因

1. 与内科疾病有关的呕吐

(1) 喂养不当：多见于人工喂养，与奶头、奶瓶、奶量、奶温以及喂乳后新生儿的体位有关。呕吐并非发生在每一次喂乳后，呕吐量也不定，多为乳汁或乳凝块。

(2) 咽下综合征：新生儿在分娩过程中吞入大量羊水和产道中的血液后刺激胃黏膜

引起呕吐。表现为生后即吐，喂奶后加重，非喷射性呕吐，多为泡沫样黏液，含母血者则为咖啡色液体，1～2 天后吞入的液体吐尽后呕吐即消失。

(3) 胃食管反流：食管下端括约肌功能缺陷引起胃内容物反流至食管，出生 1 周即可出现，随婴儿体位抬高可有改善。

(4) 胎粪排泄延迟：正常新生儿在出生后 12～48 小时排胎便，若延迟则可见腹胀及呕吐，呕吐物呈褐绿色或褐黄色粪便状物。

(5) 幽门痉挛：出生后最初数日即可出现间歇性呕吐，时轻时重，呈喷射状，口服解痉药可缓解。

(6) 新生儿坏死性小肠结肠炎：呕吐物含胆汁样液体、腹胀、便血，X 线腹部平片示肠梗阻及肠壁囊样积气等改变。

(7) 颅脑疾病：呕吐呈喷射性，呕吐物多为乳汁或乳凝块，有时有咖啡色血性物，极少有胆汁，晚期可出现前囟饱满、紧张等症状。

(8) 其他：感染、先天性代谢疾病等。

2. 与外科疾病有关的呕吐

(1) 食管闭锁：生后未进食即可出现呕吐，呕吐物为大量黏液，可自口鼻同时流出并伴有阵发性发绀和窒息，母亲有羊水过多史。

(2) 胃扭转：大多喂奶后发生大口状呕吐，呕吐物为奶，不含胆汁。

(3) 幽门肥厚：起始于生后 2 周左右，呈喷射状，呕吐进行性加重，伴脱水、营养不良。呕吐物为乳汁及乳凝块，有酸臭味，无胆汁。

(4) 其他：膈疝、先天性肠旋转不良、先天性巨结肠、肠闭锁等。

(二) 处理

1. 病因治疗

如为喂养不当可指导合理喂养，有感染者控制感染，有消化道畸形者及早手术治疗。

2. 对症治疗

(1) 禁食：诊断未明确，如考虑有外科疾病或中度以上脱水者应禁食。

(2) 体位：采用上半身抬高向右侧卧位，防止呕吐物呛入气道引起窒息或吸入性肺炎。

(3) 洗胃：胃黏膜受刺激引起的呕吐可用 1% 碳酸氢钠溶液或生理盐水洗胃。

(4) 胃肠减压：呕吐频繁伴严重腹胀者，可进行胃肠减压。

(5) 纠正水电解质紊乱，供给适当热量。

【重点提示】…

黄疸的分类和处理。

五、黄疸

黄疸是新生儿常见的症状，它可以是正常发育过程中的症状，也可以是某些疾病的表现，严重者可导致脑损伤。一般新生儿血中胆红素超过 5～7 mg/dl，可出现肉眼所见的黄疸。

【知识拓展】

黄疸的判断

1. 淡黄色，部位：从头颅到脐部处 (+)。
2. 深黄色，部位：从头颅到膝关节处 (++)。
3. 金黄色，部位：从头颅到脚底处 (+++)。
4. 橘黄色，部位：以上这些部位和巩膜，手脚心部位 (++++)。

（一）分类

1. 生理性黄疸　足月儿多于生后 2～3 天出现，4～5 天达高峰，黄疸程度轻重不一，轻者仅限于面颈部，重者可延及躯干四肢和巩膜，粪便色黄，尿色不黄，一般无症状，也有轻度嗜睡或食欲欠佳，足月儿黄疸持续 5～7 天消退，最迟不超过 2 周，早产儿可延迟到 3～4 周。

2. 病理性黄疸　指出现以下任何一种情况的新生儿黄疸：①黄疸出现早，出生后 24 小时内出现；②黄疸进展速度快，每日上升＞85.5 μmol/L（＞5 mg/dl）；③黄疸程度重，足月儿＞221 μmol/L（12.9 mg/dl），早产儿＞257 μmol/L（15 mg/dl）；④黄疸时间过长，足月儿＞2 周，早产儿＞3～4 周；⑤黄疸退而再现；⑥结合胆素＞34 μmol/L（＞2 mg/dl）。

蓝光治疗及治疗原理

病因可分为感染性因素和非感染性因素，感染性因素包括新生儿肝炎、新生儿败血症等，非感染性因素包括新生儿溶血病、红细胞酶缺陷、颅内出血、肝内胆道闭锁以及母乳性黄疸等。

（二）处理

1. 生理性黄疸　不需特殊治疗。

2. 病理性黄疸　①积极治疗原发病。②采取光照疗法、换血疗法、使用肝酶诱导剂、输血浆和白蛋白、提早喂养、保持大便通畅等方法来降低血清胆红素。③保护肝脏，禁用对肝脏有损害及可能引起溶血、黄疸的药物。④对症治疗，包括控制感染，注意保暖，及时纠正酸中毒、缺氧、低血糖等。

六、惊厥

惊厥是许多疾病的一个症状，也是新生儿常见急症，惊厥动作表现为不规律且常为局限性，有时与正常新生儿发作性动作不易区分。足月新生儿肢体均有一定张力，四肢常保持在屈曲状态，两手握拳，大拇指内收。当脱去衣裤后，肢体即出现粗大震颤样自发动作，徐缓的、无规律的、抽搐样的手足徐动，有时可见踝部、膝部和下颏的抖动。这些无意识、不协调的动作在新生儿期出现并无病理意义。但在新生儿期任何刻板的及周期性重现的短暂异常活动，均应注意可能是一种惊厥发作。

（一）分类

1. 微小型　不出现肢体抽动或强直的惊厥发作形式，较其他类型不易引起注意。表现为眼球水平位或垂直位偏斜，眼睑反复抽动，眨眼动作，吸吮、咀嚼或其他嘴的动作，四肢呈游泳或踏车样运动，某一肢体震颤或固定在某一姿势，以及呼吸暂停。可由多种病因引起，常与其他惊厥发作型同时存在。

2. 强直型　表现为四肢强直性伸展，有时上肢屈曲、下肢伸展并伴有头向后仰，足月儿和早产儿均可见，是病情严重的征象。

3. 多灶性阵挛型　多个局部性阵挛迅速地不固定从肢体某一部分转移到另一部位，有时可影响呼吸而出现青紫，常伴有意识障碍。

4. 局限性阵挛型　身体某部位局限性阵挛，常起自一个肢体一侧面部，然后扩大到身体同侧的其他部位，通常意识清醒或轻度障碍。多见于缺血缺氧性脑病、低血糖、低血钙等。

5. 全身性肌阵挛型　表现为肢体反复屈曲性痉挛，有时躯干也同样痉挛，在新生儿期较少见，常表示有弥漫性脑损伤。

（二）病因

1. 围生期窒息　围生期严重窒息可引起缺血缺氧性脑病，主要见于足月儿，临床特点是意识障碍、肌张力减低和惊厥，多在生后 12 小时左右出现。

2. 产伤性颅内出血　随着助产技术的提高，因难产或产程延长引起的硬脑膜下腔出血已经少见，多发生于体重较大的足月儿。

3. 早产儿脑室周围－脑室内出血　在严重窒息或缺氧后 2～3 天，症状突然恶化，神经系统症状在短时间内迅速进展，表现意识障碍、肌张力低下和呼吸节律不整，很快出现强直性或多灶性阵挛型惊厥。

4. 感染　化脓性脑膜炎多见，大多为出生后感染，发病多在出生后一周。

5. 代谢异常

（1）低血糖：血糖低于 2.24 mmol/L（40 mg/dl）为低血糖，常见于小于胎龄儿、早产儿、窒息儿和重症患儿及母亲患糖尿病的婴儿。

（2）其他：低血钙、低镁血症、高钠和低钠血症、先天性代谢紊乱等。

（三）处理

新生儿惊厥应迅速进行病因诊断，尽可能针对病因给予特异治疗。若原因不明可做以下处理：

1. 先静注 25% 葡萄糖 10～15 mL，若惊厥停止可考虑低血糖存在。

2. 若无效可给 10% 葡萄糖酸钙 2 mg/kg 稀释 1 倍（加等量 10% 葡萄糖）后静脉滴注，对低钙惊厥有效。

3. 仍无效可静注维生素 B_6 50 mg，对维生素 B_6 依赖症有效。

4. 若再无效给予镇静剂（苯巴比妥或地西泮）。

第三节 新生儿常见疾病

一、新生儿产伤性疾病

新生儿产伤是指分娩过程中因机械因素对胎儿或新生儿造成的损伤，发生率为活产儿的 2‰～7‰。近年来由于加强了产前检查及产科技术提高，产伤发生率已明显下降，但仍是引起新生儿死亡及远期致残的原因之一，尤其是在基层单位。

骨折

1. 锁骨骨折 锁骨骨折是产伤性骨折中最常见的一种，与分娩方式、胎儿娩出方位和出生体重有关，特别容易发生在顶先露肩部娩出困难和臀位产过度牵拉胎儿肩部时。骨折多发生在锁骨中段外 1/3 处，此处锁骨较细，无肌肉附着，当胎儿肩娩出受阻时，“S”形锁骨凹面正好卡在母亲耻骨弓下，容易折断。大部分患儿无明显症状，故易漏诊。但患儿患侧上臂活动减少或被动活动时哭闹，对锁骨进行常规触诊即可发现双侧锁骨不对称，病侧有增厚模糊感，局部软组织肿胀、有压痛、骨摩擦音，甚至可扪及骨痂硬块，患侧拥抱反射减弱或消失。X 线片可帮助确诊。青枝骨折一般不需治疗；完全性骨折，可在患侧腋下置一软垫，患肢以绷带固定于胸前，2 周可愈合。也有学者认为无须处理，随着小儿生长发育，肩部增宽，错位及畸形均可自行消失。

2. 肱骨骨折 肱骨骨折大都因臀位手术产引起。骨折多发生于骨干中段，系横断骨折，有移位。治疗可在患儿腋下置一棉垫，使肘关节处于直角位，用绷带缚于胸侧，2 周后常可愈合。骨折端重叠和成角亦可在短期内自行消失。

3. 股骨骨折 在臀牵引时，用手勾出下肢，容易造成股骨骨折。骨折后局部肿胀严重及出现骨摩擦音，同时由于屈肌的收缩，使近侧断端向前移位，造成向前成角畸形。治疗可用小夹板固定或悬垂牵引，常于 2 周愈合，一般无后遗畸形。

二、新生儿窒息

新生儿窒息是指婴儿出生后不能建立正常的自主呼吸而导致低氧血症、混合性酸中毒和循环障碍，是引起新生儿死亡和儿童伤残的重要原因之一。由于诊断标准尚未完全统一，国内文献报道的发病率差异很大。

（一）病因

窒息的本质是缺氧，凡是影响母体和胎儿间血液循环和肺气体交换的因素均可引起窒息，它可发生于妊娠期，但绝大多数发生于产程开始后。新生儿窒息多是胎儿窒息（宫内窘迫）的延续。

1. 孕妇因素　胎盘功能障碍如前置胎盘、胎盘老化等；孕母患全身性疾病，如心肺功能不全、严重贫血、糖尿病等；孕妇吸毒、吸烟或年龄>35 岁或<16 岁以及多胎妊娠。

2. 胎儿因素　巨大儿、早产儿、羊水或胎粪吸入、宫内感染等。

3. 分娩因素　子宫过度收缩，产程中应用药物，如麻醉剂、镇静剂、止痛药和催产药使用不当等；头盆不称、宫缩无力、胎位不正所致难产，使用高位产钳、臀位牵引术、胎头吸引等。

（二）病理生理

1. 呼吸功能改变

（1）原发性呼吸暂停：当胎儿或新生儿发生低氧血症和酸中毒时，呼吸和心率增快，出现机体血流重新分布，肺、肠、肾、肌肉、皮肤等血流量减少，以保证供给生命器官（脑、心肌、肾上腺）的血流量。此时，血压增高，心排出量增加。如果窒息病因持续存在，旋即呼吸停止、心率减慢，称为原发性呼吸暂停。此时，心功能尚好，肌张力存在，如及时去除病因，迅速有效地清理呼吸道和物理刺激即可恢复自主呼吸。

（2）继发性呼吸暂停：缺氧持续存在，则出现喘息样呼吸，心率继续减慢，血压下降，肌张力消失，苍白，呼吸运动减弱，进而出现继发性呼吸暂停。此时，生命器官供血减少，脑损伤发生，心、肾等多器官受到缺氧缺血损伤，并出现严重的生化代谢紊乱如代谢性酸中毒、电解质紊乱、低血糖或高血糖。患儿对刺激无反应，不能自发恢复自主呼吸，需正压通气方可恢复自主呼吸，否则将死亡。

2. 血液生化改变

缺氧会引起 PaO_2 下降、$PaCO_2$ 升高，pH 值降低及酸中毒；酸中毒还可抑制胆红素与血浆白蛋白的结合，降低肝酶活性而使间接胆红素升高，导致高胆红素血症；窒息缺氧时糖代谢紊乱，早期儿茶酚胺及高血糖素释放增加，出现高血糖，随之糖源耗竭而会出现低血糖；由于心钠素和抗利尿激素分泌异常，发生稀释性低钠血症，钙通道开放、钙泵失灵、钙内流引起低钙血症。

【重点提示】…

新生儿窒息的诊断和分度。

（三）临床表现

1. 宫内缺氧

早期表现为胎动次数增加，胎心率加快（≥160 次 / 分）；晚期胎动减弱甚至消失，胎心率减慢或不规则，羊水被胎粪污染。

2. 新生儿窒息的诊断和分度

宫内窘迫胎儿娩出后可根据其皮肤颜色分为青紫窒息（轻度窒息）和苍白窒息（重度窒息）。青紫窒息患儿心率、呼吸、对刺激反应、肌张力等多为正常，说明病情较轻。苍白窒息患儿多心音弱、肌张力低下、反射消失或迟钝，说明病情严重。

新生儿娩出时根据皮肤颜色、心率、对刺激的反应、肌张力及呼吸五项指标进行 Apgar 评分，0～3 分为重度窒息，4～7 分为轻度窒息，8～10 分为正常（表 13-1）。1 分钟评分是窒息诊断及分度的依据，5 分钟、10 分钟评分有助于判断复苏效果和预后。如复苏抢救后患儿 15 分钟、20 分钟评分仍较低，则提示预后差，存活者发生神经系统后遗症可能性大。

表 13-1　新生儿 Apgar 评分标准

体征	评分标准		
	0	1	2
皮肤颜色	青紫或苍白	躯干红、四肢青紫	全身红
心率（次 / 分）	无	＜100	＞100
弹足底或插鼻管反应	无反应	有动作，如皱眉	哭、打喷嚏
肌张力	松弛	四肢略屈曲	四肢活动
呼吸	无	慢、不规则	正常、哭声响亮

3. 多器官功能损害

大多数患儿经及时抢救能够恢复自主呼吸，心率正常，哭声响亮。少数患儿病情继续发展并累及重要脏器而进入危重状态，如中枢神经系统可出现缺氧缺血性脑病和颅内出血；呼吸系统可发生羊水或胎粪吸入综合征、肺透明膜病等；循环系统可出现心肌损伤、心力衰竭和心源性休克等；泌尿系统可并发肾功能衰竭、肾静脉血栓形成等；消化系统可并发应激性溃疡、坏死性小肠结肠炎、高胆红素血症等。

（四）诊断

目前，我国新生儿窒息的诊断多根据 Apgar 评分系统。但国内外多数学者认为，单独的 Apgar 不应作为评估低氧或产时窒息以及神经系统预后的唯一指标。因此，美国儿科学会（AAP）和妇产科学会（ACOG）1996 年共同制定了以下窒息标准：①脐动脉血显示严重代谢性或混合性酸中毒，pH 值＜7；② Apgar 评分 0～3 分，并且持续时间＞5 分钟；③新生儿早期有神经系统表现，如惊厥、昏迷或肌张力降低等；④出生早期有多器官功能不全的证据。

【重点提示】…

新生儿窒息复苏步骤。

（五）治疗

1. 复苏方案

采用国际公认的 ABCDE 复苏方案。A. 清理呼吸道；B. 建立呼吸；C. 恢复循环；D. 药物治疗；E. 评价和环境（保暖）。前 3 项最为重要，其中 A 是根本，B 是关键，E 贯穿于整个复苏过程。

严格按照 ABCD 先后顺序进行复苏，执行 ABCD 每一步骤后要进行评估，决定是否执行下一步复苏措施。

2. 复苏步骤

新生儿窒息要行初步复苏。具体方法为：置出生新生儿于预热的远红外辐射台上，温热毛巾揩干头部及全身，减少散热；摆好体位，肩部以布卷垫高 2～3 cm，使颈部轻微仰伸，进行复苏。

（1）清理呼吸道：如羊水清或稍混浊，应立即依次吸净口腔、鼻腔黏液，吸引时间不超过 10 秒。如羊水混有较多胎粪，应于肩娩出前吸净口腔、鼻腔分泌物，肩娩出后第一次呼吸前应立即气管插管吸净气道内胎粪。

（2）建立呼吸：包括触觉刺激及正压通气。清理呼吸道后拍打足底 1～2 次或沿长轴快速摩擦腰背皮肤 1～2 次。如果出现正常呼吸，心率>100 次 / 分，肤色红润可继续观察。如果触觉刺激后，无自主呼吸，或心率<100 次 / 分，或持续性中心性青紫，应立即行面罩及复苏气囊进行正压通气。通气频率 40～60 次 / 分，吸呼比 1∶2，加压 20～40 cmH_2O，以胸廓起伏适中和听诊双肺呼吸音正常为宜。如果持续正压通气达 30 秒仍无规律自主呼吸或心率<100 次 / 分，应立即行气管插管正压通气。

（3）恢复循环（胸外心脏按压）：如果气管插管正压通气达 30 秒，心率仍<60 次 / 分或维持在 60～80 次 / 分不再增加，应在正压通气下行胸外心脏按压。用双拇指或中、示指按压胸骨体下 1/3 处，频率为 120 次 / 分（每按压 3 次，正压通气 1 次），按压深度 2～3 cm 或胸廓前后径的 1/3。

（4）药物治疗：①肾上腺素：如持续正压通气和胸外按压 30 秒后心率仍<80 次 / 分，应立即用 1∶10 000 肾上腺素 0.1～0.3 mL/kg 静脉推注或气管导管内注入，5 分钟后可重复一次。②扩容剂：给药 30 秒后如有循环不足表现，可给予全血、血浆、5% 白蛋白或生理盐水 10 mL/kg，于 10 分钟以上静脉缓慢滴注。③碳酸氢钠：经上述处理后疑似或血气分析证实有代谢性酸中毒，可给予 5% 碳酸氢钠 3～5 mL/kg，稀释为 1.4% 后缓慢静脉推注（5～10 分钟）。④纳洛酮：仅用于其母产前 4～6 小时有注射麻醉药史的新生

儿，可用纳洛酮 0.1 mg/kg，静脉或气管内滴入，间隔 0.5～1 小时可重复一次。⑤多巴胺：行上述处理后仍有循环不良者，给予多巴胺静脉滴注，以后可根据新生儿血压增加剂量。

3. 复苏后监护及转运

重点检测呼吸、心率、血压、尿量、血气分析和神经系统表现；检查体温、血糖、电解质和肾功能等，及时治疗并发症。如并发症严重需转运到 NICU 治疗。转运过程中要维持生命体征平稳。

（六）预防

加强围生保健，及时处理高危妊娠；加强胎儿监护，避免宫内窘迫缺氧；加强临产孕妇监测，预防难产；推广新法复苏技术，培训接产人员；产房配备复苏设备，做好高危儿复苏准备工作。

学习检测

一、简答题

1. 新生儿出现高热症状应如何处理？
2. 如何区别新生儿生理性黄疸和病理性黄疸？
3. 新生儿窒息的临床表现是什么？
4. 为什么新生儿颅内出血和新生儿寒冷损伤综合征均多见于早产儿？
5. 为什么新生儿易患败血症？
6. 如何预防胎粪吸入综合征？
7. 新生儿抗生素的应用原则是什么？

二、选择题

1. 属于正常足月儿的一项是（　　）。

A. 胎龄＜37 周　　B. 体重在 2 500～4 000 g

C. 身高＜47 cm　　D. 器官功能未成熟

E. 有高危因素的活产婴儿

2. 属于未成熟儿的一项是（　　）。

A. 胎龄在 37～42 周　　B. 体重在 2 500～4 000 g

C. 身高≥47 cm　　D. 器官功能未成熟

E. 有高危因素的活产婴儿

3. 足月儿的外观特点有（　　）。

A. 胎毛多　　B. 四肢屈曲　　C. 乳晕不清

D. 女婴大阴唇不能遮住小阴唇　　E. 男婴睾丸未下降

4. 早产儿的外观特点有（　　）。

A. 肤色红润，毳毛少　　B. 头发分条清楚

C. 乳晕明显　　D. 足底纹少

E. 耳舟直挺

5. 新生儿体温调节的特点中不包括（　　）。

A. 体温调节中枢发育不成熟　　B. 皮肤体表面积小不易散热

C. 皮下脂肪薄易于散热　　D. 棕色脂肪能量贮备少

E. 能通过皮肤出汗散热

6. 早产儿时有呼吸暂停现象出现是由于（　　）。

A. 肺泡数量相对较少　　B. 呼吸中枢发育不成熟

C. 缺乏肺泡表面活性物质　　D. 肋间肌薄弱

E. 膈肌位置高

7. 新生儿易患革兰氏阴性杆菌感染是由于缺乏（　　）。

A. IgA　　B. IgM　　C. IgG

D. IgE　　E. IgD

8. 关于适中温度，错误的描述是（　　）。

A. 指一种适宜的环境温度

B. 指一种适宜的人体温度

C. 在保证新生儿正常体温的前提下

D. 同时使机体氧气消耗最低

E. 同时使机体能量消耗最低

9. 下列早产儿的护理措施中不正确的是（　　）。

A. 按出生体重保暖　　B. 合理喂养

C. 出现青紫即持续高流量吸氧　　D. 预防感染

E. 加强皮肤黏膜脐带的护理

10. 新生儿生理性体重下降的幅度为（　　）。

A.＞出生体重的 5%　　B.＜出生体重的 10%

C.＞出生体重的 10%　　D.＜出生体重的 15%

E.＜出生体重的 20%

11. 一新生儿，女，日龄 3 天。洗澡时母亲发现其两侧乳腺均有蚕豆大小肿块，轻挤有乳白色液体流出。正确的处理方法是（　　）。

A. 用手挤压　B. 挑割肿块

C. 手术切除　D. 使用抗生素

E. 无须处理

12. 与新生儿 Apgar 评分标准无关的是（　　）。

A. 体温　B. 心率

C. 呼吸　D. 肌张力

E. 皮肤颜色

13. 对新生儿窒息进行复苏，最先施行的根本措施是（　　）。

A. 药物治疗

B. 建立呼吸，增加通气

C. 维持正常循环，保证足够心排血量

D. 尽量吸净呼吸道黏液

E. 评价患儿病情

14. 新生儿缺氧缺血性脑病最主要的病因是（　　）。

A. 围生期窒息　B. 肺炎

C. 病理性黄疸　D. 败血症

E. 硬肿症

15. 产伤性颅内出血多见于（　　）。

A. 早产儿　B. 低出生体重儿

C. 小于胎龄儿　D. 极低出生体重儿

E. 足月儿

16. 属于新生儿颅内出血的神经系统的兴奋症状是（　　）。

A. 嗜睡　B. 昏迷　C. 肌张力低下

D. 脑性尖叫　E. 拥抱反射消失

17. 新生儿寒冷损伤综合征皮肤硬肿症状发生的顺序是（　　）。

A. 四肢、臀部、躯干、面颊、腹部

B. 下肢、臀部、面颊、上肢、躯干

C. 下肢、上肢、臀部、躯干、面颊

D. 腹部、躯干、臀部、四肢、面颊

E. 下肢、臀部、躯干、上肢、面颊

18. 新生儿，女，出生第5天。因全身冰冷，拒奶24 h入院。查体：体温35℃，反应差，皮肤呈暗红色，心音低钝，双小腿皮肤如硬橡皮样，脐带已脱落。最可能的诊断是（　　）。

A. 新生儿水肿　　B. 新生儿红斑

C. 新生儿寒冷损伤综合征　　D. 新生儿败血症

E. 新生儿皮下坏疽

19. 诊断新生儿败血症最有意义的依据是（　　）。

A. 高热　　B. 血白细胞和中性粒细胞升高

C. 皮肤有感染灶　　D. C－反应蛋白≥15 μg/mL

E. 血培养细菌阳性

20. 一新生儿，日龄8天，足月顺产。2天来皮肤黄染、反应差、不吃奶。检查：体温不升，面色发灰，脐部少量脓性分泌物。血白细胞20×10^9/L，中性粒细胞65%。最可能的诊断是（　　）。

A. 新生儿溶血症　　B. 新生儿败血症

C. 新生儿肝炎　　D. 新生儿硬肿症

E. 先天性胆道闭锁

21. 新生儿呼吸窘迫综合征是由于缺乏（　　）。

A. 肺表面活性物质　　B. 氧气

C. 能量　　D. 蛋白质

E. 维生素D

第十四章
计划生育

学习目标

1. 掌握避孕方法。
2. 熟悉人工终止妊娠的方法。
3. 了解节育原理。

预习案例

何女士，26岁，结婚2个月，准备2年后再生育。平时月经规律，前来咨询避孕措施，因工作较忙，要求方法简便、可靠。

思考

（1）指导其选用合适的避孕措施。

（2）如需生育，指导其停止避孕的时间应提前多久？

计划生育是指利用科学的方法实施生育调节，有计划地生育子女，控制人口数量，提高人口素质，使人口增长与经济、资源和社会发展相适应。计划生育是我国的一项基本国策，也是妇女生殖健康的主要内容。

计划生育的具体内容包括：①晚婚：按国家法定年龄推迟 3 年以上结婚；②晚育：按国家法定年龄推迟 3 年以上生育；③节育：育龄夫妇应及时了解并确定采取何种节育方法，并落实措施；④优生优育：避免先天性缺陷代代相传，提高人口素质。计划生育措施包括避孕、绝育手术及避孕失败的补救措施（人工终止妊娠），其中避孕节育是计划生育的重要组成部分。女性避孕方法常用的有：工具避孕、药物避孕及外用避孕法。

【知识拓展】

避孕节育措施选择

①新婚夫妇短期避孕可选择避孕套或女性外用避孕药。②已生育夫妇首选宫内节育器。③哺乳期可选用宫内节育器和避孕套，不宜选用药物避孕。④两个或多个子女夫妇最好选择绝育措施。⑤围绝经期可选用工具避孕或外用避孕药，45 岁以后禁用口服避孕药或避孕针。

正常受孕过程

第一节　节育原理

避孕（避免怀孕）或节育（节制生育）是采用科学手段破坏受孕的基本条件，阻断生殖过程的某个或几个环节，终止胚胎或胎儿的发育，使妇女暂时不受孕。正常的情况下，男女双方必须有成熟健康的卵子和足够数量健康的精子是受孕的必备条件；男女生殖道应畅通无阻；需在妇女的排卵期，精子才能和卵子相遇受精，才有可能受孕；受精后女性子宫内膜环境要适合受精卵的生长发育，受精卵才能正常着床。在上述各个环节中，针对成功受孕的各项要求，采用抗排卵、抗生精、阻止受精、改变子宫腔内环境、防止受精卵着床及使已着床的胚胎流产或胎儿中断生长等，来达到避孕或节育的目的。

一、抑制精子与卵子生成

1. 抗排卵　卵巢排卵功能是在下丘脑-垂体-卵巢轴所分泌的促性腺激素及其反馈调节下进行的。因此，要阻止卵泡发育成熟及排卵，需要抑制下丘脑-垂体促性腺激素的分泌功能，临床上常通过应用性激素进行调节，如各种短效、长效避孕药及避孕针，如口服避孕药 1 号、18-甲基炔诺酮及复方避孕针等。

2. 抗生精　睾丸的生精功能同样可应用性激素（雄激素、雌激素）来抑制。另外目前国内常用的药物如棉酚，是直接作用于睾丸的生精上皮，从而抑制精子的生成；基于精子不耐高温，某些干扰阴囊的温度的物理方法如微波、超声等，也可起到抑制精子生成的作用；精子在睾丸内生成，在附睾内成熟，某些药物可干扰精子在附睾内成熟，故也可达到抗生精的作用。

二、抗受精

通过各种方法阻止精子和卵子相遇，使精子和卵子失去形成受精卵的机会。常用的方法有体外排精、避孕套、安全期避孕、阴道隔膜及各种男女结扎手术等。还可应用化学药物杀死精子或改变阴道或子宫颈的环境，使精子失去活力，防止精子进入子宫。杀灭精子常用的药物有各种避孕栓剂、药膜、外用避孕药等；口服避孕药等则可使宫颈黏液变稠，增加阻力，阻止精子进入宫腔。

三、改变子宫环境

1. 抗着床　目的在于阻止受精卵在子宫内膜着床及发育。着床的关键在于胚泡的发育和子宫内膜的同步变化，应用药物等方法干扰或破坏胚泡的发育和子宫内膜蜕膜改变，就能够阻止受精卵着床。受精卵从输卵管壶腹部进入宫腔要靠输卵管的蠕动运送，某些避孕药如探亲避孕药能够改变受精卵在输卵管内的运行速度，使受精卵提前到达宫腔，这样干扰了受精卵和子宫内膜的同步变化，从而达到阻止受精卵着床的目的。

2. 改变子宫腔内环境　子宫腔内环境是由子宫内膜（蜕膜）和宫腔液构成的，二者起到保护胚泡使之有利于着床和促进胚胎发育的作用。临床上常用宫内节育器、阴道避孕环和速效避孕药等方法改变子宫内膜的形态及功能和宫腔液的成分，这样能够使受精卵着床受阻。

四、胚胎流产或中断胎儿生长

1. 抗早孕　清除已经在子宫腔内着床的胚泡或胚胎。目前常用的人工流产的方法是应用负压吸引，这是抗早孕的主要措施之一。药物米非司酮与前列腺素配伍是目前临床上另一种较新的抗早孕方法，该方法的主要作用是与蜕膜内孕激素争夺受体，阻碍孕激素发挥作用，使蜕膜变性坏死，从而引发子宫收缩，致使胚胎流产或直接杀死胚泡或胚胎。

2. 抗发育　中断胎儿在宫腔内的发育，并使之与其附属物排出体外，如人工流产或钳刮术；或诱发子宫收缩终止妊娠，如应用水囊、前列腺素等；应用雷凡诺尔等药物使胎盘缺血坏死，造成前列腺素的合成与释放增加，引起宫缩并致使流产。

第二节　常用避孕方法

避孕是指在科学的基础上，在不影响身体健康和正常性生活的条件下，通过应用药物、工具和利用妇女的生殖生理自然规律，使妇女暂时不受孕。常用的女性避孕方法有宫内节育器、药物避孕、紧急避孕和安全期避孕等。男性常用的避孕方法有阴茎套和输精管结扎术。

一、工具避孕

（一）宫内节育器

宫内节育器（intrauterine device，IUD）避孕法的应用已超过百年，是一种高效、简便、长效、安全、经济和作用可逆的节育器具。我国自1957年以来应用广泛，是目前我国育龄妇女的主要避孕措施。据统计，我国占世界使用IUD避孕总人数的80%，是世界上使用IUD避孕方式最多的国家。IUD经过多年临床应用，不断进行更新，以达到更加安全有效的作用。目前国内外已有数十种不同种类的IUD。为了提高避孕效果，对IUD的形状、大小、制作材料进行了多次改良。

1. IUD的种类

IUD的种类很多，大致可以分为两大类（图14-1）。

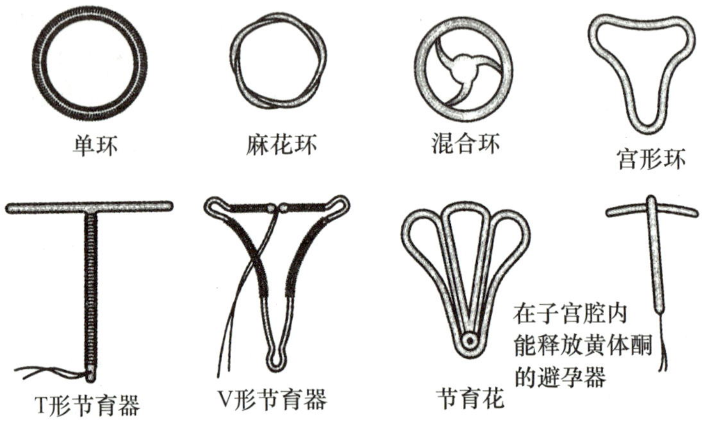

图14-1 宫内节育器的种类

(1) 惰性宫内节育器（第一代IUD）：由惰性原料如金属、硅胶、塑料或尼龙等制成。

1）不锈钢圆环：此IUD曾是我国应用最广泛、使用时间超过30年的惰性IUD。这种IUD疼痛和出血的副反应小，容易取放，使用时间长，但其脱落率及带环妊娠率均较高。

2）金属塑料环：这种IUD是以不锈钢丝缠绕聚乙烯支架制成，比不锈钢圆环支撑力强，降低了脱落率，但其带环妊娠率仍未得到改善。

3）宫形节育器：此种IUD形态与宫腔相符，使脱落率降低，但带环妊娠率降低不明显。

4）单圈式高支撑力IUD：这种IUD的支撑力是普通不锈钢圆环的2～3倍，大大降低了IUD的脱落率。

5）其他种类的惰性IUD：有麻花环、塑料混合环、塑料节育花及国际上曾普遍使用的蛇形环等。

惰性IUD的带环妊娠率和脱落率比较高，因此从1992年起，国家计划生育委员会和国家中医药管理局开始淘汰惰性IUD，并于1993年停止生产。

(2) 活性宫内节育器（第二代 IUD）：可以释放活性物质如金属（Cu^{2+}）、激素、药物及磁性物质等，这些物质能提高避孕效果，减少副作用。分为含铜 IUD 和含药 IUD 两种。

1) 含铜 IUD：含铜的 IUD 是目前使用最广泛的一类活性 IUD。铜对精子和受精卵具有杀伤作用，在 IUD 支架上加上铜丝或铜套，在宫内持续释放具有生物活性抗生育能力的铜离子，能够明显增强避孕效果。从形态上有 T 形、V 形和宫形等形态。含铜 IUD 的避孕效果与铜的表面积呈正比，含铜表面积越大，避孕效果越好，基本避孕有效率在 90% 以上。副作用主要是会造成点状出血。

①硅橡胶带铜 V 形 IUD（VCu-IUD）：呈 V 形，外套硅橡胶管，里面支架为 V 形不锈钢丝，硅橡胶管外绕有铜丝，有效期为 5～7 年。这种 IUD 带器妊娠率和脱落率明显降低，但因症取出率高。分为大、中、小三种型号。

②带铜 T 形宫内节育器（TCu-IUD）：根据含铜面积不同有多种分类，如 TCu200、TCu220C、TCu380A 等，是我国目前临床上最常用的 IUD。TCu-IUD 按宫腔形态设计制成，呈 T 形，以聚乙烯为支架，在纵杆或横臂绕铜丝或套有铜套。铜丝易断裂，一般放置年限为 5～7 年；铜套放置时间可长至 10～15 年。国内常用的型号为 TCu220C。国际上目前认为性能最好的是新型 TCu380A，其纵臂呈球形，对子宫伤害小。

③母体乐铜 375（MLCu375）：此种 IUD 1995 年引入我国。以聚乙烯为支架，呈伞状，具有可塑性，两侧壁有鳍状突起，以减少脱落。纵臂绕有铜丝，可放置年限为 5～8 年。有标准型、短型和小型三种规格。

④无支架 IUD（吉妮宫内节育器）：是一种新型的无支架 IUD，用一根尼龙线将 6 个铜套串起，两端铜套嵌压固定。放置时尼龙丝顶端置入宫内肌层，IUD 悬吊于宫腔中，这样 IUD 不宜脱落并可减轻疼痛。放置年限为 10 年。

2) 含药 IUD：IUD 内存有药物，每天微量释放，副作用小。目前常用的主要是含孕激素 IUD 和含吲哚美辛 IUD。

①含左炔诺黄体酮 IUD：此种 IUD 含有人工合成的孕激素，在宫腔内缓慢释放，可改善放置 IUD 后月经量增多的情况，也能有效降低带器妊娠率。主要副作用表现为不规则出血和闭经。放置年限为 5 年。

②释放药物 IUD：目前国内使用的均为吲哚美辛。

a. 活性 g 形 IUD：支架为不锈钢丝，外绕铜丝，最外层由不锈钢包裹。吲哚美辛置于 g 形横臂末端。放置时需扩张宫颈至 6 mm 以上。

b. 宫形和元宫形药 Cu-IUD：有宫药 Cu200、元宫药 Cu220 和元宫药 Cu365。

c. 活性 165：此种 IUD 脱落率高，以单圈式高支撑 IUD 为基础。

【重点提示】…

宫内节育器的作用机制。

2. IUD 的作用机制

大量研究工作表明，IUD 能够干扰子宫内膜正常生理状态，阻碍胚泡着床和发育。也可能会影响精子在女性生殖道内的运动能力，或者是影响受精，有研究认为 IUD 的这个作用可能比抗着床更重要。不过，IUD 避孕机制复杂，目前尚未完全明了。

宫内节育器作用机制

（1）不含药 IUD 的作用机制：不含药的 IUD，不管是由何种成分构成，在宫腔内都会引起局部组织非感染性炎性反应，大量白细胞渗出，使子宫液性质改变，影响胚泡着床。

（2）含药 IUD 的作用机制：

1）含铜 IUD 的作用机制：实验数据表明，铜离子具有杀伤精子的作用，并且能够降低精子活性。此外，铜离子与子宫内膜接触能够刺激释放细胞溶解酶，从而干扰胚泡的着床。

2）含孕激素 IUD 的作用机制：孕激素能够改变子宫内膜状态，干扰受精与内膜同步化，影响受精卵着床。还能使宫颈黏液黏稠，阻碍精子进入子宫。

3. IUD 放置术、取出术

详见第十五章第一节宫内节育器放置术、取出术。

【重点提示】

宫内节育器的副作用和并发症。

4. IUD 的副作用和并发症

（1）昏厥：IUD 放置术时外力扩张子宫颈内口或手术中反复受到机械刺激，会引起过强的血管–副交感神经反应，具体表现为皮肤出现苍白、心律失常，甚至出现昏厥或心搏骤停。出现这种情况时应嘱该患者平卧，下肢抬高，如若不能恢复者，可予注射阿托品并立即进行抢救。

（2）疼痛：子宫置入的 IUD 刺激，引起强烈收缩导致疼痛。宫内放置 IUD，会刺激子宫出现排异性收缩，若 IUD 型号不合适（过大），疼痛情况会更加严重。明确疼痛原因后应取出 IUD 或更换置入小型号 IUD。

（3）出血：IUD 置入子宫后刺激子宫壁，导致子宫收缩，引起子宫内膜局部受损，出现少量不规则出血，有时会有下腹胀痛。也可能出现另一种情况，放置 IUD 后月经量较之前增多，经期时间也延长。对于这种情况，临床上可针对应用止血药物，适当补充铁剂、蛋白质和维生素等营养物质。若对症治疗无明显效果，需进一步诊断，排除子宫及内膜病变导致的出血。

（4）感染：通常置入前都会进行详细的体检，有生殖系统感染患者需治疗痊愈后方可行置入手术，故放置 IUD 术后一般不会发生严重感染。若手术中，医务人员操作不当或放置术后未注意个人卫生，则子宫和盆腔会继发感染。术后2～3天，若患者感到逐渐增剧的下腹疼痛、体温升高、阴道排出血性物质，应立即进行妇科检查，必要时需取出IUD。

(5) 子宫穿孔：放置前子宫位置与方向未明确，操作插入宫腔时损伤子宫壁以致子宫穿孔；操作时，用力不当可使器械穿出子宫底；IUD质地比较硬且有棱角，置入后随子宫收缩增压而穿破子宫壁。IUD造成的宫壁损伤分为完全穿孔和部分穿孔，完全穿孔时IUD进入腹腔，游离于腹腔内；部分穿孔时，IUD嵌顿于子宫壁内。

(6) IUD并发妊娠：这种情况有可能是IUD置入时已经受孕，放置IUD后可导致流产。也可能是IUD放置后移位或原位带器妊娠。带器妊娠并发症发生率高，影响胎儿发育及母体健康，若出现带器妊娠，应尽早终止妊娠并取出IUD。

WHO的研究表明，使用IUD避孕者与不避孕者宫外孕没有差异，IUD置入也会出现异位妊娠。因此，带器妊娠时，临床医生应及早排除宫外孕，以免延误病情。

(二) 男用避孕套

男用避孕套 (male condom) 简称阴茎套，目前多为乳胶质地，也有其他材料如聚氨酯、鱼皮、羊肠或麻等，形状呈袋状，性交时套在男性阴茎上，防止精液进入阴道，从而达到避孕效果。

1. 适应证和禁忌证

(1) 适应证：各年龄段的育龄人群均可使用，并能够有效预防一些传染病和性传播疾病 (如梅毒、HIV等)。

(2) 禁忌证：

1) 男性阴茎不能正常勃起者。

2) 对乳胶过敏者。

2. 注意事项

(1) 每次性交都必须使用，并且在开始时就必须及时戴上。

(2) 使用在保存期内的阴茎套，开封后及时使用。

(3) 避免指甲或戒指刮、划，损伤阴茎套。

(三) 女用避孕套

女用避孕套 (female condom)，简称阴道套 (vaginal pouch)，形状呈宽松袋状，通常由聚氨酯或乳胶制成，质地柔软，长15～17 cm。两头有外环和内环，外环直径为7 cm，内环直径为6.5 cm，在套内呈游离状态。无下列禁忌证者，均可使用阴道套避孕：

1. 反复尿路感染者。

2. 生殖道急性炎症尚未治愈者。

3. 生殖道畸形或生殖道肿瘤。

4. 阴道前后壁膨出中度以上、子宫Ⅱ度脱垂。

5. 对乳胶过敏。

（四）女用避孕囊

女用避孕囊（简称“避孕囊”），是我国自行研发设计的女用避孕器具，质地为乳胶，2001 年 12 月起开始投入使用。避孕囊是一中空的钱状物，柔软而富有弹性，共有 4 种型号，分别是 $\Phi66$、$\Phi62$、$\Phi58$ 和 $\Phi54$。我国绝大多数女性适用 $\Phi58$ 型号。避孕囊能有效地阻止精液上行进入女性的宫腔而达到避孕目的。无下列禁忌证者，均可使用避孕囊避孕：

1. 阴道畸形（如纵膈、横膈等）。
2. 生殖系统急性炎症尚未控制。
3. 对乳胶过敏者。

二、药物避孕

甾体激素避孕药（steroid contraceptive）由雌、孕激素配伍组成，于 20 世纪 50 年代后半期研制并投入使用，是人类生育控制的一项重大突破。长期临床实践证明其为一种非常安全、有效、经济、方便的避孕方法，能够长期使用。如能按规律服药，避孕成功率达 99% 以上。分为复方短效口服避孕药、长效口服避孕药、长效避孕针剂、皮下埋植避孕剂、探亲避孕药、紧急避孕药等。

（一）复方短效口服避孕药

复方短效口服避孕药在我国已有 40 余年的临床应用历史，是最成熟、最经典的甾体避孕药，含有人工周期配方的低剂量的雌激素和孕激素。据世界卫生组织估计，有 1 亿妇女使用复方短效口服避孕药进行避孕。但在我国，育龄妇女中只有不足 3% 的人使用复方短效口服避孕药进行避孕。应当充分宣传教育口服避孕药的益处，指导广大育龄妇女正确应用。

1. 常用药物

常用的国产复方短效口服避孕药有 1 号药、2 号药、复方左炔诺黄体酮片、三相片；常用的进口复方短效口服避孕药有妈富隆、美欣乐、达英 -35、特居乐、优思明。

2. 避孕机制

在雌、孕激素协同作用下，抑制下丘脑－垂体－卵巢轴功能，避孕效果非常好，正确使用避孕有效率可达到 99% 以上。

【重点提示】…

复方短效口服避孕药的适用人群。

3. 适用人群

(1) 适宜人群：健康育龄女性均可选用；吸烟的女性不推荐使用；无疾病高危因素的妇女可以一直使用至绝经；产后母乳喂养的女性，6 个月后可以使用；产后不母乳喂养的女性，3 周后可以开始使用；流产后可以立即开始用药。

(2) 下列疾病不影响用药：生殖道感染、盆腔炎、月经失调、痛经、子宫肌瘤、子宫内膜异位症、良性乳腺疾病、卵巢囊肿、滋养细胞疾病、HIV 阳性、甲状腺疾病等。

(3) 慎用情况：宫颈上皮内瘤变、宫颈癌、胆囊疾病、轻度糖尿病等。

(4) 禁用情况：年龄≥35 岁的吸烟者、高血脂、动脉心血管疾病、中风、高血压、中重度糖尿病、有重要脏器功能不全、乳腺癌等。

【重点提示】…

避孕药的副反应。

4. 副反应

(1) 类早孕反应：服药初期少数人出现轻度类早孕反应，如恶心、头晕、乏力、食欲缺乏、疲倦、呕吐等。

(2) 对月经的影响：按时服药的话，服药后月经一般变规则，经期缩短，经量减少，痛经减轻或消失。少数会出现突破性出血、经量过少或闭经。

(3) 皮肤症状：少数女性服药后皮肤会出现色素沉着，类似妊娠斑，日光下可加重，停药后可能减轻或恢复。

(4) 体重变化：服用避孕药后，一部分女性会出现体重增加的表现，控制饮食和加强锻炼是控制体重最好的方法。

(5) 头痛：少数女性在服避孕药期间可发生头痛。轻度头痛能够自愈，如果有头痛严重并持续性加重，应予以停药。

(二) 长效口服避孕药

长效口服避孕药是雌、孕激素复方制剂，以长效雌激素炔雌醇环戊醚（简称炔雌醚）为主药，再配伍孕激素进行使用，避孕有效率达 98% 以上。长效口服避孕药服用方便，服 1 片可避孕一个月。由于剂量较大，故副反应比较明显，一般不推荐使用，在此仅做简单介绍。

1. 避孕机制　抑制下丘脑-垂体-卵巢轴从而抑制排卵。服用炔雌醚后，药储存在体内脂肪组织，缓慢释放，从而起到长效作用。

2. 适用人群　同短效口服避孕药。

3. 常用药物　左炔诺黄体酮炔雌醚片，含左炔诺黄体酮 6 mg，炔雌醚 3 mg。

4. 副反应

(1) 类早孕反应：与短效口服避孕药相似，少数人伴有呕吐、便溏等症状，多发生在第一次服药后。坚持长期服药的话，症状会逐渐减轻或消失。

(2) 白带增多：较常见，系宫颈管内膜分泌旺盛所致。

(3) 月经失调：大概半数左右服药女性有内膜增生的表现，出现月经量增多或经期延长、停经等副反应。

(4) 其他：胃痛、头痛、皮疹、面部色素沉着、水肿等。

（三）长效避孕针剂

注射用避孕针主要为孕激素类药物，有单孕激素与复方雌孕激素两种制剂。经肌内注射后，在局部沉积储存，缓慢释放和吸收，起到长效作用。停药后生育力恢复有所延迟，故使用避孕针的女性很少。

（四）皮下埋植避孕剂

皮下埋植避孕剂是埋植于皮下的甾体避孕药，药物存储在硅胶载体内，以稳定的速率进行释放，达到长期避孕的目的。皮下埋植避孕剂非口服给药，无肝毒性，血药浓度低，安全性好，使用年限不影响女性的生育力。

（五）探亲避孕药

探亲避孕药属速效避孕药，主要为人工合成孕激素。常用药物有醋酸甲地黄体酮片、探亲避孕片1号、左炔诺黄体酮片、双炔失碳酯（53号抗孕片）。适用于两地分居的夫妇短期探亲时临时避孕。在月经周期的任何一天开始服用都能发挥避孕效果，有效率达99%以上。禁忌证同短效口服避孕药。

（六）其他缓释系统避孕方法

缓释系统避孕方法是通过控制释放速率，以恒速释放最低有效剂量的甾体避孕药达到长期避孕目的。安全性良好，无肝脏首过效应，具有良好的发展前景。除前述的皮下埋植剂外，还有阴道药环、宫内释放系统、皮肤贴片等。

（七）紧急避孕药

紧急避孕药常用药物有左炔诺黄体酮、复方雌孕激素、米非司酮。主要是通过大剂量激素干扰内膜的正常转化，不利于着床，而米非司酮同时具有延迟排卵作用。紧急避孕药是未采取避孕措施或是避孕失败后采取的一种紧急补救措施，不能作为经常性的避孕方法，有效率低，约75%。因药物剂量较大，副反应较严重，会有恶心、呕吐的现象。若服药1小时内发生呕吐，应立即补服相同剂量的药物。服药后几天可能出现阴道出血，此情况并非月经，一般不必处理。

（八）外用杀精剂

外用杀精剂（spermicide），是同房前置入女性阴道，对精子有灭活作用的化学避孕制剂。常用的杀精剂主要有片剂（泡腾片）、膜剂、栓剂、泡沫剂、胶冻剂、凝胶剂等。

三、其他避孕方法

除工具避孕法、药物避孕法外，还有其他的避孕方法，包括自然避孕法、哺乳闭经避孕法、体外排精和逆行射精避孕法。

（一）自然避孕法

自然避孕法（natural family planning，NFP），是根据女性月经周期和周期中的症状和体征，间接判断排卵过程，进行周期性禁欲而达到避孕目的的方法。目前，常用的自然避孕法有日历表法、基础体温法、症状-体温法和宫颈黏液法。近年来，更为简易的“标准日法”和“二日法”逐渐为人们所认识和接受。

（二）哺乳闭经避孕法

哺乳本身不能作为一种正式的避孕方法，但是经过科学研究和临床试验发现，哺乳闭经避孕法（LAM）能在一段时间内起到避孕效果。随着哺乳时间的延长，则必须辅用其他方法。此法一般仅限产后 6 个月内，纯母乳喂养（或几乎纯母乳喂养）的女性使用。

（三）体外排精和逆行射精

体外排精又称中断性性交。此法有一定的失败率，在射精前可能已有少量精液进入阴道。通常，此法仅作为后备方法使用。

逆行射精也称“会阴部尿道压迫”，有一定的失败率。同时，此法并不符合生理情况，精液会反复逆流入膀胱，对膀胱有刺激作用，易发生性交后尿频现象。通常，不推荐此法。

四、输卵管绝育术

输卵管绝育术（female sterilization）是指用人工的方法将输卵管切断、结扎，或用药物黏堵输卵管管腔，使卵子和精子不能相遇而达到永久不孕的目的。输卵管绝育术可经腹壁小切口、腹腔镜、阴道及宫腔等途径进行。

【重点提示】…

输卵管绝育手术的并发症。

（一）小切口腹式绝育术

小切口腹式绝育术是目前最常用的输卵管绝育法。切口小，组织损伤少，手术简单，成功率高。手术并发症及其防治。

1. 感染　输卵管结扎后感染较少见，但如术时未遵守无菌操作规程或误伤组织等均可引起局部感染及全身炎症反应，需要及时处理。

（1）局部切口感染：局部组织损伤形成血肿，影响切口愈合以致感染。切口周围红肿、疼痛，有脓液溢出。深部发生感染，患者疼痛，病变扩散形成弥漫性结缔组织炎，或形成脓肿及瘘管。

（2）盆腔感染：较少见，常为急性输卵管炎及宫旁结缔组织炎。

预防：术前仔细检查，若患者有炎症感染，治愈后方可手术。术时严格执行无菌操作。

处理：手术后伤口感染按外科原则进行处理。

2. 邻近组织和器官损伤

(1) 膀胱损伤：损伤膀胱时，应立即进行修补。修补术后，患者常规留置导尿管 7 天，并应用抗生素预防感染。

预防：手术前必须排空膀胱，腹壁切口不宜过低，切腹膜时必须仔细核对，确认是腹膜后，再行切开。

(2) 肠管损伤：当肠壁与腹膜有粘连时，易损伤肠管。术中发现肠管损伤，须立即进行修补。修补术后禁食，必要时进行胃肠减压，待肛门恢复排气后可进食流质饮食。

预防：提取腹膜时，应特别注意有无腹膜与肠管粘连，确认腹膜后再行切开。

(3) 输卵管系膜撕裂与血肿：输卵管系膜内血管丰富，一旦损伤血管，很容易形成血肿。可缝扎血管，或切开血肿，止血后再给予缝合。

3. 盆腔瘀血症　由于盆腔静脉曲张，术后出现下腹部疼痛，久立或性生活时症状加重。可行理疗，改善患者血液循环，从而减轻疼痛。

（二）腹腔镜绝育术

腹腔镜绝育术（laparoscopic sterilization）是指在腹腔镜直视下进行输卵管绝育术。目前常用的方法有高频电流双极电凝术和内凝术、硅胶环套法和输卵管夹绝育术。

（三）经宫腔镜黏堵绝育术

黏堵绝育术是指用化学或物理的方法，经阴道、宫颈将黏堵物导入输卵管阻塞输卵管，从而达到绝育术的目的。目前常用的导入方法是经宫腔镜导入。黏堵绝育术无须开腹，患者痛苦少，容易被接受。但此项操作难度较高，成功率高低往往取决于操作者的熟练程度，因此需要加强专业培训。

（四）输卵管绝育术的操作步骤、适应证、注意事项等

详见第十五章第四节输卵管绝育术。

第三节　避孕失败的补救措施

无论是工具避孕、药物避孕或者输卵管结扎避孕，都有一定的失败率。避孕失败的补救措施主要用于避孕失败后妊娠及预防妊娠，以及孕妇罹患严重疾病不宜继续妊娠或胚胎发育异常需终止妊娠等。避孕失败后妊娠的补救措施有人工终止妊娠（简称人工流产）、药物流产及中期妊娠引产。

一、人工流产术

人工流产（induced abortion）是在妊娠 14 周以内人工终止妊娠的手术。人工流产包括人工流产负压吸宫术和人工流产钳刮术。

（一）人工流产负压吸宫术

人工流产负压吸宫术是将负压吸管伸入宫腔，用负压的力量将胚胎组织吸出而终止妊娠的操作（图 14-2）。患者的术后处理如下。

1. 患者在观察室休息半小时到 1 小时，观察患者的一般情况，注意是否有阴道出血，无异常后方可离院。

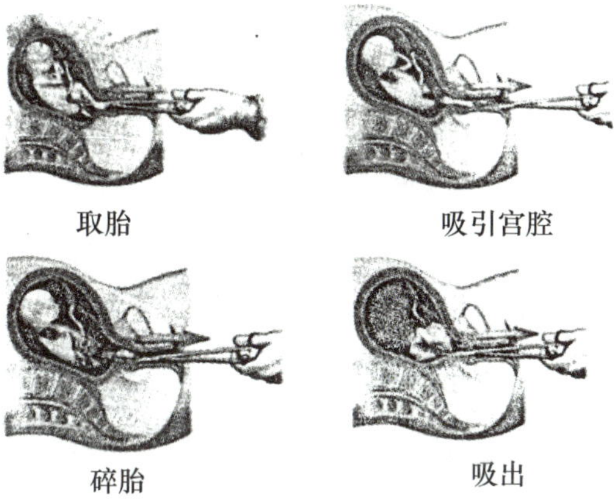

图 14-2　人工流产吸宫术

【重点提示】…

人工流产负压吸宫术术后注意事项。

2. 告知术后注意事项

（1）术后 2 周内或阴道出血未净前禁止盆浴，每日需清洁外阴，以防出现生殖系统感染。

（2）术后 1 个月内禁止性生活。

（3）术后休息 2 周，1 个月后应来院复查。若出现阴道出血量多、发热、腹痛等异常情况，立即来院就诊。

（二）人工流产钳刮术

人工流产钳刮术（dilatation and curettage）适用于妊娠 10～14 周需要终止妊娠时，此时因胎儿较大，需做钳刮术。钳刮术手术后，妊娠在 12 周以上者，术后休息 3 周；其他术后注意事项同人工流产吸宫术。

（三）人工流产术的操作步骤、适应证、注意事项等

详见第十五章第二节人工流产术。

【知识拓展】

无痛流产

无痛流产术是为减轻受术者痛苦，在麻醉下行人工流产术的方法。

1. 目前最常用的方法是依托咪酯静脉注射法。依托咪酯溶液静脉推注，药物显效后即行手术。

2. 氧化亚氮吸入法，操作方便，起效快，术后麻醉作用消失快。

3. 利多卡因宫旁神经阻滞麻醉或宫腔、宫颈表面麻醉法。

【重点提示】

人工流产并发症。

（四）人工流产并发症

1. 术时出血　行吸宫术和钳刮术时，术时出血量一般与孕周大小有关。若行吸宫术时出血量超过 200 mL，行钳刮术时出血量超过 300 mL，则称为人工流产术时出血。

2. 人工流产不全　术后阴道出血不止，再次手术能够刮出胚胎或其附属物，称为人工流产不全。

3. 漏吸或空吸　行人工流产术时没有将胚胎组织吸出，导致妊娠继续进行称为漏吸或漏刮。空吸是指因误诊而对非妊娠的子宫行人工流产吸刮术的情况。

4. 子宫穿孔　子宫穿孔是人工流产术比较严重的并发症，若诊治不及时可危及生命，分为单纯性子宫穿孔和复杂性子宫穿孔。复杂性子宫穿孔导致子宫损伤面积较大或多处损伤或有肌壁间血肿、阔韧带血肿及脏器损伤，多发生在峡部及宫角部。

5. 人工流产综合反应　人工流产综合反应又称人工流产综合征或心脑综合征，指在行人工流产负压吸引术或钳刮术时，由于局部过强的刺激，导致迷走神经兴奋引起的一系列综合症状。这种情况多与手术者的技术及患者的身心素质有关。

6. 宫颈管或宫腔粘连　宫腔粘连（intrauterine adhesion，IUA），又称阿谢曼综合征（asherman syndrome）。人工流产术后宫腔粘连会导致闭经或月经量显著减少，患者伴周期性下腹疼痛或子宫积血、子宫内膜异位症，继而引起继发性不孕症或妊娠后易流产或早产。

二、药物流产

药物流产（medical abortion）是用非手术终止妊娠的人工方法，不需行宫内操作，痛苦小、副反应轻，适用于瘢痕子宫、多次手术流产等手术流产的高危对象。行药物流产的医疗单位或计划生育服务机构应具备以下急救条件：急诊刮宫、输液、输血等，以便出现意外情况时能及时救治。药物流产成功率可达 90%～95%。若流产失败必须行手术刮宫。

1. 正常宫内妊娠，停经≤49 天时，一般用米非司酮配伍米索前列醇终止早孕。

2. 妊娠 10～16 周一般用米非司酮配伍米索前列醇终止妊娠。钳刮术终止 10～16 周妊娠危险性较大，易发生宫颈撕裂、子宫穿孔和脏器损伤等严重并发症。米非司酮配伍前列腺素用于终止 10～16 周妊娠，相对安全、有效、简便，但需住院用药，流产成功率为 89%～94%。

三、中期妊娠引产

（一）乳酸依沙吖啶（利凡诺）引产术

依沙吖啶（利凡诺）是一种强力杀菌剂，能引起子宫收缩。中期妊娠引产多采用乳酸依沙吖啶经腹壁羊膜腔内注射，能达到排出胎儿和胎盘的引产目的。方法简便，成功率可达 90%～99%。

（二）水囊引产

水囊引产（induction of labor with water bag）是将水囊放置在子宫壁和胎膜之间，利用水囊机械性刺激引起宫缩，诱发和引起子宫收缩，促使胎儿及附属物排出的终止妊娠方法。此方法无药物反应，适用于肝、肾疾病稳定期的患者，成功率可达 90% 以上。平均引产时间大多在 72 小时之内。

（三）天花粉引产

天花粉结晶蛋白（trichosanthin，TCS）是一种碱性植物蛋白，该蛋白是从中药瓜蒌的块根中提炼取出的，专一杀伤滋养细胞，使滋养细胞变性、坏死，导致胚胎死亡而终止妊娠。天花粉针剂可用于抗早孕及中期妊娠引产。

天花粉结晶蛋白是大分子植物蛋白，虽然经过提炼，仍可引起过敏反应，临床行天花粉引产前必须做过敏试验。

（四）中期妊娠引产术的操作步骤、适应证、注意事项等

详见第十五章第二节中期妊娠引产术。

学习检测

一、简答题

1. 简述常用的避孕方法。
2. 简述常用的避孕失败补救措施。
3. 简述人工流产的并发症。

二、选择题

1. 人工流产负压吸引术适用于妊娠（　　）。

A. 10 周内　　B. 12 周内　　C. 13 周内

D. 14 周内　　E. 24 周内

2. 避孕药物的副作用不包括（　　）。

A. 类早孕反应　　B. 痛经　　C. 月经量减少

D. 服药期出血　　E. 体重增加

3. 宫内节育器的避孕原理不正确的是（　　）。

A. 影响精子获能　　B. 影响精子与卵子的运行

C. 影响受精卵的运行　　D. 抑制卵泡的正常发育和排卵

E. 影响受精卵的着床

4. 宫内节育器的并发症不正确的是（　　）。

A. 感染　　B. 节育器异位　　C. 节育器脱落

D. 带器妊娠　　E. 月经失调

5. 避孕失败后最常用的补救措施是（　　）。

A. 服用避孕药　　B. 放置宫内节育器　　C. 人工流产术

D. 引产　　E. 绝育术

6. 与放置宫内节育器无关的是（　　）。

A. 经量增多　　B. 体重增加　　C. 腰酸腹坠

D. 子宫穿孔　　E. 感染

7. 女，28 岁，已婚，G4P1，3 年前足月顺产一健康男婴，人工流产 3 次，末次人工流产为半年前，月经正常。要求指导避孕措施。告知避孕失败率最高的方法是（　　）。

A. 阴茎套避孕　　B. 宫内节育器避孕

C. 口服避孕药避孕　　D. 安全期避孕

E. 皮下埋植法避孕

8. 女，30 岁，已婚，G3P1，5 年前放置宫内节育器避孕，因月经量过多、贫血取出宫内节育器。现准备采用口服短效避孕药避孕，请告知其适应证是（　　）。

A. 患有慢性肝炎　　B. 糖尿病　　C. 血栓性疾病

D. 月经量过多　　E. 血液病

9. 女，32 岁，因停经 48 日诊断早孕，B 超证实为带器妊娠，欲终止妊娠，最适宜的措施为（　　）。

A. 药物流产　　B. 负压吸引术

C. 钳刮术　　D. 乳酸依沙吖啶引产术

E. 水囊引产

10. 女，30 岁，哺乳期闭经，检查：宫颈着色，子宫如孕 2 个月大小，质软，双附件正常，B 超诊断为：宫内妊娠 8 周。行人工流产术，术中夹出黄色脂肪样组织，患者感到剧烈腹痛，伴恶心、呕吐。应诊断为（　　）。

A. 人流综合征　　B. 子宫穿孔　　C. 感染

D. 失血性休克　　E. 吸宫不全

11. 女，27岁，足月顺产，产后4个月，哺乳期，无月经来潮，B超检查无妊娠。首选的避孕方法是（　　）。

A. 口服短效避孕药　　B. 宫内节育器

C. 缓释避孕药　　D. 使用阴道隔膜

E. 肌注长效避孕针

12. 女，24岁，未婚，平素月经规律，周期30天，经期3～5天。末次月经干净后8日有性行为，未采取任何避孕措施，害怕怀孕，前来咨询。现已事发第2日。合适的指导措施是（　　）。

A. 服用米非司酮避孕　　B. 服用复方炔雌醚片

C. 服药后无须采取避孕措施　　D. 肌注长效避孕针

E. 服用53号避孕药

13. 女，30岁，因停经68日行人工流产术，术后12日仍有较多量阴道流血，应首先考虑的是（　　）。

A. 子宫穿孔　　B. 子宫复旧不良　　C. 吸宫不全

D. 子宫内膜炎　　E. 感染

（14～16题共用题干）

女，30岁，因停经68日行人工流产术，术中患者突然出现面色苍白、恶心、呕吐、出冷汗。检查：血压70/50 mmHg，脉搏50次 / 分。

14. 最可能的原因是（　　）。

A. 羊水栓塞　　B. 人工流产综合反应　C. 子宫穿孔

D. 吸宫不全　　E. 休克

15. 主要发病机制为（　　）。

A. 负压过大　　B. 过度紧张　　C. 反复吸刮

D. 迷走神经兴奋　　E. 妊娠月份过大

16. 首选的护理措施是（　　）。

A. 配合医生尽快结束手术　　B. 改变患者体位

C. 给予阿托品0.5～1 mg静脉注射　　D. 吸氧

E. 安慰受术者

第十五章
产科与计划生育手术

学习目标

1. 掌握宫内节育器放置术、取出术、人工流产术、中期妊娠引产术、输卵管绝育术、会阴切开术及缝合术、会阴裂伤修补术、人工剥离胎盘术、胎头负压吸引术、产钳术的适应证和禁忌证。

2. 熟悉各种手术的手术步骤。

3. 了解各种手术的术后注意事项。

预习案例

患者，女性，26岁，已婚，未生育，停经47日，B超检查：宫内孕，因家庭原因需要人工流产。

思考

（1）建议该患者采用何种流产方式？

（2）终止妊娠后建议采用何种避孕措施？

计划生育（family planning）是妇女生殖健康的重要内容，是我国的一项基本国策。搞好计划生育，做好避孕工作，对妇女的生殖健康有直接影响。人口与计划生育问题是我国可持续发展的关键问题。实行计划生育就是科学地控制人口数量，提高人口素质，既要适应社会经济及人口按比例发展的要求，又要符合广大人民少生、优生的愿望。

长期以来，我国坚持以避孕为主的节育措施，已取得显著成绩。提高人口素质也是一项亟待解决的问题。围生儿出生缺陷监测调查，全国 29 个省市、自治区调查的总出生缺陷发生率为 13.07%，并初步了解出生缺陷的种类，不同地区、人群和季节中的差异。与此同时，各地逐步开展围婚保健、优生咨询、产前诊断、新生儿遗传性疾病筛查等婚育指导。

第一节　宫内节育器放置术、取出术

（一）宫内节育器放置术

【重点提示】…

宫内节育器放置术的适应证和禁忌证。

1. 适应证　凡育龄妇女要求放置 IUD 而无禁忌证者均可放置。

宫内节育器的放置

2. 禁忌证　①妊娠或妊娠可疑；②生殖器官炎症，如阴道炎、急性或亚急性宫颈炎、急慢性盆腔炎、性传播疾病等，未经治疗及未治愈者；③人工流产出血多，怀疑有妊娠组织物残留或感染可能，中期妊娠引产、分娩或剖宫产胎盘娩出后，子宫收缩不良有出血或潜在感染可能；④生殖器官肿瘤；⑤生殖器官畸形，如子宫纵膈、双角子宫、双子宫等；⑥宫颈内口过松、重度陈旧性宫颈裂伤或子宫脱垂；⑦严重的全身性疾病；⑧宫腔＜5.5 cm 或＞9.0 cm（足月分娩后、大月份引产后或放置含铜无支架 IUD 除外）；⑨近 3 个月以内有月经失调、不规则阴道出血者；⑩有铜过敏史者。

3. 放置时间　①月经干净 3～7 日无性交；②人工流产后立即放置；③产后 4 日恶露已净，会阴伤口已愈合，子宫恢复正常；④剖宫产后半年放置；⑤含孕激素 IUD 在月经第 3 日放置；⑥自然流产于转经后放置，药物流产 2 次正常月经后；⑦哺乳期放置应先排除早孕；⑧性交后 5 日内放置为紧急避孕方法之一。

4. 放置方法　双合诊检查子宫大小、位置及附件情况。外阴阴道部常规消毒铺巾，阴道窥器暴露宫颈后消毒宫颈与宫颈管，以宫颈钳夹持宫颈前唇，用子宫探针顺子宫位置探测宫腔深度。用放置器将节孕器推送入宫腔，IUD 上缘必须抵达宫底部，带有尾丝的 IUD 在距离宫口 2 cm 处剪断尾丝。观察无出血即可取出宫颈钳和阴道窥器。

5. 术后注意事项及随访 ① 术后休息 3 日，1 周内忌重体力劳动，2 周内忌性交及盆浴，保持外阴清洁。②术后第一年 1、3、6、12 个月进行随访，以后每年随访 1 次直至停用，特殊情况随时就诊；随访时了解节育环在宫腔内情况，发现问题及时处理，以保证节育环避孕的有效性。

（二）宫内节育器取出术

【重点提示】…

宫内节育器取出术的适应证和禁忌证。

1. 适应证

（1）生理情况：①计划再生育或已无性生活不需再避孕者；②放置期限已满需更换；③绝经过渡期停经 1 年内；④拟改用其他避孕措施或绝育。

（2）病理情况：①有并发症及副反应，经治疗无效；②带器妊娠，包括宫内和宫外妊娠。

2. 禁忌证 ①并发生殖道炎症时，先给予抗感染治疗，治愈后再取出 IUD；②全身情况不良或在疾病的急性期，应待病情好转后再取出。

3. 取器时间 ①月经干净后 3～7 日为宜；②带器早期妊娠行人工流产同时取器；③带器异位妊娠术前行诊断性刮宫时，或在术后出院前取出 IUD；④因子宫不规则出血，随时可取出，取 IUD 同时需行诊断性刮宫，刮出组织送病理检查，排除内膜病变。

4. 取器方法 常规消毒后，有尾丝用血管钳夹住尾丝轻轻牵引取出。无尾丝需在手术室进行，按进宫腔操作程序操作，用取环钩或取环钳将 IUD 取出。取器困难可在 B 型超声下操作，必要时在宫腔镜下取出。

5. 注意事项 ①取器前应做 B 型超声检查或 X 线检查，确定节育器是否在宫腔内，同时了解 IUD 的类型；②使用取环钩取 IUD 时，应十分小心，不能盲目钩取，更应避免向宫壁钩取，以免损伤子宫壁；③取出 IUD 后应落实其他避孕措施。

（三）宫内节育器放置术的副作用

不规则阴道流血是放置宫内节育器的常见副作用，主要表现为月经量增多、经期延长或是少量的不规则点滴出血，一般不需处理，3～6 个月后逐渐恢复。少数患者放置 IUD 可出现白带增多或伴有下腹胀痛，应根据具体情况明确诊断后对症处理。

【重点提示】…

宫内节育器放置术的并发症。

（四）宫内节育器放置术的并发症

1. 子宫穿孔、节育器异位　引起穿孔的原因为：①子宫位置检查错误，易从子宫峡部穿孔；子宫大小检查错误，易从子宫角部发生穿孔。②哺乳期子宫薄而软，术中易穿孔，穿孔后将节育器放入子宫外。确诊节育器异位后，应根据其所在部位，经腹（包括腹腔镜）或经阴道将节育器取出。

2. 感染　无菌操作不严或因节育器尾丝导致上行性感染，以及生殖道本身存在感染灶等均可发生急性或亚急性炎症发作。病原体除一般细菌外，厌氧菌、衣原体尤其放线菌感染占较大比重。一旦发生感染，应取出 IUD，并给予抗生素治疗。

3. 节育器嵌顿或断裂　由于节育器放置时损伤宫壁引起，也可因选用的节育器过大或具尖端部分，放置后引起损伤，致部分器体嵌入子宫肌壁。一经诊断应及时取出，若取出困难应在 B 型超声下或在子宫镜直视下取出 IUD，可减少子宫穿孔机会。

4. 节育器的脱落　由于未将 IUD 放至子宫底部，操作不规范，或 IUD 与宫腔大小、形态不符，均能引起宫缩将 IUD 排出。IUD 制作材料的支撑力过小也易脱落。多发生于带器后第一年，尤其头 3 个月内，且常在月经期与经血一起排出。有时带器者未能察觉，因此放器后第一年内应定期随访。

5. 带器妊娠　由于 IUD 未放置到宫底部，或型号偏小而 IUD 位置下移，余下宫腔可供囊胚着床而妊娠；IUD 嵌顿于肌壁或异位于盆腔或腹腔等情况，均可导致带器妊娠。

第二节　人工流产术

因避孕失败所致的意外妊娠，可在妊娠早期人为地采取措施终止妊娠，作为避孕失败的补救措施，但不能直接用此作为节育方法。

一、药物流产

自 20 世纪 90 年代以来，催经止孕药物发展日臻完善。其优点是方法简便，不需宫内操作，故无创伤性，目前最常用的药物是米非司酮，最早由法国 Roussel-Uclaf 公司于 20 世纪 80 年代初首先合成，1992 年国产米非司酮配伍 PG 被批准用于终止早孕，至今已有数百万例，完全流产率在 90% 以上。

米非司酮是一种合成类固醇，其结构类似炔诺酮，具有抗黄体酮、糖皮质醇和轻度抗雄激素特性。米非司酮对子宫内膜孕激素受体的亲和力比黄体酮高 5 倍，因而能和黄体酮竞争而与蜕膜的孕激素受体结合，从而阻断黄体酮活性而终止妊娠。同时由于妊娠蜕膜坏死，释放内源性前列腺素（PG），促进子宫收缩及宫颈软化。

通过临床研究已肯定药物流产采用米非司酮与 PG 配伍为目前最佳方案，因两者起协同作用能提高终止妊娠效果，用药量明显减少。米非司酮 25 mg，每日口服 2 次，连续 3 日，于第 4 日上午配伍米索前列醇 0.6 mg，一次服完。适用于停经 7 周内孕妇，完全流产率达 90%～95%，且副反应轻，仅有恶心、呕吐、下腹痛和乏力，但其远期副反应尚需进一步观察。用药后应严密随访，若药物流产失败，宜及时手术终止，以免遗留受损的妊娠继续发展；有时引起不全流产，出血量多者需急诊刮宫。值得指出的是，药物流产后出血时间过长和出血量过多是其主要副反应。尽管流产后加用缩宫素、益母草、口服避孕药、中药、抗生素或米非司酮等方法，直至今日尚无肯定、有说服力的疗效。此外，异位妊娠误行药物流产导致休克病例必须引起警惕。

二、人工流产术

人工流产术是指在妊娠早期用人工方法终止妊娠的手术。

【重点提示】…

人工流产术的适应证和禁忌证。

（一）适应证

1. 因避孕失败要求终止妊娠者。
2. 因各种疾病不宜继续妊娠者。

（二）禁忌证

1. 各种疾病的急性期或严重的全身性疾患，需待治疗好转后住院手术。
2. 生殖器官急性炎症。
3. 妊娠剧吐酸中毒尚未纠正。
4. 术前两次体温≥37.5 ℃。

（三）手术操作

1. 人工流产负压吸引术　适用于妊娠 10 周以内者。

（1）术者穿清洁工作衣，戴帽子及口罩，戴无菌手套。受术者排空膀胱，取膀胱截石位。用碘伏或 1‰苯扎溴铵液消毒外阴、阴道，铺盖消毒洞巾。做双合诊复查子宫位置、大小及附件情况。用阴道窥器暴露宫颈，消毒宫颈，用棉签蘸 1% 利多卡因溶液置宫颈管内 3～5 分钟。

（2）探测宫腔：宫颈钳夹持宫颈前唇后，用子宫探针探测子宫屈向和深度。

（3）扩张宫颈：宫颈扩张器以执笔式顺子宫位置方向扩张宫颈管，一般自 5 号开始，扩张至大于准备用的吸管半号或 1 号。扩张时用力要稳、准、轻，切忌强行伸入。

（4）吸管吸引：此前连接好吸引管，并已进行负压吸引试验无误。按孕周选择吸管粗细及负压大小，孕 7 周以下用 5～6 号吸管，负压为 53.2 kPa（400 mmHg）；孕 7～9 周用 6～7 号吸管，负压为 53.2～66.5 kPa（400～500 mmHg）；孕 9 周以上用 7～8 号吸管，负压为 67～73.1 kPa（500～550 mmHg）。负压不宜超过 79.8 kPa（600 mmHg）。一般按顺时针方向吸引宫腔 1～2 周，即可将妊娠物吸引干净。当感觉宫腔缩小、宫壁粗糙、吸头紧贴宫壁、上下移动受阻时，慢慢取出吸管，仅见少量血性泡沫而无出血，表示已吸净。术前若经B型超声测知胎囊附着部位，将吸管开口处对准该处吸引，可迅速吸出妊娠物，使出血量减少。

(5) 检查宫腔是否吸净：用小号刮匙轻刮宫腔一周，尤其宫底及两侧宫角部，检查是否吸刮干净。全部吸出物用纱布过滤，检查有无绒毛及胚胎或胎儿组织，有无水泡状物。肉眼观察发现异常者，即送病理检查。

2. 人工流产钳刮术　适用于妊娠11～14周时，因胎儿较大，需做钳刮及吸宫终止妊娠。为保证钳刮术顺利进行，应先做扩张宫颈准备，术前将艾司唑仑丁卡因栓剂置于子宫颈管达内口处；或于术前3～4小时将前列腺素制剂塞入阴道或肌注；也可在术前12小时将16号或18号导尿管慢慢插入宫颈，直至宫腔深度的1/2以上，而露在阴道内的一段导尿管则用消毒纱布包裹，置于后穹隆，次日行钳刮术时取出导尿管。

【重点提示】…

人工流产术的近期并发症。

（四）近期并发症

1. 子宫穿孔　妊娠子宫柔软，尤其哺乳期子宫更软，剖宫产后妊娠子宫有瘢痕，子宫过度倾屈或有畸形等情况，施行人工流产时易致子宫穿孔。术者应查清子宫大小及位置，谨慎操作，探针沿子宫屈向伸入时，动作要轻柔；扩张宫颈时需从小号顺序渐进，切忌粗暴用力；应用吸管吸引、卵圆钳钳取妊娠物时，操作幅度不能过大。器械进入宫腔突然出现“无底”感觉，或其深度明显超过检查时子宫大小，即可诊断为子宫穿孔，应停止手术，给予缩宫素和抗生素，严密观察患者的生命体征，有无腹痛、阴道流血及腹腔内出血征象。子宫穿孔后，若患者情况稳定，胚胎组织尚未吸净者，可在B型超声或腹腔镜监护下清宫；尚未进行吸宫操作者，则可等待1周后再清除宫腔内容物。发现内出血增多或疑有脏器损伤者，应立即剖腹探查修补穿孔处。

2. 人工流产综合反应　指受术者在人工流产术中或手术结束时出现心动过缓、心律失常、血压下降、面色苍白、出汗、头晕、胸闷，甚至发生昏厥和抽搐。其发生主要由于宫颈和子宫遭受机械性刺激引起迷走神经兴奋所致，并与孕妇精神紧张，不能耐受宫颈扩张、牵拉和过高的负压有关。因此，术前应予精神安慰、操作力求轻柔，扩张宫颈不可施用暴力，吸宫时掌握适当负压，吸净后勿反复吸刮宫壁。术前宫颈管内放置利多卡因预防其发生。一旦出现心率减慢，静脉注射阿托品0.5～1 mg，效果较好。

3. 吸宫不全　为人工流产后常见并发症。主要是部分胎盘残留，也可能有部分胎儿残留。宫体过度屈曲或技术不熟练容易发生。术后流血超过10日，血量过多，或流血停止后又有多量流血，应考虑为吸宫不全，B型超声检查有助于诊断。若无明显感染征象，应行刮宫术，刮出物送病理检查，术后用抗生素预防感染。

4. 漏吸　确定为宫内妊娠，但术时未吸到胚胎及胎盘绒毛，往往因胎囊过小、子宫过度屈曲或子宫畸形造成。当吸出物过少，尤其未见胚囊时，应复查子宫位置、大小及形状，并重新探查宫腔，能及时发现问题而解决。吸出组织送病理检查，若未见绒毛或胚胎组织，除考虑漏吸外，还应排除宫外孕可能。确属漏吸，应再次行负压吸引术。

5. 术中出血　多发生于妊娠月份较大的钳刮术，主要为组织不能迅速排出，影响子宫收缩。可在扩张宫颈后，宫颈注射缩宫素促使子宫收缩，同时尽快钳取或吸取胎盘及胎体，吸管过细或胶管过软时应及时更换。

6. 术后感染　开始时为急性子宫内膜炎，治疗不及时可扩散至子宫肌层、附件、腹膜，甚至发展为败血症。多因吸宫不全或流产后过早性交引起，也可能因器械、敷料消毒不严或操作时缺乏无菌观念所致。主要表现为体温升高、下腹疼痛、白带混浊或不规则流血，双合诊时子宫或附件区有压痛。治疗方法为卧床休息，支持疗法，及时应用抗生素。宫腔内残留妊娠物者按感染性流产处理。

7. 栓塞　目前应用的自动控制人工流产吸引器，因能自动制造负压和控制负压，故空气栓塞已被杜绝。羊水栓塞偶可发生在人工流产钳刮术中，宫颈损伤、胎盘剥离使血窦开放，为羊水进入创造了条件，此时应用缩宫素更可促使发生。妊娠早、中期时羊水含细胞等物极少，即使并发羊水栓塞，其症状及严重性也不如晚期妊娠发病凶猛。

第三节　中期妊娠引产术

妊娠 14～27 周末，因节育或疾病等原因不能继续妊娠，用人为方法终止妊娠称为中期妊娠引产术（inducing abortion in second trimester）。中期妊娠引产的方法与足月妊娠引产不完全相同，但胎儿及其附属物的排出过程与足月妊娠分娩近似。规律性的子宫收缩使宫颈管软化、展平、扩张，胎先露下降，胎儿及其附属物娩出。目前主要通过以下方法终止中期妊娠。

一、利凡诺引产

利凡诺是一种强力杀菌剂，将它应用于中期妊娠引产，具有操作简单、价格低廉、安全有效、严重并发症少、成功率高、感染率低等优点，自 20 世纪 60 年代起，即已成为中期妊娠引产的首选方法。

（一）机制

1. 滋养层细胞变形、坏死，绒毛功能障碍，使胎儿营养供给障碍。
2. 蜕膜细胞破坏，蜕膜组织严重破坏，造成流产。
3. 胎儿于子宫腔内中毒死亡，尸检发现胎儿内脏均有瘀血和出血。
4. 诱导合成及释放前列腺素，从而引起子宫收缩，排出妊娠产物。

【重点提示】

利凡诺引产的适应证和禁忌证。

（二）适应证

凡妊娠 14～27 周末要求终止妊娠或因某种疾病不宜继续妊娠者均可使用。

（三）禁忌证

1. 绝对禁忌证

(1) 全身健康状况不良不能耐受手术者。

(2) 各种疾病的急性阶段。

(3) 有急性生殖道炎症或穿刺部位皮肤有感染。

(4) 中央性前置胎盘。

(5) 对利凡诺过敏者。

2. 相对禁忌证

(1) 子宫体上有手术瘢痕，宫颈有陈旧性裂伤，子宫颈因慢性炎症而电灼术后，子宫发育不良者慎用。

(2) 术前 24 小时内两次测量（间隔 4 小时）体温在 37.5 ℃ 以上者。

（四）术前准备

(1) 必须住院引产。

(2) 详细询问病史，做好术前咨询，说明可能发生的并发症。夫妻双方知情，并签署同意书。

(3) 测血压、体温、脉搏、心率，进行全身及妇科检查，注意有无腹腔肿瘤、产道瘢痕及畸形等。

(4) 检查血尿常规及出凝血时间、血型、心电图、乙肝病毒表面抗原测定。B 超胎盘定位，测羊水量。

(5) 引产所使用的器械及敷料必须经高压灭菌。

(6) 清洗腹部及会阴部皮肤。

（五）操作方法

1. 手术操作应在手术室或产房进行。

2. 术者刷手，穿手术衣裤，戴口罩、帽子，戴无菌手套。

3. 术前术者排空膀胱。

4. 孕妇取平卧位，月份大者可取头稍高足低位。腹部用碘伏消毒皮肤 3 遍，并铺无菌洞巾。

5. 选择穿刺点：将子宫固定在下腹部正中，在子宫底两三横指下方中线上（或中线两侧），选择囊性感最明显的部位或根据 B 超定位选择穿刺点，尽量避开胎盘附着处。

6. 羊膜腔穿刺：用 7 号带芯的腰椎穿刺针，从选择好的穿刺点垂直刺入，一般通过 3 个阻力（即皮肤、肌鞘、子宫壁）后有落空感，即进入羊膜腔。当穿刺针进入羊膜腔内，拔出针芯即有羊水溢出，或回抽可见羊水。如见血液溢出，暂勿注药，调整穿刺部位、方向。重复穿刺，不得超过 2 次。

7. 注药：准备好装有利凡诺药液的注射器，与穿刺针相接，注药前先往注射器内抽取少许羊水，药液与羊水混合后呈絮状。确认针头在羊膜腔内，然后注入药液。一般注入 0.5% 利凡诺 100 mg。

8. 拔出穿刺针：注完药液后，回抽少量羊水再注入，以洗净注射器药液。然后，插入针芯再迅速拔针，针眼处盖无菌纱布胶布固定，并用沙袋压迫 30 分钟。

（六）引产后观察与处理

1. 必须住院观察，医务人员应严密观察有无副反应、体温、宫缩、阴道出血等情况。

2. 如一次注药引产失败，需做第二次注射引产时，则至少应在引产失败 72 小时后方可再次用药，用药剂量仍为 50～100 mg，如两次引产均失败，应采取其他方法终止妊娠。

3. 规律宫缩后，严密监护孕妇及产程进展情况。胎儿娩出前应送入产房待产，外阴部应用消毒液消毒，臀部铺上无菌巾。

4. 胎儿娩出后，如出血不多，可在严密观察下，等待胎盘自行娩出。如半小时胎盘尚未娩出，而出血不多，应肌注缩宫素 10 U；如仍未娩出，或流血增多，应立即进行钳刮术。

5. 胎盘娩出后仔细检查是否完整，如怀疑有残留或检查完整，但阴道有活动性出血时，应立即进行清宫术。

6. 引产后常规检查子宫颈、阴道有无裂伤，如发现软产道裂伤应及时缝合。

（七）术后处理

1. 书写引产病例，填写引产记录表。

2. 引产后给予抗生素、宫缩药和回乳药。

3. 告知受术者注意事项：

（1）引产后注意阴道流血、发热、寒战等征象，如有异常及时处理。

（2）注意外阴清洁卫生，预防感染。

（3）引产后 1 个月内禁房事和盆浴。

（4）避孕指导，1 个月后随访。

二、水囊引产

水囊引产是将预先制备并经高压灭菌的橡皮水囊置于子宫壁和胎膜之间，囊内注入一定量的生理盐水，使子宫膨胀，宫内压增加，胎膜剥离，诱发子宫收缩，从而促使胎儿及其附属物排除。引产成功率达 92.8%～97.8%，胎儿胎盘娩出时间为 30～56 小时。

是一种行之有效的中孕引产方法，尤其适用于肝、肾功能不全者。

（一）机制

1. 增加宫内压力，机械作用诱发宫缩。
2. 子宫收缩，使胎膜剥离，导致流产。
3. 刺激子宫下段，使内源性的前列腺素释放增加，引起子宫收缩。

【重点提示】…

水囊引产的适应证和禁忌证。

（二）适应证

1. 妊娠 14～27 周要求终止妊娠者。
2. 因某种疾病不宜妊娠者。

（三）禁忌证

1. 同利凡诺引产术。
2. 妊娠期有反复活动性出血或 B 超提示有低置或前置胎盘者。
3. 胎死或过期流产。

（四）术前准备

1. 物品准备：如无特制的水囊，可用双层阴茎套 2 只套在 1 条 18 号橡皮导尿管上，导尿管的顶端距阴茎套顶端 1～2 cm，排出阴茎套内的空气，用 7～10 号丝线结扎套口，缚扎要松紧适宜，用前煮沸消毒 30 分钟，每次需备 2 只水囊。

2. 同药物引产术。

3. 术前冲洗阴道 3 天。

（五）手术步骤

1. 排空膀胱，取膀胱截石位。

2. 手术者洗手后戴消毒手套，铺消毒孔巾。

3. 常规消毒外阴，扩开阴道，用 5% 碘伏消毒宫颈、宫颈管及阴道，钳夹宫颈前唇。

4. 在水囊顶端涂抹灭菌润滑油，用无齿卵圆钳夹住水囊导尿管的顶端放入宫颈管，再沿宫颈管侧壁逐渐插入至胎囊与宫壁之间，直到将整个水囊放入子宫内口为止。

5. 用 100 mL 注射器将无菌生理盐水 300～500 mL 缓慢向囊内注入，根据妊娠月份大小酌情增减注液量，注射完毕，将导尿管的末端反折，用 7 号丝线扎紧，避免滴水，外面用纱布包裹置于阴道后穹隆，为防止尿管脱落，阴道内可放纱布填塞，外阴置无菌垫，休息 1～2 小时，可自由活动。

（六）操作后管理

1. 水囊放置超过 12 小时者，应每 4 小时测体温 1 次，如体温＞38 ℃或行清宫术者，应立即取出水囊，应用抗生素预防感染。

2. 做好引产记录。

3. 按产褥期常规处理，并予回奶。

（七）注意事项

1. 放置水囊前应排去囊内空气或水。如放置时遇阻力应改换方向，不得强行送入，以免引起胎盘剥离出血。

2. 严格无菌操作，进入宫腔的物品不得碰触阴道。

3. 放置水囊后观察，一般放入水囊后 12～24 小时可有宫缩，如无宫缩或宫缩微弱，可用 0.5%～1% 催产素静脉滴注，继续观察宫缩的频度、强弱及肛诊宫颈扩张的情况。静滴催产素时应有专人观察，随时调整剂量和速度，宫缩过强应减慢速度或停滴，如仍不缓解，及时取出水囊，宫口未开大取出水囊时，应先放水后再取囊。

4. 胎儿、胎盘娩出后，检查胎盘、胎膜是否完整，如有缺损应注射宫缩剂，或行清宫术。

第四节　输卵管绝育术

输卵管绝育术对世界范围内控制人口问题发挥重要作用，它通过切断、结扎、电凝、钳夹、环套输卵管或用药物黏堵、栓堵输卵管管腔，使精子与卵子不能相遇而达到绝育目的。这是一种安全、永久性的节育措施，可逆性高，要求复孕妇女行输卵管吻合术的成功率达 80% 以上。手术操作可经腹壁或经阴道穹隆进入盆腔，也可直接经宫腔进行。

输卵管绝育术

【重点提示】…

输卵管绝育术的适应证和禁忌证。

一、经腹输卵管结扎术

（一）适应证

1. 自愿接受绝育手术且无禁忌证者。

2. 患有严重全身疾病不宜生育行治疗性绝育术者。

（二）禁忌证

1. 各种疾病急性期。

2. 全身情况不良不能胜任手术者，如心力衰竭、血液病等。

3. 腹部皮肤有感染灶或患急、慢性盆腔炎者。

4. 患严重的神经官能症者。

5. 24 小时内两次体温在 37.5 ℃或以上者。

（三）术前准备

1. 解除受术者思想顾虑，做好解释和咨询。

2. 手术时间选择：非孕妇女绝育时间最好选择在月经干净后 3～4 日。人工流产或分娩后宜 48 小时内施术。哺乳期或闭经妇女则应排除早孕后再行绝育术。

3. 详细询问病史，进行全身体格检查及妇科检查，检验血常规、出凝血时间、肝功能及白带常规。

4. 按妇科腹部手术前常规准备。

（四）麻醉

采用局部浸润麻醉。

（五）手术步骤

1. 排空膀胱，取仰卧臀高位，手术也按常规消毒、铺巾。

2. 切口　下腹正中耻骨联合上 4 cm 处做 2 cm 长纵切口，孕妇则在宫底下 2 cm 做纵切口。

3. 提取输卵管　术者左手示指伸入腹腔，沿宫底后方滑向一侧，到达卵巢或输卵管后，右手持卵圆钳将输卵管夹住，轻轻提至切口外。亦可用指板法或吊钩法提取输卵管。

4. 辨认输卵管　用鼠齿钳夹持输卵管，再以两把无齿镊交替使用依次夹取输卵管直至暴露出伞端，证实为输卵管无误，并检查卵巢。

5. 结扎输卵管　我国目前多采用抽心包埋法。在输卵管峡部背侧浆膜下注入 0.5% 利多卡因 1 mL 使浆膜膨胀，用尖刀切开膨胀的浆膜层，再用弯蚊钳轻轻游离出该段输卵管，相距 1 cm 处以 4 号丝线各做一道结扎，剪除其间的输卵管，最后用 1 号丝线连续缝合浆膜层，将近端包埋于输卵管系膜内，远端留于系膜外。同法处理对侧输卵管。

（六）术后并发症

一般不易发生。若发生，多系操作粗暴、未按常规进行所致。常见的并发症有：

1. 出血、血肿　过度牵拉、钳夹而损伤输卵管或其系膜造成，或因创面血管结扎不紧引起腹腔内积血或血肿。

2. 感染　体内原有感染灶未行处理，如牙龈、鼻咽、盆腔器官等，致术后创面发生内源性感染；手术器械、敷料消毒不严或手术操作无菌观念不强。

3. 脏器损伤　膀胱、肠管损伤，多因解剖关系辨认不清或操作粗暴所致。

4. 绝育失败　绝育措施本身缺陷，由施术时技术误差引起。其结果多发生宫内妊娠，尚需警惕可能形成输卵管妊娠。

二、经腹腔镜输卵管绝育术

（一）禁忌证

主要为腹腔粘连、心肺功能不全、膈疝等，余同经腹输卵管结扎术。

（二）术前准备

同经腹输卵管结扎术，受术者应取头低仰卧位。

（三）手术步骤

局麻、硬膜外麻醉或静脉全身麻醉。脐孔下缘做 1～1.5 cm 横弧形切口，将 Veress 气腹针插入腹腔，充气（二氧化碳）2～3 L，然后换置腹腔镜。在腹腔镜直视下将弹簧夹（hulka clip）钳夹或硅胶环（falope ring）环套于输卵管峡部，以阻断输卵管通道。也可采用双极电凝烧灼输卵管峡部 1～2 cm 长。有学者统计比较各种方法的绝育失败率，以电凝术最低为 1.9‰，硅胶环为 3.3‰，弹簧夹高达 27.1‰。但机械性绝育术与电凝术相比，因毁损组织少，可能提供更高的复孕概率。

（四）术后处理

1. 术后静卧数小时后可下床活动。
2. 术后观察有无体温升高、腹痛、腹腔内出血或脏器损伤征象。

第五节　会阴切开术及缝合术

会阴切开（episiotomy），是在分娩第二产程中为避免会阴及盆底组织严重裂伤，减轻盆底组织对胎头的压迫，缩短第二产程，加速分娩的手术；也是初产妇臀位助产或施行产钳、胎头吸引术的辅助手术。会阴切开分侧斜切开和正中切开两种（图 15-1），由于正中切开多并发Ⅲ度会阴裂伤，故临床上多以会阴侧斜切开为主。

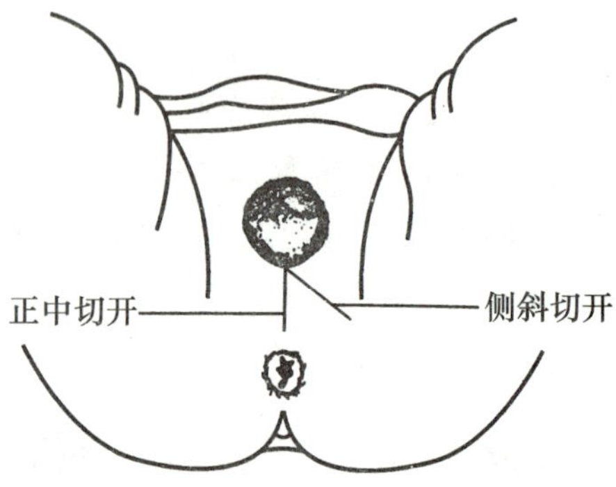

图 15-1　会阴切开

【重点提示】

会阴切开术及缝合术的适应证和禁忌证。

（一）适应证

1. 估计会阴裂伤不可避免时，如会阴坚韧、水肿或瘢痕形成，胎头娩出前阴道流血，持续性枕后位，耻骨弓狭窄等。

2. 初产妇阴道助产，如产钳术、胎头吸引术及足月臀位助产术。

3. 第二产程过长、宫缩乏力、胎儿宫内窘迫、产妇妊高征、合并心脏病等须缩短产程者。

4. 分娩时可能引起会阴严重裂伤者，如巨大儿、会阴过紧、会阴有严重外伤瘢痕扩张困难等。

（二）禁忌证

1. 存在骨盆异常或头盆不称，不能经阴道分娩者。

2. 存在生殖器疱疹、尖锐湿疣等，不宜经阴道分娩者。

3. 前次分娩会阴完好或切口愈合良好的经产妇，一般也不再做切开。

4. 死胎、无存活的畸胎也尽量不做切开。

5. 存在难以控制的出血倾向。

（三）手术步骤

1. 产妇　取膀胱截石位，外阴常规消毒、铺巾。

2. 麻醉　采用阴部神经阻滞（图 15-2）和局部浸润麻醉（图 15-3）。阻滞麻醉作用，包括止痛和松弛盆底肌肉。操作步骤：术者将一手中、示二指，伸入阴道内触及坐骨棘作指引，另一手持带长针头的注射器装有 0.5%～1% 普鲁卡因 20 mL，或 0.5% 利多卡因 5～10 mL。在肛门与坐骨结节之连线中点处进针（坐骨结节内侧 2 cm），先皮下注射一皮丘，将针头刺向坐骨棘尖端内下方阴部神经经过处，回抽无血，注射药液 1/2，阻滞阴部神经。然后将针头退回至皮下，沿切开侧的大小阴唇、会阴体皮下做扇形注射。若为阴道助产术准备，宜对侧做同样式阻滞麻醉，可更好地松弛盆底肌肉。如正中切开时，则在会阴体局部行浸润麻醉。注入药液时应注意不可注入血管内及直肠。

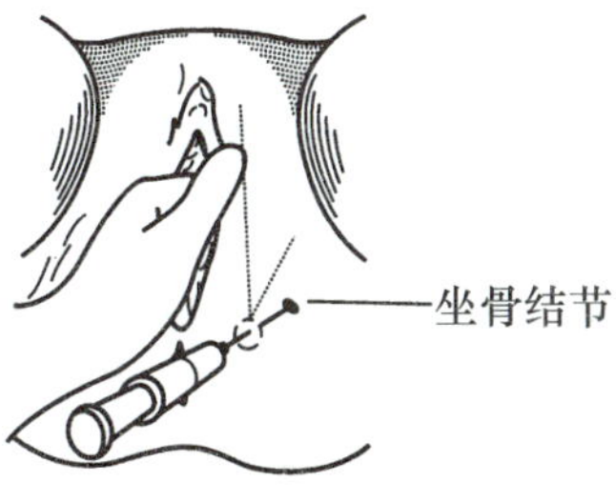

图 15-2　阴部神经阻滞

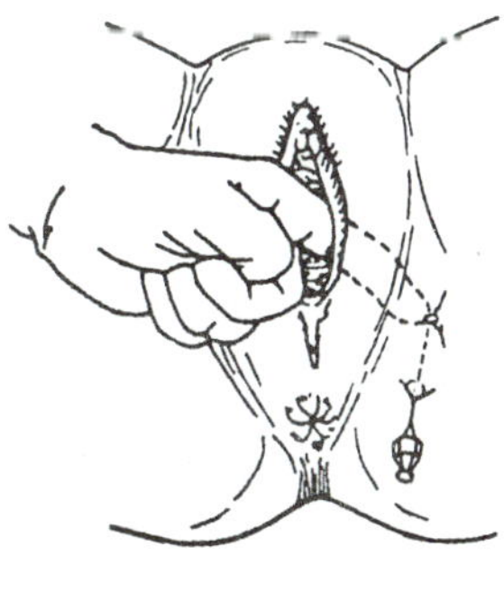

图 15-3　局部浸润麻醉

3. 切开会阴

(1) 会阴斜侧切开术：左右均可，临床上以左侧斜切开为多。

1) 切开：术者以左手中、示指伸入阴道与先露部之间，撑起左侧阴道壁，右手持会阴切开剪刀或钝头直剪刀，一叶置于阴道内，另一叶置于阴道外，按剪刀切线与会阴后联合中线向旁侧呈 45° 角位置放好，在左手引导下于宫缩时剪开会阴全层 4～5cm（包括阴道黏膜、处女膜、舟状窝、皮肤、皮下组织、球海绵体肌、会阴浅横肌、会阴深横肌、肛提肌内侧纤维）。

注意事项：

①切开时间应在胎头已着冠，阵缩开始会阴变薄时，预计胎儿娩出前 5～10 分钟。切开过早创面失血多，则增加感染机会；剪开过迟会阴已撕裂，则失去保护意义。

②剪刀摆放要与皮肤垂直，皮肤与黏膜切口大小应一致。

③如会阴高度膨隆，斜切角度宜在 60°～70°，否则会因角度过小，而误伤直肠或缝合困难。

④切开后应立即用纱布压迫止血，如有小动脉出血应钳夹结扎止血。

2) 缝合：缝合前应在胎盘、胎膜完全娩出后，先检查其他部分有无裂伤，再以有带纱布塞入阴道上段，阻止宫腔血液下流，以免妨碍手术视野。甲硝唑冲洗创面后，按层次缝合。

①缝合阴道黏膜：用左手中、示指撑开阴道壁，暴露阴道黏膜切口顶端及整个切口，用 2-0 可吸收线，自切口顶端上方 0.5～1 cm 处开始，间断或连续缝合阴道黏膜及黏膜下组织，直达处女膜环外。注意以处女膜为标记对齐创缘，不留死腔。

②缝合肌层（肛提肌）：以同线间断缝合肌层，关闭死腔达到止血目的。缝针不宜过密，肌层切口缘应对齐缝合，切开之下部肌组织往往会略向下错开，应牵拉对位，注意恢复解剖关系。缝内侧深部时小心不要缝穿直肠。

③缝合皮下及皮肤组织：以 1 号丝线间断缝合皮下脂肪及皮肤。或 4-0 可吸收线连续皮内缝合，无须拆线。注意缝针勿过密，缝线勿过紧，以免组织水肿后缝线嵌入组织内，影响伤口愈合，或造成拆线困难。

(2) 会阴正中切开缝合术：优点是损伤组织少于斜侧切开术，出血少、易缝合、愈合佳、术后疼痛较轻；缺点是如切口向下延长可能损伤肛门括约肌甚至肛管，发生会阴Ⅲ度裂伤。故手术助产、胎儿大或接产技术不够熟练者均不宜采用。

1) 切开：局部浸润麻醉后，沿会阴后联合正中点向肛门方向垂直切开，长 2～3 cm，切断的组织依次为阴道后壁黏膜、会阴体部皮肤及皮下组织、会阴中心腱，注意不要损伤肛门括约肌。

2) 缝合：

①缝合阴道黏膜：以 0 号铬制肠线间断缝合阴道黏膜及黏膜下组织。切勿穿透直肠黏膜，必要时可置一指于肛门内做指引。

②缝合皮下脂肪及皮肤：以 1 号铬制肠线间断缝合皮下组织及皮肤，亦可采用 0 号铬制肠线做皮内连续缝合，不拆线。

③缝合后处理：取出阴道内塞纱，仔细检查缝合处有无出血或血肿。确保处女膜环口不小于两横指，常规肛诊检查无缝线穿透直肠黏膜。如有，应立即拆除，重新消毒缝合。

（四）术后护理

1. 保持外阴清洁，提倡健侧卧位。术后 5 天内，用碘伏棉球擦洗外阴，每日 2 次；每次大小便后，也需擦洗；勤更换外阴垫。

2. 外阴伤口处水肿、疼痛明显者，24 小时内，可用 95% 酒精湿敷或冷敷，24 小时后可用 50% 硫酸镁纱布湿热敷，或进行超短波或红外线照射，1 次 / 日，每次 15 分钟。缝线手术后 5 日拆线。

3. 术后每日查看切口，若发现感染化脓，应立即拆线，彻底清创，引流，换药。

4. 切口裂开者，应将窦道扩开，待局部清洁，长出肉芽后酌行二期缝合。会阴切口二次缝合（secondary repair of episiotomy）可在骶麻、阴部神经阻滞或局麻下进行。先将伤口边缘修建整齐，轻刮肉芽面造成糙面。黏膜用 1-0 可吸收线间断缝合，皮肤、皮下及肌肉用 7 号丝线间断全层，外露线段可穿一细皮管以保护皮肤。5～7 日拆线。

近年来随着缝合技术和缝合材料的不断改进，临床会阴侧切率明显增加。国外一项研究发现，虽然外阴切开术后对女性性唤起和性高潮没有影响，但产后 12～18 个月内，会发生较多的性交疼痛和阴道润滑障碍。此外由于临床上会阴切开缝合术后切口裂开的发生率并不低，所以手术一定要严格把握适应证，术者需熟练助产技术，切不可把会阴切开作为常规操作。

第六节　会阴裂伤修补术

会阴裂伤是指肛门和外生殖器之间的软组织受到严重创伤，导致会阴局部膨起变薄出现一条可见的裂痕，严重者甚至会撕裂到肛门。常见的有分娩时撕裂修补术和陈旧性裂伤修补术。

一、适应证

同会阴切开术及缝合术。

二、禁忌证

同会阴切开术及缝合术。

三、手术过程

（一）分娩时撕裂修补术

分娩时会阴撕裂修补术，也可以说是新鲜会阴III度裂伤的修补方法。修补时间：应在胎盘娩出后，在患者的一般情况允许下立即进行；否则，修补也可推迟 12～24 小时。

1. 术时要点　新鲜的伤口无瘢痕组织，容易愈合，但有时撕裂的肌肉零乱，必须认清层次。游离直肠壁不必过多。括约肌力量强，可用丝线或Ⅱ号铬肠线缝合。因术前无肠道准备，伤口容易感染。修补直肠前壁时，第一层不得穿过直肠黏膜，如线穿过黏膜，在直肠腔内打结，最主要的是第一针的缝合，如看不清，可将一指放在直肠内做指示。缝合括约肌可用Ⅱ号铬制肠线或用中号丝线，先将括约肌提起，试其有无力量。将提肛肌缝合完毕，再缝合括约肌，由内向外缝合，便于操作。缝合阴道壁以前，用生理盐水冲洗伤口，在伤口周围可注射抗生素，以减少感染的机会。

2. 术后处理　分娩时撕裂修补术基本与陈旧性裂伤修补术的术后处理相同。

(1) 如患者系由外院转来，在外面的操作情况不明，应首先肌内注射破伤风抗毒素（TAT）1 500 单位。

(2) 术后卧床，无渣饮食，保留导尿管（接消毒瓶）5 天，以避免伤口污染。

(3) 每日口服链霉素 1.0 g，连服 5 天消毒肠道。

(4) 口服复方樟脑酊 2 mL，每日 3 次，共 3 天，以防止术后 3 日内排大便；如第 5 日仍不大便，可口服石蜡油 30 mL 或用油剂灌肠，灌肠必须由术者自行操作，避免动作粗暴，将肛管穿破伤口；术后第 5～7 日伤口拆线。

（二）陈旧性裂伤修补术

分娩时撕裂修补术后伤口愈合不佳，或者产后会阴撕裂未被发现，即成为陈旧性（Ⅲ度）裂伤。修补时间须待产后 6 个月后。常用的手术修补方法有两种：分层法和黏膜瓣法。

分层法多应用于新鲜Ⅲ度裂伤。

(1) 外阴阴道消毒：用肥皂水、纱布擦洗外阴及阴道，用清水冲洗干净，再用新洁尔灭 1∶1 000 冲洗外阴及阴道。直肠内置纱布卷以避免肠道分泌物溢出。

(2) 切开阴道壁前，可再用 75% 酒精消毒：暴露手术视野，铺消毒单，将小阴唇向两侧分开缝在大阴唇和消毒单上。

(3) 切口：以组织钳夹持破裂的直肠阴道壁的末端，在阴道黏膜和直肠黏膜交界处做切口，旁达肛门两侧的凹陷的侧方，即肛门括约肌缩入断端的皱褶侧方，修剪去剩余的瘢痕组织。

(4) 分离阴道壁和直肠壁：用组织钳牵拉阴道壁，以弯钝头剪刀伸入阴道直肠的分界面，钝头朝前方，边向上顶边分开钝头，在中线分开阴道壁和直肠壁。以纱布遮盖手指，向上并向两侧剥离，尽量游离直肠。游离面广，则在缝合直肠壁时张力可以减少，避免缝线处裂开而影响愈合。

(5) 修补直肠前壁：第一层用铬制 00 号肠线间断缝合，不穿过黏膜。第一针最重要，应缝在伤口顶端以上，第二针在顶端处，间断缝合，两针之间相隔约 0.5 cm。第二层用连续伦勃氏缝法，开始在第一层第一针的上方，增强并埋藏第一层。最好能再缝第三层，包括一些肌纤维和结缔组织，将第二层翻进去，并将直肠推向后方。寻找肛门括约肌断端，缩入的肛门括约肌断端可在肛门皮肤皱褶的凹陷部找到。首先，以弯血管钳伸入皮下组织分开空隙；再以组织钳伸入此空隙，争取一次大把挟出括约肌的断端，避免数次拉扯，以致造成残留很少肌纤维的损害。将两侧断端找到后向中线牵引，一指伸入肛门，体会肛指有无被缩紧的感觉。括约肌用 2～3 针中号丝线缝合。

四、注意事项

1. 分娩后阴道壁松弛，术时应仔细检查，认清解剖关系，按撕裂的大小及深浅，将组织对合整齐，分层缝合。如阴道壁裂伤较高，无法暴露，可于顶端下方用肠线先缝合一针做牵引，然后于顶端上方缝合，以防撕裂的血管回缩出血形成血肿。

2. 在保证有效止血的前提下，缝线不宜过紧过密，组织间不留空隙。

3. 修补完毕应常规做肛查，如发现有肠线误缝入直肠腔内时，立即拆除重缝，以防发生感染和引起肠瘘并发症。

4. 会阴Ⅲ度裂伤者，缝合前用消毒液冲洗伤口，直肠黏膜撕裂用细圆针铬制肠线或细丝线间断缝合，缝线穿过直肠黏膜，并把线结打在肠腔内。用鼠齿钳寻找、钳夹与拉拢肛门括约肌的两个断端，以铬制肠线或粗丝线间断缝合 2 针，这是Ⅲ度裂伤缝合的关键。然后缝合肛提肌，会阴深、浅横肌及球海绵体肌等组织。

第七节　人工剥离胎盘术

用人工的方法使胎盘从子宫内剥离称为人工剥离胎盘术。

一、适应证

1. 胎儿经阴道娩出后，30 分钟胎盘仍未娩出者。

2. 胎儿娩出后不到 30 分钟，但阴道流血已达 200 mL 者。

3. 既往有胎盘粘连史，或此次为全麻下阴道手术分娩者，可在胎儿娩出后即行徒手剥离术。

二、术前准备

1. 膀胱截石位，消毒外阴及外露脐带，撤换无菌巾、单，术者换无菌手套及手术衣，或在原手术衣外戴无菌袖套，产妇排空膀胱。

2. 肌注哌替啶和阿托品，静脉麻醉或气管内全身麻醉，个别亦可不给麻醉，但须对病人交代清楚，以便配合。

三、手术步骤

【重点提示】…

人工剥离胎盘术的手术步骤。

1. 术者一手牵脐带，另一手涂滑润剂，五指合拢成圆锥状，沿脐带进入阴道及宫腔，摸清胎盘附着位置。

2. 一手经腹壁下压宫底，宫腔内的手掌展开，四指并拢，手背紧贴宫壁，以手指尖和桡侧缘向上左右划动，将胎盘自宫壁剥离。开始时手指和胎盘间有一层柔滑的胎膜相隔，以后胎膜被撑破，手指直接与胎盘母面和宫壁接触，一般剥离无困难。若遇阻力，应内外两手配合仔细剥离，遇少许索状粘连带时可用手指断开。粘连面广而紧，不能用手剥离者，可能为胎盘粘连或植入，应立即停止手术。加强宫缩，可用麦角新碱 0.2 mg 肌注或静注，若出血不多，可暂观察，给予缩宫素。若出血多，即予开腹处理。

3. 若胎盘附着前壁，则手掌朝前壁贴宫壁剥离胎盘。

4. 估计大部分已剥离，可一手再牵拉脐带，帮助查明并分离剩余部分，然后将胎盘握于手中，边旋转边向下牵引而出。注意勿用强力牵引以免胎盘或胎膜部分残留。

5. 检查胎盘和胎膜有无缺损，并用手伸入宫腔检查，清除残留组织，亦可用卵圆钳在手指引导下夹取，或用大钝刮匙刮除，注意检查子宫有无破损。人工剥离胎盘后立即肌注宫缩药。

四、注意事项

1. 术前应备血，当产后出血时，应尽快取出胎盘，并注意观察产妇的情况，如因失血过多，一般情况较差，应及时输血。

2. 操作必须轻柔，切忌强行剥离或用手指抓挖子宫壁，导致子宫破裂。当剥离时发现胎盘与子宫壁之间的界限不清，不能分离，找不到疏松的剥离面时，有可能为植入性胎盘，不可强行剥离，避免损伤宫壁，当产后出血不能控制时，应行子宫切除术。

3. 胎盘娩出后，应当仔细检查是否完整。有缺损，应行清宫术或用手伸入宫腔清除残留的胎盘及胎膜，应注意尽量减少宫腔内操作。

五、术后处理

麦角新碱 0.2 mg 静注或肌注，必要时持续静脉点滴缩宫素 12 小时，以后口服宫缩剂；使用足量的广谱抗生素，预防感染的发生。

六、并发症

1. 子宫出血　主要发生于胎盘剥离困难或剥离不全时，影响子宫收缩而致大出血。应请有经验者迅速完成手术，清除子宫内容物，同时加强宫缩，控制出血。不能有效控制时应急症开腹处理。

2. 子宫损伤或穿孔　多发生于手术操作不当，或胎盘植入病例。曾见个别接生员将宫颈当作胎盘连同阴道前壁成片撕下造成严重尿瘘等。子宫穿孔小，出血不多时可给予宫缩剂和抗生素严密观察。子宫损伤重或出血不止者应开腹探查并予修复或切除。

3. 产后感染　徒手剥离胎盘后应常规给予抗生素，并严密观察感染征候的出现。

第八节　胎头负压吸引术

胎头负压吸引术是将特制的胎头吸引器吸附于胎头顶枕部，利用负压原理，通过外力牵引吸引器，配合产力，协助胎儿娩出的一种助产手术。其方法简单、应用方便、容易掌握，对母儿损伤较小。

【重点提示】…

胎头负压吸引术的适应证和禁忌证。

一、适应证

1. 因宫缩乏力、持续性枕横位、枕后位导致第二产程延长者。

2. 母体有各种妊娠并发症和合并症，轻度胎儿宫内窘迫等宫口已开全，产妇不宜屏气用力，需尽快结束分娩者。

二、禁忌证

1. 头盆不称，胎位异常（面先露、额先露、高直位、臀位、横位等）。

2. 产道畸形、阻塞、子宫颈癌。

3. 子宫脱垂术后，尿瘘修补术后。

三、术前准备

1. 家属签字，先向家属讲明病人情况，告之可能出现的并发症。

2. 准备好新生儿急救器材。

3. 行单侧或双侧阴部神经阻滞麻醉。

四、手术步骤

1. 体位　膀胱截石位，导尿排空膀胱。

2. 做阴道检查　再次了解子宫颈口是否完全或接近完全扩张；胎头双顶径是否已达坐骨棘水平以下，胎膜已破否。

3. 会阴切开　会阴过紧者应做会阴切开术。

4. 放置吸引器　将吸引器开口端外侧涂以滑润油，以左手示、中指掌侧撑开阴道后壁，右手持吸引器开口端先经阴道后壁送入，使其后缘抵达胎儿顶骨后部，按序放置好吸引器后，再次检查吸引器开口端是否与胎头紧密连接，有无阴道壁或宫颈夹于其中，如有则应推开。

5. 形成吸引器内负压　术者左手扶持吸引器，助手用 50 mL 空针接吸引器之橡皮管，逐渐缓慢抽出空气 150 mL（低位）形成负压。术者右手用血管钳夹紧橡皮管，取下空针管。

6. 牵引吸引器　如为枕前位，当阵缩屏气时，顺自然分娩机制旋转牵引，先向下，使胎头俯屈，当胎头枕部抵达耻骨联合下缘时，向上牵引，使胎头仰伸娩出。胎头娩出后，松开止血钳，取下吸引器。胎儿、胎盘娩出后，检查产道，缝合会阴。

五、注意事项

1. 吸引器安置正确。抽吸达所需负压后宜稍等待，以便形成产瘤后再牵引。

2. 牵引时如有漏气或脱落，应查明原因，如脱落系由于阻力过大所致应改用产钳或剖宫产术。一般不宜超过 2 次。

3. 牵引时间 10 分钟以上仍不能结束分娩时，应改用产钳术或剖宫产术。牵引时间不宜过长，以免影响胎儿，一般以 20 分钟内结束分娩为宜。

4. 术后应检查产道，如有损伤，应立即缝合。胎吸助娩之新生儿应密切观察有无头皮血肿、颅内出血、头皮损伤情况，一旦发现，应及时处理。

5. 行胎吸术前要向家属交代手术指征及可能出现的问题，签字后执行。

第九节　产钳术

产钳术是用产钳（图 15-4）作为牵引力或旋转力，用以纠正胎头方位、协助胎头下降及胎儿娩出的重要产科手术。

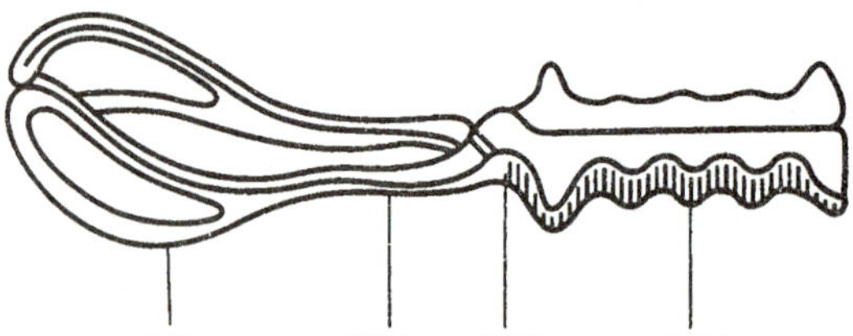

图 15-4　产钳

【重点提示】…

产钳术的适应证和禁忌证。

一、适应证

1. 第二产程延长，初产妇宫口开全已达 2 小时，经产妇宫口开全已达 1 小时，无明显头盆不称，胎头已降低，双顶径平面已达坐骨棘平面以下。

2. 胎头位置不正，只能用于枕先露和臀位后出头困难，如持续性枕横位及枕后位时手法回转有困难，或臀位徒手分娩后出头困难者。

3. 产妇全身情况不宜在分娩时施用腹压者。如心脏疾病者，急性或慢性肺部疾病或其他疾病导致肺功能减退，重度子痫前期，重度的肝脏、肾脏疾病、癫痫、精神分裂症等精神、神经系统疾病，产妇高热、器官衰竭等以及原发性高血压、动脉硬化、妊娠高血压疾病在产程中血压升高，子痫或先兆子痫。

4. 剖宫产术中，子宫下段发育不良及切口略窄、胎头较高，可用单叶产钳撬出或用双叶产钳牵出胎头。

5. 为防止早产儿头颅损伤，避免胎头过度受压和避免盆底组织过度伸展。

6. 胎头吸引术失败者。

二、禁忌证

1. 胎膜未破，宫口未开全。

2. 胎头未衔接，明显的头盆不称。胎头双顶径未达坐骨棘水平，胎先露在 +2 以上。

3. 胎位异常。不适用产钳的胎位有额先露、高直前位、高直后位以及不明显的不均倾（包括前不均倾、后不均倾）。

4. 胎儿畸形。如脑积水、无脑儿、巨结肠、连体胎儿、胎儿巨大畸胎瘤等严重畸形。严重的胎儿窘迫，估计短时间内不能结束分娩者。

5. 死胎。胎儿已死亡应以保护产妇为主，可行毁胎术。

三、产钳术的必备条件

必备条件为胎膜早破，胎儿存活；顶先露，无明显头盆不称；宫颈口完全扩张。

四、操作方法及程序

（一）低位产钳手术步骤

1. 体位及术前准备：膀胱截石位，外阴常规消毒、铺巾，导空膀胱。

2. 阴道检查：了解是否具备产钳的条件。产道是否异常，宫口是否开全，胎膜是否破裂。明确胎方位和胎先露。

3. 麻醉：一般情况下可采用阴部神经阻滞麻醉，特殊情况下可采用全身麻醉、硬膜外麻醉或骶麻。

4. 麻醉切开会阴后再做一次详细的阴道检查，在颅骨受压重叠、头皮水肿的情况下容易误诊，因此上产钳前须摸胎儿耳郭，耳郭边缘所指方向即为枕骨所在部位。

5. 放置左叶产钳：左手持左钳柄使钳叶垂直向下，凹面朝前。右手在阴道检查后不退出，置于阴道后壁与胎头之间，将左叶产钳沿右手掌面伸入胎头与掌心之间，右手慢慢将产钳推送入阴道，右手大拇指托钳匙颈部协助，左手顺势向下，推送产钳，最后使左钳叶达胎头左侧耳前额部，并使钳叶与钳柄在同一水平，在此过程中，右手逐渐退出阴道口，并由助手固定左叶产钳。

6. 放置右叶产钳：右手持右叶产钳如前，左手中、示指伸入胎头与阴道后壁之间，引导右叶产钳进入左叶产钳相对应的位置，左手退出。

7. 扣锁产钳：如两钳叶放置适当，则扣锁吻合，钳柄自然对合。如果扣锁稍有错位时，可移动右叶产钳，以凑合左叶产钳。

8. 检查钳叶位置：伸手入阴道内检查钳叶与胎头之间有无产道软组织或脐带夹着、胎头矢状缝是否位于两钳叶的中间，胎儿的小囟门在产钳上缘一指处。

9. 宫缩时合拢钳柄，向外、向下缓慢牵拉。当先露部着冠时，右手保护会阴，见胎儿额部露出阴道口时，可将产钳柄渐渐向上提起，使胎头仰伸，当双顶径娩出时，可先放右叶产钳并取出，以减少产钳对母体软组织的损伤，随后左叶产钳顺着胎头慢慢滑出。

10. 牵出胎体：按自然分娩机制用手牵拉胎头，使前肩继而后肩及躯干娩出。

11. 胎盘娩出后，仔细检查宫颈及阴道有无撕裂，然后缝合会阴。

（二）K 氏产钳手术步骤

单叶产钳与双叶产钳的区别

如胎头双顶径在坐骨棘平面以上，产钳手术操作较困难，产妇及胎儿易受损伤，应以剖宫产取代。

1. 体位、术前准备及麻醉，同低位产钳手术步骤。

2. 阴道检查明确头盆情况，在确定可经阴道分娩的情况下，方可剪开会阴，会阴切开后须再查清胎方位。

3. 徒手旋转胎头，如为枕左后位，用右手拇指放在胎头右侧，其余 4 指在胎头左侧握紧胎头，向逆时针方向旋转胎头，使枕骨转向正前方。如胎头嵌入骨盆较低处，可将胎头稍向上推旋转，旋转时另一手可在腹部向同一方向转动胎体。如为枕右后位，右手拇指在胎头右侧，其余 4 指在左侧，向顺时针方向旋转。如旋转失败则改用产钳旋转。

4. 左枕横位先上右叶产钳，右枕横位先上左叶产钳。

5. 以右枕横位为例，先上左叶产钳，术者左手握左钳叶垂直向下，右手中、示指伸入胎头与后阴道壁之间，右手掌心向上。将左钳叶沿右手掌伸入阴道壁与胎头之间，这时左手握着的产钳柄向下，而右手大拇指支托匙颈部向上推送产钳，使产钳顺着胎儿脸部滑入耻骨联合下缘，最后使左钳叶达胎头左侧耳前额部，并由助手固定左叶产钳。

6. 放置右叶产钳，左手中、示指伸入阴道后壁与胎头之间，右手握右叶产钳柄以 45° 角慢慢进入与左叶产钳相对应的位置。

7. 扣锁产钳，由于骶尾骨关系，有时右叶产钳往往没有达到左叶产钳的程度，因此，扣锁后二叶产钳有长短，这时一边产钳按顺时针方向旋转 90°，一边将右叶产钳上推，使二叶产钳长短一致并扣锁。如果旋转有困难，可以将产钳上推后再旋转胎头。

8. 检查钳叶位置，胎头是否已经转成枕前位，产钳位置的部位是否正确，如胎头未转，按顺序取出产钳后重上。

9. 牵拉，同低位产钳。

（三）枕后位产钳手术步骤

如为枕后位，在胎心很慢、胎儿中等大小、双耳均能触及的情况下，不必再旋转胎头，以枕后位牵拉，注意会阴切口应大些，上产钳的方法同低位产钳，但在牵拉开始时需水平位向外牵拉，前额或鼻根部抵达耻骨联合下缘时，略抬高钳柄使枕部徐徐自会阴部娩出，然后稍后下牵拉，使前额、鼻、面颊相继娩出。枕后位牵拉较枕前位困难，需有一定的临床经验。在枕后位行产钳术，易导致严重裂伤，会阴切口应够大；枕后位时胎头往往较高，俯屈不良，牵引产钳时应沿产轴进行。

（四）臀位后出胎头产钳手术步骤

臀位（助产及牵引术）后出胎头分娩困难时，可用臀位后出胎头产钳助产，有利于迅速娩出胎头，抢救胎儿，避免不必要的胎儿损伤。操作时，助手提起胎儿手足，躯干呈 70°～80°，胎背朝上，胎儿枕骨位于耻骨联合下面，术者从胎儿腹侧依次放入左、右钳叶，产钳对合后牵引，牵引开始向下，当胎头枕骨低于耻骨弓下时，逐渐提高钳柄，使胎儿下颌、口、鼻、顶相继娩出。

五、并发症

1. 产道损伤　包括会阴裂伤、阴道裂伤、宫颈裂伤、骨盆或关节损伤等。

2. 产后出血　产钳手术者多产程较长，易宫缩乏力，加之产道损伤导致出血增多，因此，产后出血的发病率较高。

3. 感染　施产钳术者，多产程延长，失血较多，产妇抵抗力下降，加之手术操作、组织挫伤，恶露又是细菌良好的培养基，因此继发性感染的危险性很高。

4. 胎儿损伤　包括头面部压挫伤、头面部神经损伤、颅内出血、颅骨骨折、大脑镰或小脑幕撕裂伤、眼球损伤等。

六、注意事项

在放置钳叶时，遇有阻力而不能向深处插入时，可能钳端嵌在阴道穹隆部，此时切勿强行推进钳叶，必须取出检查原因，否则可能引起严重的阴道壁损伤。

1. 若扣合有困难时必须注意

(1) 胎头方位有否误诊，这是最常见的原因，应重做检查。如胎头位置过高，应正确估计牵拉的难度，决定取舍。

(2) 胎头是否变形过大，一般弯形产钳因头弯较深，往往不易扣合，可改用直形产钳。

(3) 如果两叶产钳不在一个平面上，扣合亦困难，可用手伸入阴道内，轻轻推动位置不正确的一叶，切勿用力在钳柄上强行扣合。

2. 牵引有困难（即胎头不见下降）时，其原因可能为：

(1) 牵引方向不正确。

(2) 骨盆与胎头不相称。

(3) 不适合的胎头方位，注意切勿用强力牵引，必须查出原因进行纠正，否则易致胎儿及产道损伤。

3. 牵引时产钳滑脱，其原因可能为：

(1) 产钳放置位置不正确，钳叶位置较浅或径线不合适。

(2) 胎头过大或过小。不论在什么情况下，产钳滑脱对胎儿及产道都可引起严重损伤，所以在扣合产钳时，必须检查钳叶位置深浅，是否紧贴胎头，并应做试牵，有滑脱可能时，立即停止牵引，重新检查胎头方位及放置产钳。

(3) 有时产程较长，产瘤大或胎头变形严重，胎头尚未入盆，易误诊为胎头已入盆，或骨盆较浅也易误诊。故术时应注意腹部检查，确诊胎头是否入盆。

4. 牵引产钳时用力要均匀，一般不需用很大力气，按产钳方向向外略向下，速度不要过快，也不能将钳柄左右摇摆。当胎头即将牵出时应立即停止用力，与助手协作，注意保护会阴，再缓慢牵出，否则易造成严重的会阴裂伤。

5. 产后常规探查产道，如有宫颈或阴道裂伤，应立即缝合。

6. 术后新生儿给予维生素 K 及维生素 C 预防颅内出血。对于牵引困难者，应密切观察新生儿有无头皮损伤、头皮血肿、颅内出血，并及时予以处理。

学习检测

一、简答题

1. 简述会阴裂伤修补术的操作步骤。

2. 简述产钳术的适应证。

二、选择题

1. 会阴切开缝合术后应常规进行（　　）。

A. 阴道检查　　B. 肛门检查　　C. 宫缩检查
D. 宫颈检查　　E. 器械检查

2. 一般进行会阴后侧切开，切口位置与正中线夹角呈（　　）。

A. 25°　　B. 35°　　C. 45°
D. 55°　　E. 65°

3. 胎头吸引术的吸引时间不应超过（　　）。

A. 10 min　　B. 20 min　　C. 30 min
D. 40 min　　E. 50 min

4. 某产妇，分娩时因产钳助产致新生儿头颅血肿，护士应采取的正确措施是（　　）。

A. 教会家属按摩血肿促进吸收　　B. 血肿大、发展快给予热敷
C. 血肿大、发展快给予冷敷　　D. 细针穿刺抽吸血肿
E. 粗针穿刺抽吸血肿

5. 某产妇，顺产 2 日后会阴侧切伤口红肿，局部湿热敷宜选择的溶液是（　　）。

A. 75% 乙醇　　B. 1% 乳酸　　C. 1% 溴己新
D. 50% 硫酸镁　　E. 1∶5 000 高锰酸钾

6. 一女士，会阴左侧切开术分娩，产后第 4 天，伤口红肿、疼痛、流脓。错误的处理是（　　）。

A. 嘱患者右侧卧位　B. 拆线引流　C. 会阴擦洗
D. 坐浴　E. 红外线照射

7. 胎头吸引术的适应证不包括（　　）。

A. 产程达 2 h　B. 前置胎盘　C. 有剖宫产史
D. 产妇有心脏病　E. 持续性枕后位

8. 李女士，第 1 胎，足月分娩，因第二产程延长行阴道助娩术，医生放置胎头吸引器后，护士即将注射器接上胶管，应抽出空气量为（　　）。

A. 50～70 mL　B. 80～100 mL　C. 110～140 mL
D. 150～180 mL　E. 180～200 mL

9. 放置宫内节育器术中及术后的护理措施不正确的是（　　）。

A. 术中随时观察受术者的情况
B. 嘱受术者术后如有出血多、腹痛、发热等情况随时就诊
C. 术后休息 3 天
D. 1 周内禁止性生活
E. 术后于 1、3、6 个月及 1 年分别复查一次

10. 宫内节育器的避孕原理不正确的是（　　）。

A. 影响精子获能　B. 影响精子与卵子的运行
C. 影响受精卵的运行　D. 抑制卵泡的正常发育和排卵
E. 影响受精卵的着床

11. 女，24 岁，2 小时前行人工流产术，关于术后护理措施错误的是（　　）。

A. 术后 1 个月内禁止盆浴　B. 保持外阴清洁
C. 术后 6 个月内禁止性生活　D. 术后休息 1～2 小时，无异常即可离院
E. 若有明显腹痛持续 10 天以上，应随时到医院就诊

12. 女，33 岁，放置宫内节育器 5 年。现停经 56 日，于停经 40 日起出现恶心、呕吐等症状。妇科检查：子宫前位，如 2 个月妊娠大小。尿妊娠试验（+）。B 超检查：宫内有节育器，发现胎心搏动。诊断为带器妊娠。最合适的处理方法是（　　）。

A. 继续妊娠到足月　B. 单纯行刮宫术
C. 行人工流产术与取宫内节育器术　D. 继续妊娠到妊娠中期行引产术
E. 使用药物流产

13. 女，30 岁，因停经 68 日行人工流产术，术后 12 日仍有较多量阴道流血，应首先考虑是（　　）。

A. 子宫穿孔　B. 子宫复旧不良　C. 吸宫不全
D. 子宫内膜炎　E. 感染

选择题参考答案

第二章

1. E　2. D　3. A　4. D　5. E　6. C　7. B　8. D　9. D　10. B

第三章

1. A　2. A　3. D　4. C　5. C　6. C　7. A　8. B　9. D　10. C　11. B　12. D　13. C　14. E　15. B　16. C

第四章

1. C　2. C　3. C　4. B　5. C　6. E　7. C　8. B　9. A　10. D　11. B　12. B　13. E　14. D　15. A　16. E　17. B　18. B　19. C　20. C

第五章

1. A　2. E　3. E　4. D　5. B　6. C　7. B　8. C　9. B　10. E　11. B　12. C　13. C　14. D　15. D

第六章

1. C　2. C　3. D　4. B　5. D　6. D　7. D　8. E　9. C　10. D

第七章

1. E　2. D　3. B　4. D　5. D　6. C　7. A　8. E　9. C　10. B　11. C　12. D　13. B　14. A　15. C　16. B　17. D　18. A　19. C　20. C

第八章

1. E　2. B　3. C　4. D　5. E　6. A　7. D　8. D　9. B　10. D　11. B　12. A　13. E　14. A　15. C

第九章

1. E　2. C　3. D　4. A　5. B　6. A　7. A　8. E　9. B　10. B　11. A　12. A　13. D　14. D　15. A　16. E　17. D　18. A　19. C　20. B

第十章

1. B　2. B　3. E　4. A　5. E　6. E　7. C　8. E　9. D　10. D　11. D　12. E　13. E　14. C　15. C　16. C　17. C　18. C　19. B　20. C

第十一章

1. C　2. D　3. B　4. C　5. E　6. D　7. A　8. D　9. D　10. E　11. A　12. A　13. B　14. E　15. D　16. B　17. E　18. D　19. D　20. E

第十二章

1. C　2. E　3. D　4. B　5. B　6. B　7. E　8. A　9. C　10. E　11. A　12. D　13. A　14. E　15. B　16. D　17. E　18. C

第十三章

1. B　2. D　3. B　4. D　5. B　6. B　7. B　8. B　9. C　10. B　11. E　12. A　13. D　14. A　15. E　16. D　17. B　18. C　19. E　20. B　21. A

第十四章

1. A　2. B　3. D　4. E　5. C　6. B　7. D　8. D　9. B　10. B　11. B　12. A　13. C　14. B　15. D　16. C

第十五章

1. B　2. C　3. B　4. C　5. D　6. D　7. A　8. D　9. D　10. D　11. C　12. C　13. C

参考文献

[1] 谢幸，荀文丽 . 妇产科学 .8 版 [M]. 北京：人民卫生出版社，2013.
[2] 郑修霞 . 妇产科护理学 .5 版 [M]. 北京：人民卫生出版社，2012.
[3] 张新宇，田小英 . 妇产科护理 [M]. 北京：高等教育出版社，2011.
[4] 简雅娟，杨峥 . 妇科护理学 [M]. 北京：人民卫生出版社，2011.
[5] 刘贵香，王玉蓉 . 妇产科护理学 .2 版 [M]. 西安：第四军医大学出版社，2011.
[6] 王娅莉 . 妇产科护理学 [M]. 北京：高等教育出版社，2009.
[7] 廖秦平，郑建华 . 妇产科护理学 .2 版 [M]. 北京：北京大学医学出版社，2010.
[8] 夏海鸥 . 妇产科护理学 .2 版 [M]. 北京：人民卫生出版社，2007.
[9] 许红 . 妇产科护理学 [M]. 长春：吉林出版社，2011.
[10] 夏海鸥 . 妇产科护理 . 3 版 [M]. 北京：人民卫生出版社，2014.
[11] 刘翠兰，何俐，邵巧云 . 妇科护理学 [M]. 北京：中国协和医科大学出版社，2011.
[12] 金庆跃 . 妇婴护理技术 [M]. 杭州：浙江大学出版社，2011.
[13] 刘文娜 . 妇产科护理学 .2 版 [M]. 北京：人民卫生出版社，2008.
[14] 张慧敏 . 妇产科护理学 [M]. 西安：第四军医大学出版社，2009.
[15] 杨殿一 . 妇产科护理学 [M]. 北京：人民卫生出版社，2011.
[16] 乐杰 . 妇产科学 .7 版 [M]. 北京：人民卫生出版社，2010.
[17] 王泽华 . 妇产科学 .6 版 [M]. 北京：人民卫生出版社，2009.
[18] 程瑞锋 . 妇产科护理学 .2 版 [M]. 北京：人民卫生出版社，2011.
[19] 何俐 . 妇产科护理学 [M]. 郑州：河南科学技术出版社，2011.
[20] 刘爱民 . 临床路径病历书写与评价标准 [M]. 北京：中国协和医科大学出版社，2013.
[21] 马小琴 . 护理学基础 [M]. 北京：人民卫生出版社，2012.
[22] 杨春玲 . 临床护理路径 [M]. 北京：军事医学科学出版社，2012.
[23] 王玉蓉 . 妇产科护理学 [M]. 合肥：安徽大学出版社，2012.
[24] 乐杰 . 妇产科学 .6 版 [M]. 北京：人民卫生出版社，2008.
[25] 秦春莲 . 妇产科护理 [M]. 北京：北京出版社，2011.
[26] 袁素华，马梅，黄丽荣 . 妇产科护理 [M]. 武汉：华中科技大学出版社，2011.
[27] 张欣 . 妇科护理学 [M]. 北京：科学出版社，2015.
[28] 张欣，胡向莲 . 妇产科护理学 . 3 版 [M]. 西安：第四军医大学出版社，2015.